实用森田疗法系列丛书

森田疗法实践案例详解

主　编　李江波

副主编　张　玲　曲伟杰　张勤峰　马秀青

　　　　张建军　钟庆芳　李锡娜

北京大学医学出版社

SENTIAN LIAOFA SHIJIAN ANLI XIANGJIE

图书在版编目（CIP）数据

森田疗法实践案例详解 / 李江波主编. —北京：
北京大学医学出版社，2025. 1
ISBN 978-7-5659-2844-4

Ⅰ. ①森… Ⅱ. ①李… Ⅲ. ①精神疗法 Ⅳ.
① R749.055

中国国家版本馆 CIP 数据核字（2023）第 013343 号

森田疗法实践案例详解

主　　编：李江波
出版发行：北京大学医学出版社
地　　址：（100191）北京市海淀区学院路 38 号　北京大学医学部院内
电　　话：发行部 010-82802230；图书邮购 010-82802495
网　　址：http：//www.pumpress.com.cn
E-m a i l：booksale@bjmu.edu.cn
印　　刷：中煤（北京）印务有限公司
经　　销：新华书店
策划编辑：药　蓉　娄新琳
责任编辑：王　霞　娄新琳　　责任校对：靳新强　　责任印制：李　啸
开　　本：710 mm×1000 mm　1/16　　印张：17　　字数：300 千字
版　　次：2025 年 1 月第 1 版　2025 年 1 月第 1 次印刷
书　　号：ISBN 978-7-5659-2844-4
定　　价：82.00 元

丛书编委会

丛书主编　李江波

丛书编委　（按姓名汉语拼音排序）

　　　　　　大住诚　　李江波　　马秀青　　曲韦杰　　徐骁霏

　　　　　　张建军　　张　玲　　张勤峰　　钟庆芳

作者简介

李江波：日本医学博士，硕士生导师，日本保健医疗大学客座教授，中国心理卫生协会森田疗法应用专业委员会主任委员，中国心理卫生协会常务理事，国际森田疗法委员会委员，美国《精神病学与神经科学》杂志编委，中国心理卫生协会首批认证督导师。在日本鹿儿岛大学取得医学博士学位，曾到日本浅井病院研修，并在日本东京慈惠会医科大学研究工作5年。在齐齐哈尔市第一医院精神卫生中心和华东师范大学附属芜湖医院临床心理科工作28年。2022年到成都简阳市人民医院工作。著有《森田心理疗法解析》《抑郁症实用森田疗法》《强迫症与恐惧症实用森田疗法》。

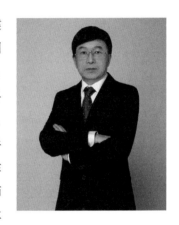

张玲：南宁市第五人民医院精神科主任医师，南宁市精神卫生专家岗首批特聘专家，曾任南宁市第五人民医院党委书记、副院长，临床医疗和临床心理学双专业本科学历。中华医学会精神病学分会青年委员，中华医学会精神病学分会认知行为治疗协作组成员，中国心理卫生协会森田疗法应用专业委员会副主任委员；广西心理卫生协会委员，广西医学会精神病学分会委员，广西医师协会人文医学专业委员会委员，精神疾病司法鉴定法医。

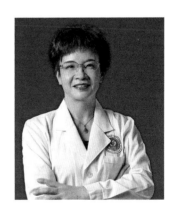

曲伟杰：高级教师，30年前创办国内第一家心理学校（曲伟杰心理学校），中国象棋心理咨询法创始人，三原色内观疗法创始人，中国心理卫生协会森田疗法应用专业委员会副主任委员，中国心理卫生协会心理咨询与心理治疗专业委员会内观疗法学组副主任委员，中央电视台心理访谈节目特邀心理专家，代表作《颠覆的力量》。

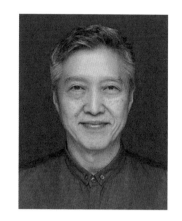

张勤峰：淄博市精神卫生中心心理科主任、主任医师、副教授、心理治疗师，首批中国内观疗法督导师。中国心理卫生协会委员，中国心理卫生协会森田疗法应用专业委员会副主任委员，中国心理卫生协会心理咨询与心理治疗专业委员会内观疗法学组副主任委员，淄博市心理卫生协会秘书长，山东省心理卫生协会委员，山东省心理卫生协会青少年心理卫生专业委员会第三届委员，山东省心理卫生协会心理治疗与心理咨询专业委员会第三届委员，日本内观疗法学会会员。2010年在日本近畿大学研修内观疗法。有多项科研成果获奖，在国家级期刊发表论文10余篇，获得2015年中国心理卫生协会颁发的青年英才奖。

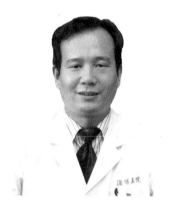

马秀青：淄博市精神卫生中心心理科森田疗法病房主任、主任医师，滨州医学院精神卫生学讲师。曾研修于北京大学医学部，师从北京大学精神卫生研究所崔玉华教授。中国心理卫生协会森田疗法应用专业委员会常务委员，淄博市心理卫生协会常务理事。曾荣获淄博市第八届青年科技奖、淄博市青年科技创新人才等荣誉称号。

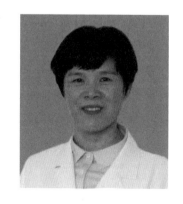

张建军：国家二级心理咨询师，国家婚姻家庭咨询师，安徽森田心理咨询中心主任，中国心理卫生协会森田疗法应用专业委员会常务委员，合肥市心理咨询师协会副会长，合肥市优秀心理咨询师，合肥市委市政府领导接访工作特邀心理专家，安徽省心理危机干预学会理事、接线专家，安徽省婚姻家庭咨询师协会副会长，安徽省十大婚姻家庭调解师，安徽广播电视台特邀嘉宾，合肥市广播电视台特邀嘉宾。擅长各种疑难心理问题咨询。

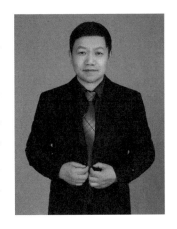

钟庆芳：医学本科与心理学硕士双专业学历，国家二级心理咨询师，中国心理卫生协会森田疗法应用专业委员会常务委员，日本内观疗法学会会员，美国团体治疗师协会（AGPA）会员，第二届中美高级精神分析治疗师自体心理学方向学员（三年制），第三届中美高级精神分析治疗师督导组学员（三年制），第七届中德家庭高级治疗师培训学员（三年制），第八届中德高级精神分析培训高级组学员（三年制），中美团体治疗师培训学员（三年制），强迫症与社交恐惧症咨询专家。

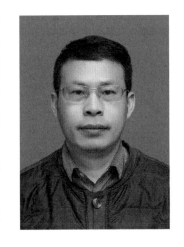

李锡娜：哲学硕士，曲伟杰心理学校森田疗法讲师，国家二级心理咨询师，中国心理卫生协会森田疗法应用专业委员会委员。

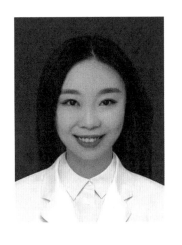

丛 书 序

　　2019 年 9 月我在北京大学医学出版社出版了第一部专著《森田心理疗法解析》。这是我花了十余年的心血创作出来的关于森田疗法系统的专业书。完成以后我如释重负，倍感欣慰。森田疗法自创立以来已有百年历史。它所治愈的疑难心理疾病患者不计其数。但是，作为一种非常有效的心理治疗方法，它到目前为止在精神医学界、心理学界还不能说广为人知，在民间仍没有被广泛应用。森田疗法学派的心理治疗、心理咨询、精神科工作者只占心理学领域中的少数。宣传和推广森田疗法，使广大医务工作者、心理学工作者广泛应用森田疗法治疗心理疾病，造福广大心理疾病患者是我们的使命。《森田心理疗法解析》的撰写，打开了我希望广泛宣传和普及森田疗法的欲望之门。《森田心理疗法解析》系统、全面地介绍了森田疗法的理论基础、体系、治疗方法及技巧。接下来我想撰写森田疗法在具体疾病中具体应用的细节。我首先想到撰写《抑郁症实用森田疗法》。近年来抑郁症患者逐渐增多，综合医院心理科就诊患者几乎一半左右是抑郁症。抑郁症单靠药物治疗，往往不能达到比较满意的效果，给部分患者和家属带来极大痛苦。森田疗法联合应用在抑郁症治疗中可以大大地提高其治疗效果，减少药物的应用，受到多数抑郁症患者的欢迎，其应用方法值得及时总结。在此期间我经常被邀请进行神经症疑难案例督导活动，深刻体会到森田疗法的实际操作问题是困扰心理咨询师、心理治疗师、基层精神科医师的重要问题，因此我又计划撰写一本《森田疗法实践案例详解》。2018 年日本同朋大学的大住诚教授曾经邀请我编写一本有关冥想、沙盘与森田疗法整合与实践的书。2019 年 2 月我到日本大阪参加日本冈本财团成立 30 周年纪念活动之余，特地与大住诚教授会面。我们详细讨论了这本书的构想。我觉得这本书思路不错就欣然答应了合作出书的事。此后，我一直在空闲时间与大住诚教授和他的弟子徐骁霏女士讨论写作事宜。这样算来已经有 3 本书计划编写。此时，我突然萌生一个想法，与其一本一本地单独出版发行，还不如出一套"实用森田疗法系列丛书"。从实用的角度出发来编写这套丛书，对于读者学习和应用森田疗法会比较实际。于是，根据临床常用森田疗法治疗的疾病，我又计划编写《强迫症与恐惧症实用森田疗法》《躯体痛苦障碍实用森田疗法》。此计划得到北京大学医学出版社的大力支持。出版社给予我极大的勇气和力量，药蓉编审给予我一些具体的指导，使这个计划得以顺利实现。

　　精神分析和认知行为疗法是世界心理学领域中颇具影响力的两大学派。之所以这两个学派能够有如此大的影响力，不仅因为其应用广泛和疗效快速，更是因为它们都总结出各自独特的心理学理论体系。其心理学理论基础完备，奠定了大家学派的坚实基础，便于人们学习、研究和推广。森田疗法已经问世100多年，它早于认知行为疗法，几乎与精神分析同一时代问鼎于世。在这100多年的时间里有无数的心理疾病患者受惠于森田疗法的治疗，神奇地摆脱了以往多种治疗方法都无法治愈的疾病的困扰。森田疗法对于神经症、抑郁症、心身疾病等疑难疾病治疗的有效性受到大多数心理学和精神医学工作者以及广大患者的认可，但由于其理论体系不够完备，心理学理论基础不够坚实，没有构建起比较完整的心理学理论体系，所以其学术地位远不如精神分析和认知行为疗法，没有得到广泛推崇和应用。但是我坚信，任何有效的心理治疗方法都应该有其心理学理论基础，只是需要不断总结和提炼。我从1999年到日本东京慈惠会医科大学进行深入研究、实践森田疗法以来，不断探索和挖掘森田疗法的心理学理论。在2019年出版的《森田心理疗法解析》一书中，我首次提出了对森田疗法心理学原理的思考，挖掘森田疗法心理学基础的精神方向性理论、精神能量理论、情感法则、注意与其他精神活动、行动方式等理论。本套丛书将进一步充实其理论基础，介绍精神主导理论、精神力学理论、精神条件反射理论。希望这些理论在一定程度上能奠定森田疗法心理学理论基础，使森田疗法的整体理论体系得到进一步健全和完善。同时，这套丛书还进一步完善了森田疗法在各种心理疾病中的操作技巧，详细介绍了森田疗法技术在心理疾病治疗中的灵活应用。本套丛书的出版旨在为森田疗法的研究、学习、应用、推广和发展尽微薄之力。

李江波

前　言

　　森田疗法问世已经有百年历史，在国内普及和应用已经有 30 年左右的时间。该疗法对于治疗神经症等心理障碍具有很好的疗效，因此受到一些心理专家的关注，也有越来越多的心理学爱好者希望学习和应用森田疗法。然而这一心理疗法源自日本，很多专业资料都是翻译自日本的文献和书籍，对于深入学习和理解增添了较大难度，特别是森田疗法的实际应用，对于初学者、医学生、心理学科的学生、心理咨询师、医生等来说具有一定困难。为了提高学习者对于森田疗法的实际应用能力，让心理治疗师、心理咨询师、医学生、心理学教师、心理学科的学生等对森田疗法的实际应用有直观的认识和理解，我召集了中国心理卫生协会森田疗法应用专业委员会副主任委员张玲、曲伟杰、张勤峰，常务委员马秀青、张建军、钟庆芳等几位森田疗法专家，共同编写本书，旨在为森田疗法爱好者学习和实践该疗法提供帮助，为森田疗法在中国的普及和发展贡献微薄之力。

李江波

目　　录

第一章 森田疗法基本理论

第一节 森田疗法概述

一、森田疗法的概念

森田疗法是日本东京慈惠会医科大学精神科森田正马教授开创的，以道家"无为"的哲学思想以及逆向思维作为解决心理问题的心理学基础，以打破被束缚精神病理状态、恢复社会功能为主要目标，达到使被治疗者心理康复目的的一种心理治疗技术和方法。

二、森田疗法的治疗目标

森田疗法的治疗不是单纯消除患者关注的症状，而是通过打破被束缚精神病理状态，改变不良生活习惯和模式，把围绕死的恐怖的行动，引导为围绕生的欲望的行动；把精神能量一直投入到围绕死的恐怖的行动，转变为投入到围绕生的欲望的行动；把一直关注负性信息转变为关注正性信息；把负性思维、情绪转变为正性思维、情绪，从而改善症状、改善社会功能。森田正马认为神经症的病理是被束缚精神病理，他认为被束缚的精神病理包括精神交互作用和思想矛盾。笔者曾对被束缚精神病理进行专项研究，发现它不仅包括精神交互作用和思想矛盾，还包括症状受容性低下（对于失败、挫折及所带来的痛苦和其他不适症状承受力低下，对需要放下的事能够放下的能力低下）、注意固着、身体社会功能低下、完善欲过强。被束缚精神病理是森田疗法主要治疗的目标。

三、森田疗法适应证

最初森田疗法主要适用于治疗神经症（神经衰弱、焦虑症、恐惧症、强迫症、躯体形式障碍等），后来适应证逐渐扩大到心身疾病、部分抑郁症、康复期精神分裂症等。

四、生的欲望与死的恐怖

人都具有生的欲望和死的恐怖，这是人的本能。生的欲望吸收精神能量变成向上发展的动力，死的恐怖是保护自己免受不安全因素威胁和伤害的本能，两者协调是生命必不可少的重要部分。正常情况下，人围绕生的欲望行动，精神能量投入执行这些行动的精神活动之中，此时没有感觉到有死的恐怖，但不是它不存在，而是没有在意它的存在。

（一）生的欲望

生的欲望包括：①希望健康地活着；②希望生活更美好，成为幸福的人；③希望知识丰富；④希望被人尊重；⑤希望向上发展。

生的欲望是具有积极意义的本能欲望，围绕这种本能去学习、工作和生活，容易更好地发展，产生积极成果。正常人虽然有死的恐怖，但一般情况下，在没有遇到什么事情时并没有恐怖感。这是因为正常人的精神能量都消耗在围绕着生的欲望的行动之中，他们每一天所做的事都是围绕生的欲望在行动，所体验的多是围绕生的欲望行动带来的喜悦、成就感。但并不是生的欲望越强越好，生的欲望要有相应的行动呼应并作为保证，而只有生的欲望没有相对应的行动作为保证，往往欲望得不到满足，反而可能引起情绪的异常。所以森田疗法的一个重要目标就是引导患者把每天的主要行动内容由围绕死的恐怖做事，转向围绕生的欲望做事。

（二）死的恐怖

死的恐怖与生的欲望相反，包括：①怕得病，怕死，怕脏；②怕失败、挫折、困难；③怕无知；④怕丢面子，怕被人瞧不起，怕被人贬低、批评，怕被人笑话、欺负，怕被人欺骗、玩弄、背后说坏话；⑤怕不能向上发展，怕财产损失。

死的恐怖与生的欲望反映同一事物的两个方面。死的恐怖具有自我消极保护作用，生的欲望具有自我保护和发展的作用。生的欲望越强，往往死的恐怖也越强。重视死的恐怖、围绕着死的恐怖做事的人，在行动中也容易产生负面情绪，这样会加大围绕死的恐怖的行动力度，形成恶性循环。打破这个恶性循环的方法是不断把行动重心引导到围绕生的欲望上。但是也并不是说死的恐怖越小就越好，而是说不关注死的恐怖、不围绕死的恐怖行动。如果单纯地具有比较小的死的恐怖，说明生的欲望也不大，这种情况虽然没有那么多害怕和恐惧，也不容易产生焦虑、强迫等负性情绪，但同时也不容易有很强的向上的欲望和积极的行动。多数正常人没有感觉到自己有死的恐怖，是由于有强烈的生的欲望，精神能量都投入实现生的欲望的行动中，心安理得地、愉快地学习、工作、生活。这不是没有死的恐怖，是没有在意死的恐怖。

第二节 神经症常见精神病理

一、神经症被束缚精神病理

精神医学领域在治疗神经症、抑郁症等心理疾病过程中，注重患者存在的焦虑、抑郁、恐惧、强迫等精神病理症状，而没有注意到他们存在被束缚的精神病理。森田疗法认为，被束缚状态是与焦虑、抑郁、恐惧、强迫密切关联的精神病理内容，打破被束缚的精神病理状态，对于神经症、抑郁症的治疗会起到重要的促进作用。森田正马教授认为被束缚的核心有 2 个内容，即精神交互作用和思想矛盾。笔者经过深入研究发现，被束缚一共具有 6 个精神病理内容，具体如下。

（一）注意固着

注意固着有 3 个特点，一是注意力不由自主地关注身体某种不适感觉、某个问题或某个负性事件，有时即使是做其他的事情，注意还是集中在所关注的另一件事情上；二是注意流动性差，正常人可以把注意力随意转向自己所需要关注的地方，而注意固着者很难做到这一点；三是注意关注以外的地方注意涣散、不集中，因此做事效率低、头脑反应慢。这种情况可以持续数月乃至数年。

（二）思想矛盾

思想矛盾是指思维（包括认知）方面出现的偏差，包括思想偏差、歪曲、矛盾、错误（日语的矛盾除了矛盾之意外还包含错误的意思）。生活中事物的发展、结果"应该怎样"和"事实怎样"之间是有差别甚至是有矛盾的，就是说生活中理想与现实、主观与客观、理论与事实经常不一致甚至互相矛盾，而本人却没有察觉到或者不承认、不接受这种差异，仍然以"就应该这样，不这样就不能接受"的问题思维或偏差思维指导自己的行动和情感，导致出现心理问题乃至心理障碍，那么这种"问题思维或偏差思维"称为思想矛盾。生活中人们经常是从局部或者单方面看问题得出认为是正确的结论，但从全局来看这个判断是有偏差的甚至是错误的、歪曲的。可是很多人一般不能马上发现错误，直到错误的判断出现错误的结果才可能发现。正常人对修正这种错误的思维无论感到多么痛苦、尴尬，都会及时修正，但是由于家教、文化层次、性格特点、个人经验等因素的不同，一些人没有形成很有效的思维调整、监护、修正机制，又很难及时发现自己的问题，即使周围很多人已经指出了自己的问题所在，也不认为自己的思维是有偏差的或是错误的、歪曲的，总是把出现问题的原因归结于他人、客观事物、外界，这样思想矛盾总是得不到修正，形成一种不正确的思维模式。因此一方面思想矛盾直接影响心身健康、人际关系、工作、学习、生活等，使这些人容易患某些躯体或心理疾病；处理不好家庭、邻里、单位同事之间的人际关系，不能发挥自己的才能，不能干好工作等。另一方面遇到某种契机就容易发动精神交互作用。如有人偶尔余光看到旁边的美女，认为她也看到自己了，于是感觉自己很不正经（思想矛盾），越想控制自己不要有余光，越感觉余光能很清楚地看到旁边的人和物，越害怕这个症状，就感到症状越严重（精神交互作用），四处求医也得不到解决，更加烦恼，不敢到人多的地方，怕旁边有人，形成余光恐惧症。

（三）精神交互作用

注意与某种感觉或观念互相作用形成循环状态，精神交互作用是使上述感觉或观念增强的过程。森田理论认为神经症的发生与发展就是由注意和感觉之间形成的恶性循环所致，即神经症的症状由精神交互作用所致，如有人在紧张等因素下突然心慌，认为可能是心脏病（其实心慌可以有许多因素导致，单纯认为是心脏病就是思想矛盾），这样一想就更紧张起来，越是关注心脏的跳动，就越感到心慌，这样反复循环就会使心慌越来越重，这就是精神交互作用的过程和结果。

在思想矛盾的作用下，发动起来的精神交互作用常常产生不好的结果，可以称为负向精神交互作用。此时精神能量向负的方向流动，发生负向精神交互作用也称精神交互作用的恶性循环。例如，越想越怕、越想越后悔、越看越烦、越想越生气、越来越疼、越来越慌等。精神交互作用一旦发动起来，在很多情况下很难被控制。各种习惯以及生气、着急、焦虑、痛苦、烦恼的产生无不与精神交互作用有关。这个时候常常是旁观者清，他们会劝说当事人：你别去想，转移注意就好了。其实当事人何尝不知道这个道理，但常常是越想控制就越是控制不住，因为精神交互作用这个动力系统是有精神能量支持的。这种精神能量的来源就是思想矛盾，思想矛盾不改善、注意的关注方向不改变，精神交互作用也很难得到改善。

（四）症状受容性低下

这里的症状既包括焦虑、躯体不适、恐惧、强迫、抑郁等心理症状，也包括烦恼、压力、挫折、失败、财产损失、被欺负、亲人患病或死亡、失恋等内容。症状受容性低下是在思想矛盾与对症状、挫折、失败的反感和排斥的基础上发生的，是对焦虑、烦恼等症状的容忍度或接受度低下，是放下应该放下的事情的能力低下。不论过多久仍反复纠结、过分关注那些该放下却放不下的事，耿耿于怀，竭尽全力除之而后快，不去除就无法安心，结果会使欲排除的症状、烦恼更加严重，适得其反。表现为对焦虑、恐惧、杂念、强迫、烦恼、躯体不适、压力、挫折、失败、损失等症状或事件的强烈排斥、对抗，试图通过不停关注、反复查阅资料、到处就医、请求检查、休息（不去工作或上学）、反复述说、回避等方法达到消除上述症状或事件的目的。这种态度和做法一般不可能达到目的，因为这些症状起初不一定都是异常的，正常人在某些情况下也会出现上述症状，谁也不敢保证不会遇到失败、挫折，企图把正常情况下也可以出现的现象当做异常来排斥、消除，这本身就是思想矛盾，这种对症状和失败、挫折排斥的作用力，一定会产生相对应的反作用力，很容易发动精神交互作用，结果反而使这些症状、烦恼更加严重。所以症状受容性低下本身就会加重"被束缚"状态，进而使上述症状更加严重。

（五）身体社会功能低下

身体功能表现在血压、呼吸、心率、记忆力、注意力、情绪、体力等多方面，如血压升高、呼吸困难、心率加快、记忆减退、注意集中困难、睡眠障碍、食欲障碍、性欲障碍等。这些障碍的特点是多数情况下都是功能性的障碍。社会功能则表现在学习能力、工作能力、社交能力、家庭生活等各方面，如学习学不进去、学习成绩不断下降，工作常出错、工作难以胜任，处理不好人际关系、在家庭中经常吵架，不愿见人、不与其他人交往，不能做家务。这些表现说明一个人可能出现了社会功能下降。假如某人虽有思想矛盾和精神交互作用，也产生不同程度的注意固着现象，但是一点也不影响身体、社会功能，照样可以正常进行工作和过正常的家庭、社会生活，甚至带着症状更加努力地参加工作，积极参加社会生活、家庭生活，那么这种状态就不能被定义为被束缚状态。被束缚状态包含身体社会功能的低下，即虽然身体检查没有发现异常或明显异常，但表现为工作或学习能力、效率下降，社交能力下降，身体不能适应正常工作、料理家务，不能完成自己的角色（如不能尽到丈夫、妻子、父亲、母亲、儿子等角色的义务）。这种身体社会功能的下降会进一步引起自我关注和焦虑，往往加重被束缚状态的程度。

（六）完善欲过强

完善欲过强是人的性格因素，具有这种倾向的人有许多优点，比如上进心强、办事认真细致、遵守规矩等，但缺点是常常对日常生活中正确的、好的、优秀的方面不以为然，认为自己努力了，这是应得的结果，只要把错误、失败、问题消灭掉就行了，因此对错误、失败、挫折以及其他不好、低劣的事情极其敏感，极力排斥。比如对自己考试得了 90 分不以为然，却对丢掉的 10 分恼火；丈夫今天休息，打扫了家里卫生，做了饭菜，妻子对此不以为然，好像看不到这些，却很容易发现门口的拖鞋没摆好、菜炒得有点咸、炒菜时把屋子搞得烟雾缭绕，为此不满，结果导致吵架；工作有点累，回到家就感觉不舒服，去医院检查没有异常，本来是好事，但对没有发现问题来证明自己的判断感到不满意，又到别的医院检查，找更高明的医师诊查，结果还是没发现问题，症状却越来越严重；有的患者服药治疗后，病情好转，却对此不感到高兴，而是对留下来的那些症状、烦恼不满，越不满状态就越糟。另外，此类人还有一种倾向，即什么事不做得完美就不满足，非要持续做下去直至满意为止。这样当然有好的一面，那就是他们会把一些事情做得很好，令大家满意。但是实际上并不是所有的事都需要那样仔细，否则事无巨细、事事都亲力亲为，人处于一种疲于奔命的状态，好像这个单位、这个岗位、这个家离开自己就不转了一样。完善欲过强容易使人成为焦虑、恐惧、强迫、紧张、躯体不适、各种烦恼的易感者。

二、精神拮抗作用

人的精神活动中有一种对应和调节心理平衡的功能，这种现象类似人体中作用相反、彼此制约、相互调节的拮抗肌的作用，因此被称为精神拮抗作用。例如，遇到某事产生紧张感时，会出现"别紧张"的相反心理；被表扬时则谦虚起来说"不行，不行"，被批评时则马上想辩解"我可没那样，你一定是误解了"。这些所谓相对观念是精神领域中的一种自然现象，是一种自我防卫、自我调节机制，常常无法随意自行消除。适度的精神拮抗作用，可以保持欲望和抑制之间的平衡，保证精神和行为的安全。但是这种精神拮抗作用缺乏、过弱或过强都会引起精神活动、行为的异常。

人如果缺乏精神拮抗作用，就容易出现缺乏抑制的冲动行为，想怎么样就怎么样，为所欲为，会做出幼稚可笑、不合常理的举动，甚至做出违背道德、违纪、违法的事情。在幼儿或有病态人格、精神疾病的人身上，常可以见到这种现象。另外，强迫症患者也可以有此症状，就是想怎么洗手、洗澡就怎么洗，想洗多长时间就洗多长时间，想怎么强迫思考或进行强迫行为，就怎么强迫思考或进行强迫行为；恐惧症患者对恐惧的对象想怎么躲就怎么躲，想怎么回避就怎么回避。若精神拮抗作用过强，则容易丧失精神活动的自由。例如，人在遇到紧张的场面，都有紧张感，同时也会产生"别紧张"的心理，可是这种拮抗心理如果过强，就会使紧张感过强，所以精神拮抗作用就越强，反而使拮抗的对象反应增强。

三、神经质

（一）疑病素质

疑病素质是一种过于担心患病的倾向。具有疑病素质的人精神活动内向，内省力强，对自己心身的活动状态很敏感，总担心自己的心身健康。过分担心自身状况，容易产生消极作用。疑病素质是一部分神经症、抑郁症的人格基础。

（二）完美主义人格

完美主义人格的人苛求完美，一件事做得不完美就不能安心，下面的事就做不下去，有时做事容易分不清主次或轻重，不管重要不重要都仔仔细细、规规矩矩，所以做事效率很低。这样一方面会陷入疲劳的境地，另一方面会总是感觉不满足、不愉快，烦恼也会无止境。世间的事不完美十有八九，如果事事苛求完美，往往会对人或事的不完美之处，对缺点、错误、失败、挫折过分在意，而对人或事的正面信息不那么在意，也就是遇到好事不会太高兴，遇到不好的事迟迟走不出来。这样容易把烦恼放大，陷于不安、不快、不满的负面情绪之中，对什么都看不顺眼，什么事都觉得不尽如人意，为此容易处理不好人际关系（包括家庭、邻里、单位中的）。过高的自我要求会导致过劳、工作效率下降，总是达不到自己的目标常常导致情绪低沉。

（三）理想主义

理想主义的人做事容易想当然、理想化，认为"这件事应该这样，应该那样"或"决不应该这样，应该那样"，否则就无法接受，无法安心，无法放下，那么这样一来就无法做下面的事。

（李江波）

第三节　森田疗法神经症发病机制

在神经质或疑病素质的性格背景下，某种契机产生的思想矛盾（一种认知歪曲、错误或思想偏差），使人的注意集中指向身体某处的不适感觉或某种思想、观念，越注意这些就越使自己的某种感觉变得敏锐或某种观念被确定，更加使注意被强烈地吸引到这些方面来，并使注意力不由自主地指向这些事物，而不能像以前一样随意指向别处，这就是注意狭窄或固着。森田疗法把这种注意集中—感觉过敏—注意狭窄或固着的循环过程称为精神交互作用，也称为神经症发病的被束缚机制。在这种精神交互作用机制下最终被束缚状态形成。笔者研究发现，被束缚状态的严重程度与神经症性症状的严重程度呈正相关，即被束缚状态程度越强，那么躯体不适、焦虑、强迫等神经症性症状也越严重（图1-1）。

森田正马教授认为被束缚机制的形成至少包括2个要素，一是思想矛盾（包括思想偏差、思想歪曲、思想错误），二是精神交互作用。由于一些人缺乏常识，常常把正常的现象看作异常，搞不清理想与现实、应该与实际、想象与事实的差

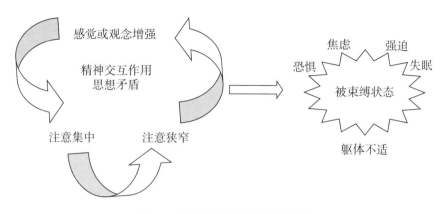

图 1-1　神经症发病的被束缚机制

距，一些人的判断常常出现偏差，但并不一定能及时发现和纠正这些问题。在这种思想矛盾情况下，某种契机使人的注意向某处集中，于是引起了精神交互作用，引发精神交互作用机制（或称为被束缚机制）。作者经过多年研究发现：被束缚状态不仅存在思想矛盾和精神交互作用，还包含症状受容低下、注意固着、身体社会功能低下、完善欲过强等精神病理内容，几乎所有的神经症、部分抑郁症、心身疾病患者都有这些内容存在。比如某强迫症患者最初只是很害怕患传染性疾病，所以对于吃的东西、衣物或手等总是多清洗几次，这本是很常见的事，如果不在意，该怎样就怎样，并不一定影响生活、工作，也就不一定发病，但是他却认为即使这样洗也不一定安全，还有患病的可能（这是思想矛盾，因为患病不患病不取决于是否反复清洗，还有许多其他因素），所以就越来越关注清洗得干净不干净的事，越想越觉得害怕传染病（精神交互作用），为了排除这种害怕、排除患传染病的可能，就越来越多地花时间反复清洗菜、手、衣物等（症状受容性低下，用多洗的方法排除患传染病的可能，获得安心感），可是这样做了只能安心一会儿，过一会儿又不放心了，所以还是要洗，洗过了又觉得自己很傻，不应该洗这么长时间，于是又想少洗，可是洗得少了又不放心，怕万一没洗干净得病。这样一来反而更加关注这件事，总是注意自己是不是没洗干净，而对这件事以外的事情却很少关注（注意固着，注意无法离开或长时间离开害怕患病、清洗这件事，而对生活、工作、学习无法像以前那样关注和感兴趣），生活、工作、人际关系都受到不同程度的影响（身体社会功能降低，身体出现种种不适感觉，不能像以前一样生活、工作、学习、进行人际交往等），到这个阶段就形成了被束缚状态。归纳起来，被束缚状态是在完善欲过强的基础上、某种契机下形成了思想矛盾、精神交互作用、注意固着、症状受容低下、身体社会功能低下的一种状态，这种状态形成的过程中神经症性症状越来越多地被形成或被加重，形成神经症被束缚状态的过程就是被束缚机制。

日本东京心理医院的岩木久满子博士对神经症发病机制提出了自己的见解：神经质素质者对某些已经发生的事实（如考试、见到领导、异性紧张脸红、受到批评，身体某处不适等）往往无法接受（其中可能存在思想矛盾，认为不该如此），不能放下或极端排斥（受容低下），这样违背了情感法则，反而使情感反应随着时间的延长而增强，这样就会引起自己对这件事的关注，越是关注就越是使这种情感增强，陷入恶性循环（精神交互作用），引发被束缚机制，注意也会随之固着于此，影响身体社会功能，形成被束缚状态，发展为各种神经症性症状。这也是一种比较容易理解的神经症发病机制。

（李江波）

第四节　神经症的治疗机制

森田疗法与其他疗法不同的是它不是以直接消除各种神经症性症状为主要目标，而是以灵活地运用卧床疗法、作业疗法、运动疗法、日记疗法、综合治疗等方法打破被束缚精神病理状态、恢复身体社会功能为主要治疗目标。通过上述方法，森田疗法可提高患者身体社会功能和对症状的受容性，切断精神交互作用，打破注意固着于症状的状态，改善思想矛盾，使患者的精神能量由一直供应指挥围绕死的恐怖的行动和维持精神症状的存在，转变为供应指挥围绕生的欲望的行动，这样一来，生的欲望和围绕它的行动得到能量的支持而被激活、扩展、实现，患者从逐渐进行的各种活动中获得成就感，同时死的恐怖以及各种精神症状则失去精神能量的支持而不被关注。精神能量新的运行方向和新的行动结果打破了患者的被束缚精神病理状态，逐渐降低了被束缚程度。由于神经症的被束缚精神病理严重程度与神经症性症状的严重程度呈正相关，所以被束缚精神病理严重程度越降低，相应的神经症性症状就会越减轻，这就是森田疗法的治疗机制。

（李江波）

第五节 森田疗法的治疗方法

一、门诊森田疗法

门诊治疗遵循森田疗法的基本原则。但由于门诊治疗没有住院治疗所具有的特定环境，不能采用卧床及轻作业期、重作业期、社会复归期等设置方式进行治疗，所以具有与住院疗法不同的形式和特点。

门诊治疗主要通过治疗师与患者一对一的交谈方式进行，一般根据患者病情轻重安排门诊间隔，一般情况可以 1 周 1 次，逐渐变成 2 周 1 次，轻者可以直接 2 周一次。治疗师应注意与患者建立良好的治疗关系，在掌握患者生活史的基础上，尽可能详细了解患者的现实情况。在了解患者以症状为核心的生活的同时，对其患病以后生活减少了什么、增加了什么，现在的生活是什么样子都应加以关注。比如患者原来喜欢定期运动、参加聚会，现在不喜欢运动、不出门、不参加社会活动等。并且不以症状作为讨论的重点内容，鼓励患者放弃排斥和抵抗症状的态度和行动，采取接受症状和放下消除症状的想法和做法，或者不把消除症状作为首要任务，而是首先面对现实生活，承担自己应承担的责任，做力所能及的事情。在治疗中，治疗师应尽可能用提问的方式启发患者对问题的理解，而不是过多地采用说服的方式。治疗的关键是帮助患者理解顺其自然、为所当为的原理，教导患者具体可行的行动方案，即具体应怎样生活、怎样做人、怎样做事，使患者在各种具有建设性的、有意义的行为之中获得快乐，将注意力逐渐转向这些行为、事物中来，打破患者注意固着于症状的状态，从而打破"被束缚"精神病理状态。

门诊森田疗法的要点如下。

1．询问病史和检查

治疗师应详细了解患者的病史、性格特点、兴趣爱好、习惯、嗜好、工作情况、每天闲余时间在做什么，以及家族史等。重点了解有没有放不下的事情，或一直耿耿于怀的事情。同时应进行体格检查、实验室检查、影像学检查，以排除严重躯体疾病的可能。要进行详细的精神检查。

2. 指导要点

让患者接受和放下自己无法排除的症状和烦恼,而不是试图排斥它(症状既包括不安、身体不适、恐惧等心理症状,也包括烦恼、压力、挫折、失败、损失等)。做到这一点就要设法找到一定的理由,让患者觉得与急于排除眼前的症状、烦恼相比,还有更重要的事情要做,做了这件事再来排除眼前的症状也不迟,这样更容易使患者暂时放弃与症状斗争,更有益于治疗症状。

例如,患者被胸闷症状困扰,到处就诊,即使医师再三检查证明患者心肺功能良好也无法使其安心,仍然千方百计设法排除心慌、胸闷的症状,结果却是症状更加严重。经过检查发现,这样的患者存在焦虑和抑郁,经过抗抑郁、抗焦虑药物治疗,一般来说,不仅焦虑、抑郁会缓解,就连胸闷、心慌等症状都会有所改善,直至消失。但是如果患者一直不肯放弃与症状做斗争,一直高度关注、排斥胸闷、心慌症状,就会给治疗带来巨大困难。想要寻找使患者放下对症状排斥的突破口,就要从患者体重、体质、心理测验结果等方面入手。比如,患者是肥胖体型,就告诉患者肥胖可能是胸闷、心慌的重要原因,让患者把治疗的任务交给医师,按照医师指导去吃药,自己放弃与症状的对抗,适当运动、调整饮食结构,以达到减轻体重、改善体质,进而减轻躯体不适的目的。如果患者迈出了这一步,接下来的事情就容易多了。还可以从患者痊愈后的愿望入手,比如患者说治好病后想上班,或想唱歌、画画、恋爱,就可以指导患者一边为今后这些打算做准备,一边循序渐进地减重,治病可以同时进行。还可以从恢复社会功能入手,患者之前一心一意地看病、休息,不做家务、不去工作,失去了社会功能,而逐渐恢复这些社会功能对治疗目前的病症有利,应鼓励患者把恢复社会功能作为治疗的一部分。

治疗的主要方法为言语指导和日记批注。首先引导患者领悟其症状与人格特征的关系,告之形成症状的有关因素,要求患者将自己的理解和体验写在日记上,要求患者使用2个日记本,治疗师在复诊时针对患者上次日记中暴露的问题进行批注,在此基础上对其进行言语指导,提出下一次的要求。与此同时,要求患者阅读森田疗法理论的有关材料。由于门诊治疗中,治疗师不能亲自观察患者的日常生活和行为,所以让患者记日记,通过日记了解患者的生活细节。通过对日记的批注来对患者进行指导,是治疗的中心环节。

治疗师在治疗指导中特别要注意:第一,治疗始终要针对患者的人格、生活习惯等问题,不能被其症状所纠缠,应对症状采取不关注的态度;第二,在患者对治疗要点理解的前提下，着重要求其在生活实践中自觉地去体验，从行动中悟出道理，从而通过行动改变过去的思想矛盾。

3. 关注重点

嘱咐患者不与亲友和周围的人谈论症状，也嘱咐患者的亲友、周围的人不与患者讨论症状；关注和纠正患者的不良生活习惯，比如纠正患者经常喝酒、上网玩游戏、过于早睡、暴饮暴食、"宅"在家里的习惯。纠正这些不良习惯的最好方法是建立良好的生活习惯、完善人格品质、维持人际关系、培养兴趣爱好等。另外，嘱咐患者不要总是在网上、图书馆、书店查阅与自己症状有关的资料，不要在网上与自己症状类似的人讨论症状，这些都会无形中加重病情。

4. 门诊主要适应证

门诊森田疗法适用于焦虑症、疑病症、强迫症、恐怖症、自主神经功能紊乱、胃肠神经症及其他类型的神经症（癔症除外）患者，以及迫切求医、有治疗愿望的抑郁症、各种心身疾病、精神分裂症恢复期等患者。初诊第 1 个月的治疗为每周 1 次，以后改为 2 周左右 1 次。

二、网络森田疗法

我国地域广阔，然而有经验、有名望的森田疗法专家屈指可数。森田疗法虽不像其他疗法那样需要很长时间或几十次以上的疗程，但也不是通过一两次门诊就可以解决问题的。患者在家属的陪同下远道而来求治实在不易，交通费、住宿费高昂，往返路上需要花费较多时间，而且有的患者出门也有困难。那么，现代的通讯手段，如微信、QQ 等方式，就成为很好的医患心理交流的手段。只要双方同意，就可以在约定的时间网上对话，患者通过这种方式接受指导。这种方式与门诊治疗的形式相近，又可以省去时间和交通、住宿费用，不用去医院挂号排队，现在很多个体执业的心理治疗师多采用这种方法帮助患者。

三、读书、书信方式的森田疗法

顾名思义，读书、书信方式的森田疗法就是通过阅读森田疗法专家的书或者书信进行治疗。这种治疗方式的优点在于可以反复阅读理解书或者信中的内容。这种治疗方式的产生主要源于以下几个因素：一是越有名的专家通常越繁忙，很难有时间与患者进行长时间的交谈并给予患者指导；二是由于远隔千山万水，患者很难与医师见面；三是有的患者即使有机会与医师见面，由于时间的限制或注意固着，对医师的指导并没有完全听进去、没有真正领会，或没有记住医师的指导内容，影响治疗效果。书籍、书信可以反复阅读，加深理解，所以读书、书信方式是很常用的、简便易行的治疗方法。目前，我们可以通过书店和网店购买到译自国外和国内专家编著的森田疗法书籍，对于那些没有条件见到森田疗法专家的患者，这不失为一种好方法。

关于读书疗法的疗效，有一个非常著名的治愈病例。日本有位企业家名叫冈本常男，因为食欲不振、无法正常进食，到处就医无效，就这样病了十几年，日渐消瘦，身体逐渐支撑不下去了，体重降至不到 37 千克，骨瘦如柴。此时，一位朋友向他推荐了森田疗法的书。他读后十分振奋，很快改变了自己的行为方式、进食方式和生活方式，体重也逐渐恢复正常，成为读书方式森田疗法治疗的典范。他的成功在于迅速改变了以往的生活模式，他的行动力成就了他。此后，他在推广和发展森田疗法方面做出了巨大贡献，成为森田疗法学界人人皆知的有影响力的人物之一，对森田疗法在日本、中国乃至世界的推广和发展发挥了巨大作用，产生了深远的影响。

读森田疗法的书可以使一部分神经症患者痊愈，而有的人通过读书治疗的效果并不好，其原因一方面为患者读书只在了解书面意思上下功夫，仍停留在懂得道理、理论这一步，其实懂得道理了还只是零，按照森田疗法行动了，才是从一走向千、万、十万乃至成功的开始，遇到一点难懂之处就陷入纠结，原地不动，或者对森田疗法予以全盘否定，再好的理论也无法取得效果；另一方面，有些患者理论上没搞清，行动上不能跟进，缺乏行动力，当然效果差。所以读书疗法不在于读了几本书、读了哪位专家的书，而在于读书以后能不能迅速按照森田疗法的理论去行动，能不能迅速改变过去的不良行为模式。

四、住院森田疗法

（一）经典住院森田疗法

这种疗法的基本方法是住院治疗。对有些被束缚状态和神经症性症状严重的患者，进行单纯的门诊治疗会比较困难，效果往往也不够理想，因此对这部分患者应要求住院治疗。

住院前向患者说明：①疾病的状况、性质和预后；②治疗经过为从绝对卧床，到轻作业，再到重作业，直至出院；③对患者的疑问，医师应回答患者：即使有疑问，也要按医师指导内容去做；④住院期间避免与外界联系。

【第一期】绝对卧床期

时间为 1 周。1 周没有达到预期效果的，可延长至 10 天甚至 2 周。在绝对卧床期间，要完全将患者与外界隔离，禁止与其他人会面、谈话、打电话，或用手机短信、微信和 QQ 联系，禁止读书、吸烟及其他一切"解闷"的活动，如唱歌、吹口哨。除饮食排便外，要求患者几乎要绝对静卧。这样做的目的如下。

（1）体验"烦闷即解脱"的心境。由于按照规定静卧，停止一切消遣的活动，随着卧床时间的延长，患者越发感到苦闷和烦恼。医师 1 天查房 1 次，观察患者的情绪变化。当患者感觉到苦闷时，就告诉他，对情绪变化要"顺其自然"，焦虑就让它焦虑，烦恼就让它烦恼，让它自然存在下去，静静忍耐。原则上，让患者对症状采取不关注的态度，其苦闷越加剧，越能实现治疗目的。当患者的苦闷达到极点时，反而会在短时间内消失。森田把这种心境命名为"烦闷即解脱"，并把这一段时间称为"烦闷期"。此期的目的是让患者接受痛苦，养成对焦虑、烦恼彻底接受的态度。森田说让患者真正学会体验痛苦、接受痛苦，能使其精神层次更上一层楼，达到"顿悟"的效果。

（2）激发患者的活动欲。患者在体验到"烦闷即解脱"的心境后，会觉悟到与其这样干躺着，还不如到外面做点什么，而且这种愿望会越来越强烈。一旦患者脱离以往那种消极的痛苦，出现参加积极性活动的愿望，便达到了这一期的目的。森田把这一期称为"无聊期"。在患者充分体验到没有活动的苦恼之后，让他起床活动，从而进入第二期。

【第二期】轻作业期

第二期同样继续采取隔离疗法，患者仍不能与家人朋友会面、谈话、打电话，或用手机短信、微信和 QQ 联系，也不能读书、吸烟及进行其他一切"解闷"的活动。晚上睡眠时间限制在 8 小时，吃完饭到户外接触阳光和新鲜空气。可以做一些简单的轻体力劳动，如扫地、擦地、整理房间，也可以观察别人干活。可以参加住院患者们讨论怎样进行作业的会议，但是不能被分配劳动任务，在大家开会分配劳动任务时只是倾听、思考。每天晚饭后都要写日记，医生通过日记了解患者身体和精神状态的变化，并给予日记指导。这一时期仍不能进行娱乐活动。对待身体的不快感均采取"顺其自然"的态度。此期为 3 ~ 7 天，主要目的是进一步促进患者心身的自发活动。为了个人健康，患者越来越渴望参加较重的劳动，以此为标准转入第三期。

【第三期】重作业期

进入第三期后，可以让患者随意选择各种重体力劳动，如拉锯、田间劳动、庭院劳动、做手工、打扫厕所、打扫动物窝、遛狗、放鸽子。与此同时，加上读书的内容。此期主要指导患者在不知不觉中养成对工作的持久耐力，建立自信心的同时，使患者反复体验工作成功的喜悦，以培养其勇气，唤起对工作的兴趣。在此期患者可参加各种劳动，定期参加劳动作业会议，轮流兼任会议主持人，主持人与其他患者研究怎样完成劳动作业或文艺晚会，大家共同分担各种工作，劳动或者晚会结束后还要开总结会。不同的患者此期所需时间不同，以1~2周为宜。

【第四期】社会复归期

此期开始进行适应外界生活变化的训练，为回到实际生活中做准备。这一时期患者被允许外出，并要以纯朴自然的心去做工作，避免过分讲究行动的价值，避免追求完美。住院期间，要求患者写日记，记述自己的病情变化和治疗体会，医师进行日记指导，旨在引导患者消除以前对病情的臆断和误解，从心理上放弃对疾病的错误认识，体会对症状不关注、让其"顺其自然"的效果。

淄博市精神卫生中心和南宁市第五人民医院等几家医院都可以进行住院森田疗法，开展较早，病房规模较大，受到广泛欢迎。随着精神药物的不断增加，神经症的药物治疗变得比较容易，经典的森田疗法逐渐减少，以往的经典住院森田疗法也在不断改良。

（二）住院森田疗法的治疗目的和有效机制

通过住院森田疗法治疗，患者的精神能量改变"运行方向"，以往对自己所患疾病的臆断和误解消除，心理上过度纠结某一症状或者观念的被束缚精神病理状态得到改善。为了实现这个目的，引导患者同意采取住院森田疗法治疗成了重要步骤。

在门诊治疗及其他许多方法没有取得理想疗效的情况下，医师可以提出这一治疗方法。患者通过在医院绝对卧床1周，然后一步一步按照医师的指导去生活，治好目前的神经症。但是在介绍住院森田疗法时，没必要向患者过分详细地说明绝对卧床期可能出现的心理状态，以防止患者采取预期的防御，或抵抗住院森田疗法治疗。当然，在采用住院森田疗法之前，医师可以让患者对这一治疗过程有一个大致的了解，使患者产生对入院治疗的期待，并愿意接受住院森田疗法治疗。患者的求治欲望越强，越有利于治疗。患者在入院前处于严重的被束缚精神病理状态，在这种状态下直接参加作业活动会很困难，几乎是不可能的，因为被束缚精神病理状态严重的神经症患者往往情绪本位也比较严重，在情绪本位的驱使下，不愿与人交往、不愿参加娱乐活动、不愿做家务或工作。在住院治疗中干脆禁止这些活动，绝对卧床期间这些被禁止的活动逐渐引起患者的注意，他们慢慢会发现，什么事也不做整天躺着是那么无聊、烦闷和难以忍耐。通过精神交互作用这种感觉变得越来越强烈，那么患者本能的反应就是希望改变这种状态，哪怕让自己随便做点什么也好，这就等于激发起了患者以往已经近乎消失了的活动欲，精神能量开始寻求新的方向。通过卧床这种行动，患者产生了新的体会，改变了以往的想法。如以前认为不干事好，现在认为干事好，总是呆着不好。绝对卧床期没达到约定的 7 天是不能提前结束的。绝对卧床使患者产生的烦闷随着卧床时间延长而增强，过去的症状所带来的烦恼和痛苦会逐渐被绝对卧床产生的烦闷取代，更容易激发患者要做事情、要出去活动的欲望。绝对卧床期后的轻作业期仍然短暂地限制患者活动范围和内容，这将进一步使患者感到活动、做事是一种权利，这种权利被剥夺是一件多么不幸的事。所以，一旦进入重作业期，患者被禁止多日的欲望一下子迸发出来，会发现活动、做事变成了一件快乐的事。随着活动时间的增多、范围的扩大，患者最终可以恢复社会功能，过去不愿活动、不愿做事、不愿工作、不愿与人交往的状态得到改善，过去一直纠结于症状、注意被固着和束缚于症状的精神病理状态被打破，实现了精神能量流动方向的转变，精神能量由一直围绕着"死的恐怖"的行动，转变为围绕着"生的欲望"的积极行动。这种精神能量流动方向的转换，使患者之前的精神症状失去精神能量的支持而逐渐减弱乃至消失，围绕生的欲望的行动因获得精神能量的倾注而变得积极，这就是住院森田疗法的目的和有效治疗机制。

（三）改良住院森田疗法治疗

经典的住院森田疗法解决了一些用以往各种方法都无法治愈的心理疾病，帮助许多神经症患者摆脱疾病，带来了新生。然而随着精神药物的不断增多，许多患者在药物的治疗下，就可以有一定程度的改善，那么这就给心理治疗奠定了一个好的基础，使许多患者不需要花那么多时间或者不经过绝对卧床阶段病情也可以得到改善，因此经典住院森田疗法受到挑战。去掉绝对卧床，改为相对卧床加分期作业疗法（改良住院森田疗法），或住院以后直接进入作业疗法治疗（短程住院森田疗法）的医院在增加，住院期间通过药物和作业疗法，患者的精神能量不断向生的欲望方面流动，打破精神交互作用，这样精神症状得不到精神能量的支持，精神症状得到改善，达到治疗目的。下面的章节还会有详细介绍。

（李江波）

第六节　打破被束缚状态的治疗原则和方法

一、对待症状的态度和方法——顺其自然的同时为所当为

在面对自己无法解决的神经症性症状和一些烦恼的时候，把症状放下或搁置、让症状顺其自然的同时，自己为所当为，这一原则是森田疗法的精髓。

神经症患者的症状、烦恼、痛苦，靠患者自己的力量是无论如何都很难消除的，但他们偏想要使这种近乎不可能的事变成可能。比如用躲避的方法消除恐惧，用反复洗手消除对感染的恐惧。这样不但达不到目的，更多情况下反而使症状更加严重。

另外，有些患者认为自己患了"绝症"，但他们不知道的是，这些所谓症状在正常人也会有，不需视为异常，没必要加以关注，也没有必要把这些现象当成病症来排除，比如"考试就紧张""被老师提问就脸红心慌""看到漂亮的异性就心跳加快""在很多人面前讲话就不自然""白天睡多了晚上睡不着""看到亲人受重伤就感到心口难受"。可是很多具有神经质性格的人认为，自己的痛苦是这些症状引起的，只要把这些症状消除了，自己就可以正常地生活、工作、学习了。可是，我们对事物的正常反应怎么可能被当做异常症状消除掉呢？有的时候，患者确实存在异常感觉，比如腹痛、头痛、胸闷、不由自主地胡思乱想。这些症状不一定是器质性疾病造成的，按照治疗器质性疾病的方法往往无法消除。因此，森田教授的理论是，与其徒劳地消除不可能被消除的症状或异常感觉，还不如放弃这种无谓的抗争，把症状、烦恼、痛苦原封不动地放在一旁，做自己眼前该做的事，这就是森田疗法对待神经症性症状的"顺其自然，为所当为"的原则。

也就是说，森田疗法主要治疗的目标不是神经症性症状，而是打破被束缚状态，从而间接地改善症状、改善身体社会功能，这是森田疗法与其他心理治疗方法的不同之处。不论是患者还是医师，都希望症状、烦恼、痛苦尽快消失，但当这些愿望不可能马上实现时，对它们的过分关注容易起到负面作用，产生不好的影响。过分关注会通过精神交互作用，使注意更加固着在这些症状上，从而加重症状、烦恼、痛苦。而放弃与它们抗争，减少关注，把注意的焦点放到有建设性意义的生活行动中，注意的焦点转移，势必伴随精神能量方向的转移，注意专注在症状所用的精神能量减少了，对症状的感觉就会降低，从而间接达到减轻症状的效果。

比如，有的患者头痛，经过检查又没有发现相应的器质性改变，虽然头痛很令人烦恼，但是关注它并不能使其缓解，不如干脆放弃关注，做该做的事。过去经常每天长时间打麻将、打牌、打游戏，长时间看书、看电视，现在改变这些可能导致头痛的不良生活方式，加强锻炼，随着时间的推移，头痛就会减轻乃至消失，体质也增强了。患者明白了这个道理是愿意去行动的。但是有些患者说："道理我懂，但我现在控制不住自己，会不自觉地关注症状。"还有些人会说："症状长在谁身上谁就会痛苦，要不是因为痛苦，我能关注到它吗？"可是时时刻刻关注这些症状，它就能好起来吗？就不痛苦了？症状就会消失了？——这些症状不仅不会消失，而且还会加重。其实，不关注症状也不是彻底不管它了，而是把治疗症状的任务交给医师，配合医师治疗，完成医师交代的事情，该上班就上班，该做家务就做，把每天打麻将、打牌、打游戏的时间用在锻炼身体上，用在有意义的事情上，这就是对于非器质性头痛症状的顺其自然的态度。做当下该做的事，做有意义的事就是为所当为。也许患者会感到即使这样做了，转移了注意力，自己的症状也没有一下子就好起来，但症状的减轻和消失也是需要一定时间的，在这个过程中，你可能还是会痛苦、焦虑、烦恼，但只要坚持做下去，过去你所关注的症状就会逐渐减轻，直至消失。

很多人不理解森田疗法为什么要采用顺其自然、为所当为的治疗原则。其实，这一原则的目的是要让患者放下对症状的排斥，放弃对症状进行无谓的抗争，减少对症状的关注，把注意导向转移到具有建设性意义的生活行动中去。顺其自然与为所当为不能分开，应同时进行。例如，某患者用晚上睡觉不关灯去消除对夜晚的恐惧，用白天把电视声音开得很大来给自己壮胆，得知应该顺其自然以后不这么做了，虽然脑子里不停地想"顺其自然、顺其自然"，可还是无法改善恐惧状态，这是因为没有为所当为，即在停止用各种方法消除症状的同时，做该做的事，做恐惧症状出现之前自己每天在做的事。还有位患者说："我脑子里总出现骂我爸爸的想法，怎么顺其自然？"可是反过来想，与这种症状抗争就能消除它了吗？不仅办不到而且更烦恼吧？既然办不到，那么就把治疗症状的任务交给医师，患者该做什么就做什么，是不是和消除症状相比来得更快些？

森田疗法不以直接消除症状为目的，而是通过改善患者的行为方式、生活态度，改变对待症状的方式来改变患者对症状过分注意的状态，进而打破被束缚的精神病理状态，从而间接地减轻症状。因此，医师应让患者知道：森田疗法不是不消除症状，而是不直接让患者孤军奋战、自己对抗症状，采取特别的迂回战术消除症状，医患各有分工。这样患者会更容易理解，也容易配合行动。

（一）顺其自然，为所当为

对于出现问题的事物或对于事物的发展不直接加以任何干涉、对抗、排斥、逃避，而是该做什么就做什么，任其发展。这种方法适用的情况是，即使对这件事加以人为干涉、对抗、排斥、逃避也无法解决，甚至出现了更坏的结果。

例如，一个年轻人在突发事故中意外身亡，这已经是一个事实，家属对此的惋惜、后悔、痛苦、自责、埋怨、愤怒、无法接受等任何反应都无法改变这个事实，相反，这些情绪发展下去却有损家属的身心健康，他们明知这样做于事无补，却无法自控地让自己始终处于上述情绪当中。家属正确的做法是，该料理后事就料理后事，该做什么就做什么，而不是让自己的情绪无休止地发展下去，这样做才可以将损失降到最低。否则，去世的人已然不会复生，发展下去，其他家庭成员还可能由于过度的情绪问题而患病甚至死亡，或做出过激的行为而出现额外的损失。

对神经症的每种症状，顺其自然、为所当为的具体做法可能有所区别，原则是除了改善过度关注症状外，还应尽可能地去除和改变导致症状的不良因素。比如有些神经症患者，有头痛、后背痛、脖子痛等症状，到处求医也找不到原因、查不出问题，治疗了很久也没有效果，这说明他们治疗的并不是造成疼痛的真正原因。可患者还是不死心，有的人治疗了十几年仍到处求治。这种情况下，顺其自然的意思是指，既然无法改变，那就不要再在疼痛治疗上下功夫了，而是为所当为，除了搞好工作、学习、生活、人际关系以外，有疼痛症状的患者最应该注意的是自己的生活习惯和生活模式。比如，有的患者喜欢打麻将，每天 3 ~ 4 小时；有的患者喜欢读书，每天读 3 ~ 4 小时，节假日期间读书时间更长；有的患者每天长时间打电子游戏或者在网上看电视剧；还有的人无论做什么事都要一次性做完，否则就不甘心。上述这些习惯都容易加重疼痛，因此对于身体疼痛的为所当为就是要尽快改变这些长时间不活动的生活模式，转变成增加身体活动的生活模式，如经常快走、慢跑、爬楼梯、打乒乓球、打羽毛球。这些运动都可以改善身体的血液循环状态，改善肌肉的僵硬情况，进而缓解疼痛症状。

（二）对结果顺其自然，对原因为所当为

出现问题、事故、失败等往往是某件事的结果，而结果一旦出现，无论怎样努力都很难改变。对于无法改变的事情，不直接加以任何干涉，而是把它放下，去解决与这件事直接或间接相关的事，这样做往往对解决问题有利。

例如，某女受到一次惊吓以后，变得胆小害怕，怎样克服也无法改变恐惧的状态。用此理念去指导，即对怎样干预都无法改变的"怕"采取放下的方式，不再干预、排斥这个"怕"，同时做其他事来转移自己的注意力，如每天锻炼身体，在一段时间内把体力增强到比一般人更强壮的状态。看起来这与症状治疗没有直接关系，但是仔细分析，锻炼身体与胆子大小是有间接关系的，因为越是强壮的人往往胆子越大，别人也不敢欺负他们。这样做的结果是："怕"不一定被彻底消除，因为它本来就是情绪的一种表现形式，一种身体的功能，无需寻求彻底消除，而是逐渐不去刻意地在意它，去注重锻炼身体，让自己更强壮，让"怕"不再影响她的生活，进而达到了她想要的治疗效果。

某男胃痛、胃胀，到很多医院求治，吃了各种促消化药、抗胃酸分泌药都无效。这种情况的顺其自然就是不在胃痛、胃胀上下功夫，为所当为是改变好发脾气的状况，改善情绪，改变吃饭后立即睡午觉和晚上早早上床睡觉的习惯（不利于食物消化），改变其他各种不利于消化的饮食习惯，培养饭后散步的习惯，逐渐增加锻炼身体的时间。去除了这些不良习惯，增加了对身体健康有利的运动，进而改善了情绪，身体可以动员自身的调节能力和自愈力来改善胃肠的消化功能，就容易起到促进胃肠功能改善的效果。

（三）对局部顺其自然，对全局为所当为

局部出现难以解决的问题、病痛或危机，围着这个难以解决的问题团团转不但无益，反而增加烦恼，采用"对局部顺其自然，对全局为所当为"的原则就是不再全力以赴去解决局部问题，而是把它先放下，将其作为一个全局的问题去解决。

比如，一位年轻女性因交通事故导致右小腿被压断并截肢，再无法恢复以往的形象，生活被一下子破坏，她无法接受。事情已经过去 1 年，患者仍然感觉已经失去的右小腿剧痛，无法正常生活、睡觉，无论用什么止痛方法，服用何种止痛药物、怎样加大剂量，也无法缓解幻肢痛。这时，按照上述处理原则就是放弃一切为止痛所做的努力，去改善她疼痛以外的焦虑、抑郁情绪，改变她对断肢的排斥，提升其适应新生活的能力，改善睡眠状态。这些整体性的问题解决以后，局部疼痛的情况会比之前明显改善。

二、改善过度的精神拮抗

当出现某种感觉、欲望，或形成某种观念时，同时产生与之相反的对抗心理，发挥牵制和调节的作用，从而做到有所节制、保持适度，这是一种心理保护机制，称为精神拮抗作用。例如，受人称赞时，会想到"还不行""言过其实了"，谦虚地说"哪里哪里"；受人非难时就想辩解；出现恐怖场面时会想到"不要怕"；别人劝酒时会说"我酒量不行""喝醉了"。以上都是精神拮抗作用的一些表现。这个概念用肌肉运动形容比较容易理解。例如，双臂的屈肌和伸肌彼此结合称为拮抗肌，当我们屈肘或伸臂的时候，这组肌肉的力量经常相互调节，使我们非常顺利地完成随意性的活动。这是自然的调节过程，不是人们随意支配的。倘若没有这种拮抗作用，人体的活动就像机器人动作了。如果一对拮抗肌同时紧张用力，那就会双臂强直，不能运动。精神拮抗作用与此原理类似，如果精神拮抗作用过强，则容易产生强烈的精神对立、紧张。例如站在高处的人会害怕跌落下去，同时产生"不要怕"的念头，但是这种念头的出现不会消除害怕的情绪。如果把这种怕的现象当做正常现象，害怕归害怕，小心点也就是了，不至于出现问题；把这种害怕当做异常现象，竭力去对抗，反而会越来越害怕，甚至恐惧得两腿发抖。这种恐惧情绪会导致"今后再也不敢到高处去了，吓死我了"的想法，那么就容易产生恐高症。有的人在人多时会紧张，如果总是想"别紧张"，当这种精神拮抗作用过强，往往会更加紧张；黑夜走路时越想"别害怕"，往往就会越害怕，甚至吓得发抖。

神经症患者的精神拮抗作用往往十分强烈。例如，他们十分迫切地求医，一旦医师诊断身体没有器质性疾病，而是患了心理疾病，他们往往不愿承认和接受；他们有强烈的求治愿望，可是如果医师给他们开药治疗，他们又立即想到

"这药副作用很大吧"，或者"一旦服药开始就停不下来怎么办？难道要一辈子服药吗？"。要求他们不要过度关注症状，他们仍然执着地关注，这样往往使症状加重，甚至会使他们轻易地放弃治疗，却到处求医，不认真按照医师的指导去治疗。患者很难改变这种过度的精神拮抗作用，最好的解决办法是：不要将注意力停留在一些观念、感觉以及由此产生的精神拮抗上，不过分关注它们，努力做眼下该做的事。比如，在众人面前讲话产生紧张感，拼命想放松却无济于事，那么在紧张的同时该怎么讲就怎么讲，这样一来紧张感在不知不觉中被习惯反而逐渐消失了，而不会由于自己的对抗而加剧。

三、激活生的欲望，激发正的精神能量

死的恐怖是人的一种防卫本能，围绕死的恐怖的各种行动是消极防卫，防卫对人来说没有错，但消极防卫则容易带来消极的结果，从而带来负面的影响，从这种意义上来说围绕死的恐怖的各种行动都是不可取的。其实死的恐怖这种防卫的本能越强烈，说明它后面隐藏的生的欲望也越强烈，也就是说没有强烈的生的欲望也就不会有那么强烈的死的恐怖。生的欲望与死的恐怖是一个事物的两个方面，两者不是矛盾的，但人们围绕着死的恐怖和生的欲望所采取的行动和得到的结果是完全不一样的。死的恐怖占主导地位时，人们常常围绕死的恐怖行动和做事，常常由于怕生病而频繁就医，极其关注自己会不会生病、失败、犯错。比如，有一点身体不适就去过分关注、担心、紧张，乃至害怕、恐惧不敢这样，不敢那样，小心谨慎，但即使这样也解决不了什么问题，反而出现了更多的躯体不适，觉得自己全身都是病，已经无可救药了，可是到医院检查却什么病也查不出来；还有一种情况是极其害怕出错，做什么事都是反复询问、思考，反复更改，或者反复洗手、反复检查门窗等，即使明知道不需要这样做，仍控制不住自己。

而围绕生的欲望进行建设性行动的人正好相反，他们注意锻炼身体或饮食营养平衡，很少有不良饮食和生活习惯，对工作积极进取，对学习积极向上，不断改进方法，认真做好生活中的每一件事；在人际关系方面注意自己的修养，不断修正自己的思想道德素质，敬老爱幼，为人谦逊。可见，围绕着生的欲望的行动，容易形成良性循环。越是围绕着生的欲望行动的人，就越是身体健康、不容易得病，容易受到尊敬，容易不断向上发展而不至于落后。

所以，把围绕死的恐怖的行动转变成围绕生的欲望的行动，激活隐藏在死的恐怖后面的生的欲望，把围绕在死的恐怖的行动中消耗的精神能量转变到围绕生

的欲望的行动中来，这是森田疗法的治疗重点（图 1-2）。医师应设法指导患者去转变。患者若想尽快摆脱神经症的困扰，那就主动转变行为方式，这是治疗成功的关键。

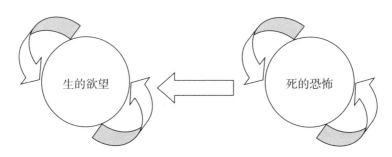

图 1-2　把围绕死的恐怖的行动转向围绕生的欲望的行动

四、放弃情绪本位，提倡目的本位的行动原则

情绪本位就是以情绪为行动准则，凭好恶行事，喜欢做或想做的事就积极主动，反之就置之不理的生活态度和行为方式。比如不愿社交、不愿交朋友就经常不与别人说话或很少说话，很少参加社会活动，待人冷淡；喜欢打游戏就不厌其烦地玩，不惜影响学习、生活、工作。情绪本位是一种比较幼稚的生活态度，在儿童时期比较多见，而随着年龄的增长，多数人情绪本位的行为方式逐渐减少，转变成目的本位，即以生活中的目的或目标为行动准则。比如，今天要上班（目的是上班），即使天气不好、心情不愉快，或是很疲劳也坚持去上班，把工作做好，这就是目的本位。而情绪本位者遇到这种情况，不想去上班就不去了，等到身体好了、心情好了再去，或者即使上班了也不认真工作。为了治疗需要，医师应要求患者多运动，即使有症状也要带着症状去做力所能及的事，有的患者以身体不舒服、没力气、没心情、不想做为理由不去实践，这就是情绪本位。一方面想要消除症状，另一方面又不愿放弃自己不健康的生活态度和行为方式，那么这种自相矛盾的状态肯定影响疾病的康复。所以要想纠正情绪本位，重点不是坚决禁止情绪本位，而是不断树立目的本位，从这个方向鼓励其行动，这方面树立起来了，有些事即使不愿意去做，为了生活目标的实现也要去做，如天气很冷、雨很大就不想去上班了，可是为了这份工作、为了生活也坚持去上班；而有些事即使很喜欢去做，为了生活目标的实现，也坚决不去做，比如很喜欢打游戏，可是

为了工作或学习，也坚持上班、上学。能够坚持这么做了，情绪本位的情况自然会逐渐减少。

五、纠正思想矛盾

（一）没有绝对的正确或错误

思想矛盾是注意固着于症状的精神能量来源，因此纠正思想矛盾是打破注意固着的关键。通常患者不会说自己的思想是最正确的，但他们听不进去别人的意见，向提意见或批评自己的人发脾气，即使别人的意见是正确的也生气，这些行为都间接证明患者认为自己是完全正确的。

其实有思想矛盾的人都忽视了一点，那就是在很多情况下，世间的事物没有绝对的正确和错误，没有绝对的好和坏。比如，有人说考上一流的大学太好了，可也有人从那众人向往的大学楼顶上跳了下来；有人在失恋的时候觉得"我这一辈子完了"，可事实上，当他从这次失恋的痛苦中走出来了，会庆幸自己能有机会再找一个更好的爱人；有人在高考落榜时感到自己太不幸了，感到这时天不再那么蓝、花不再那么美、生活不再那么有意义了，可是后来他又庆幸，虽然没有上大学，却利用这几年的时间奋斗，使他在同龄人大学刚毕业时，就已经积累了不少财富，自己虽然没有上大学，但自己的公司雇用的都是大学毕业生，甚至还有硕士、博士学历的研究生为自己工作。回想过去，你所坚持、纠结、苦苦思考的也许并不那么重要。所以，很多情况下没有必要十分纠结一时的对错，争得一时的高低、长短。

每个人看问题所处的角度是不同的，那么对问题的判断就会有所不同，只承认自己对、不承认别人对也有一定道理，其实也是思想矛盾，是思维判断方面出现偏差的原因之一。如果能学会站在不同的角度、不同的立场去看待、分析、判断事物，就容易纠正以往的思想矛盾或偏差。

（二）纠正应该主义

此类人总是固执地认为"应该这样，不该那样"，即所谓"应该主义"，其结果使很多人陷入情绪、思维障碍之中。总是持"应该主义"的人，很难纠正自己的思维偏差和认知问题。治疗师用简单易懂的语言让患者懂得这个道理，对于改善思维偏差和打破被束缚状态具有重要的作用。其实，应该与现实、事实是有差距的。某人认为这次晋级或升职应该轮到自己了，可结果没有轮到，着急了，一不小心说了不该说的话，导致下一次晋级、升职受到影响；某人认为"我把钱借给你了，你就应该到时候还给我"，可事实是"到时候没有还"。判断事物不是以应该与不该为原则的，可能还需要考虑各方面因素，其结果在很多情况下不是按照自己的判断进行的。自己认为自己工作努力，和领导关系也不错，可是没有注意与同事搞好关系，在同事中口碑不太好，而另一个人同样好好工作，和领导关系也可以，在同事中口碑还好，那么提拔时谁更有利？清楚地认识到这一点，发现自己的问题所在，就会减少压力，减少患神经症的机会。

（三）勿把正常当异常

正常人在着急、紧张、恐惧、害羞等情况下会出现心慌或心脏不适感，但是一出现心慌就害怕，认为是患了心脏病，到处去治疗的例子很多。尽管各种检查证明心脏没有问题，仍然改变不了他们的认识，他们认为自己的判断是绝对正确的，此时若医师告之没有心脏病，他们反而会更加不安。怎样去纠正这种思想矛盾呢？治疗师一定要让患者知道，他感到心脏不舒服、心脏和以前不一样，这种感觉可能是真实存在的，因为人在着急、紧张、恐惧、劳累、不安等情况下都会心慌，但如果认为这些情况下的心慌是不正常的、可能是心脏病，就势必引起关注，关注会使感觉增强，导致心慌加重，形成恶性循环。也就是说，过度关注心脏才是心慌的重要原因。患者如果能把注意转移到其他方面，心慌就会减轻。让患者回想一下，自己和别人说话时心慌是不是有所减轻。因为说话时，注意力不在心脏上，心慌感觉就没那么强；而静下来时常常会感到心慌加重，是因为此时容易不由自主地关注先前关注过的心脏，感觉增强。注意到关注与心慌的关系，以往认为心慌是患了心脏病的歪曲认知（或者说偏差思维）就可能转变，思维矛盾或偏差得到改善，注意关注于心脏的状态就失去了精神能量的支持，精神交互作用被切断，不安减轻，心慌也会减轻乃至消失。

（四）分清大小、轻重、主次

由于过度关注和重视某些自认为重要的事情或细节，进而忽视了更重要的、更应该先去做的事，在旁观者看来，这就是对大小、轻重、主次不分，把大部分时间、精力用在了不重要或根本无用的事情上。比如，考试时把很多时间花在了小题目上，到最后已经没有时间做后面的大题了（大小、主次不分），结果考试不及格；过分纠结卫生，每天把大量时间用在清洁卫生上，而在事业上一无所获，精神上还出了问题（轻重不分）；恋人或夫妻之间因一点小事吵闹、纠缠不休而忽视了爱情，导致二人感情破裂，分手或离婚。这些就是因小失大，这样的结果是，非但从未注意区分事情的大小和轻重，还形成了一种不断纠结小事的行为模式。如果认识到做任何事情应首先区分大小、主次，分清轻重缓急，有顺序、有选择地行动，把大部分精力、时间优先放在主要、重点的大事情上来，就有可能避免这些烦恼了。

（五）通过改变行为来改善思想矛盾

一个人的想法即使不正确也很难被改变，但是行为往往相对容易被改变。行为改变了，思想也会随之改变。比如一个人认为自己乏力是身体有病，可是各种检查无异常，还是认为身体肯定不正常。这种认识很难被改变。如果告诉他每天都散步可以治好乏力，他不一定相信，但是如果他认真去做了，那一定会逐渐增加体力。乏力改善了，那么怀疑自己有病的思想就很容易被改善。有人说自己长得丑，别人告诉他不丑，并且去劝说他，但肯定不容易说服他改变自己比较丑的观点，但是告诉他："长得好不好看只是一个方面，一个人如果人品好、工作或学习能力强、身体好、地位高，也会大大加分的。"他只要按照这个目标去做了，对自己的长相就不会那么关注了，那么思想认识也会随着行动的改变而有所改变。

（六）用事实改变思想矛盾

有人每天晚上吃完晚饭就睡觉，原来这样能睡着，现在这样睡不着，自己认为自己失眠了。医师说这不是失眠，但他说："我都睡不着自己还不知道吗？怎么不是失眠？"这么说有道理，可是医生说这不是失眠，是因为晚上吃饭一般都在6—7点，这个时间大多数人都在看电视、看书、聊天等，这个时间没睡觉或者睡不着是正常的，不能说是失眠。可是就是这样解释往往也难说服"失眠者"，所以换一种方式。只要他身体检查没有异常，就可以举例：有人晚上5点吃不下去饭，就过2～3小时，这时肯定会产生饥饿感，就可以吃下去了，那么他认为自己吃不下去饭是有病的想法就会改变。吃饭是这样，睡觉也是这样，睡不着就晚点睡。一个人睡6～8小时就可以了，所以即使12点才睡，6点起床都是睡眠及格的。这样做了，就会减少因觉得睡不着而产生的焦虑，不焦虑了，以前的失眠就容易改善，失眠改善了，以往对睡眠的错误认识也容易得到纠正。

六、提高症状受容性或接纳性

其实，只要神经症患者能放弃对神经症性症状的排斥、放下对症状的纠结、接纳症状，那么神经症性症状就容易减轻甚至消失。但是多数患者都是为消除症状而来医院求治的，他们不懂为什么要接纳症状，为什么要放弃对症状的排斥——难道还要留着症状不成？在他们看来，自己的所有痛苦、不幸、烦恼都是神经症性症状造成的，只有消除了这些症状，自己才可以过正常的生活，才能安心、安宁。然而，神经症的大多数症状是不能靠自身的力量排除的，相反，患者本人的关注和努力还会使神经症性症状更加严重。因为，越想排除症状，对症状就会越关注，精神交互作用的恶性循环使神经症症状加重，因此放弃对神经症性症状的对抗和排斥，接纳或放下症状，就会减少对症状的关注，减少由于关注导致的精神交互作用，就等于逐渐切断其恶性循环，减轻注意固着于症状的程度。

另外，排斥症状还容易产生新的症状，造成社会功能减退，比如，为了排斥恐惧心理而躲避见人、躲避坐车，为了排斥焦虑状态不说话、不参加考试，为了不患传染病不停洗手。这说明，这种对症状的强烈排斥是使症状加强、产生新症状的重要因素。消除这一因素的负面影响，对于治疗神经症具有重要意义。

一般来说，医师直接对患者说让他接纳症状是不容易被理解和接受的，有时甚至会失去患者的信任，患者会认为医师不理解自己。怎样才能使患者放弃对抗和排除症状呢？

（一）关注对象替代法

帮助患者找到一个比目前的关注对象更加值得关注的目标，要求患者暂时用一个新的目标替代眼前的关注目标。把目前患者最纠结和关注的症状、烦恼、痛苦变成次要关注的事情，让患者转而去关注另一件事，由于关注原来症状的精力减少，便可达到受容、放下目前症状的目的。

例如，某患者本来相貌端正，但近来总说自己长得很难看，急切要求做整容手术，家属不同意就闹。如果满足患者的整容要求，可能患者暂时得到了心理上的满足，但不久之后就会后悔，比如觉得自己还不够完美或者还不如从前，要求再做整容手术；但如果不满足患者的要求，他就没完没了地纠缠，怎么办呢？设法让他暂时放下这件事，就比较容易改变患者急切要求整容的心态了。医师可以给患者进行心理测验，一般可以发现他的许多心理指标不在正常范围内，那么，让他认识到心理异常这个问题的严重性以后，把治疗目前存在的心理障碍作为第一关注目标，或是首要关注的焦点，让这件事变成最大的事，只有完成这件事才可以做整容手术，也就是把原来关注的事变成小事暂时搁置，先按照医师的指导治疗心理障碍。放下急于通过整容手术来改善容貌的想法和做法，先治好心理问题。这样的处理方式起到了暂时受容原有症状的效果，为打破被束缚状态争取了时间，有利于打破被束缚状态。

（二）问题归因法

把患者纠结的事情归结于某种原因，使患者注意的焦点转移到改变这个原因上，从而达到放下目前纠结对象、接纳症状的目的。比如，一个不爱运动、喜欢喝酒的肥胖患者，整天述说自己有胸闷的症状，但进行各种心肺检查都没有查出任何异常。此时，医师可以把胸闷的原因归结于他不爱运动、喜欢喝酒而导致的肥胖上。"肥胖容易导致气喘和胸闷"，这种理由比较容易被接受。接受了这个理由之后，患者就容易接受"改变目前饮食习惯，增加身体活动量，减少和戒除饮酒习惯"的建议。患者如果认真去做了，就等于放下了对胸闷的关注，将注意力转移到医师指导的方向上来，这样便容易减少对胸闷症状的关注和纠结，进而达到放下排斥非器质性胸闷症状和不断去锻炼身体增强体质的目的，进而加速打破被胸闷不适所束缚的状态。

（三）症状移交法

有的神经症患者为了消除症状，经常上网查与自己症状相关的信息，越看越觉得自己像患了严重疾病，越看越害怕，到处咨询就医，一心想消除症状，却对医师的治疗和指导不放心，反复询问，并且不遵医嘱、擅自改变治疗方案，这样一来，治疗效果肯定不会好，于是就更加急于排除症状。治疗这种状态，不设法使患者放弃关注和排斥症状，就很难收到良好的治疗效果。医师应建议患者把消除和治疗症状的任务都移交给医师，如考虑药物的副作用、增减药物剂量、停药时机、巩固治疗，自己转变为配合医师治疗的角色。如果患者能够接受这个建议并实施，就容易把关注的焦点转移到医师所指引的方向上去，达到不再关注症状的目的，间接起到不再排斥和对抗症状的目的。

（四）完成任务法

患者有时是不由自主地想排除症状，即使明知这样做没有意义，但还是控制不住自己。如果是这种情况，可以交给患者一些任务，告诉患者完成这些任务就可以帮助医师加快治疗进度，消除自己的症状。患者如果能够积极且圆满地完成这些任务，比如做家务，或每天外出散步 2 次，每次 1 小时以上，或写日记，就可以减少对症状的纠结，这样就可变相使患者放弃与症状斗争。总之，患者每天进行有建设性意义的活动，有益于提高对症状的受容性。

（五）合理化、正常化法

有些患者把正常当做异常，把合理当做不合理，因此极力排除所谓"异常"，反而陷入恶性循环。医师应把这些错误观念纠正过来，让患者确实觉得这些"症状"的存在是合理的、正常的，没有必要再去花精力排除，接纳症状就好。

例如，患者为晚上睡不着而烦恼，医师可以告诉他："你每天一直睡到中午才起床，晚上八九点还不困的时候去睡觉，睡不着也是正常的。既然正常，也就不必在意和着急（把目前睡不着的情况正常化），可以将睡眠时间延后到 10—11 点也不晚，困了的时候睡得香。"一个肥胖患者容易疲劳，又查不出器质性改变，医师可以告诉他："以你的体重，你比别人易疲劳是很正常的（把容易疲劳合理化），设想你回到过去 60 kg 的体重，然后给你加上 25 kg 重物绑在身上，用不了几天你也会和现在一样。"还有些患者吃药后急于得到治疗效果，什么也不做，只是急切地等待，有时稍有症状波动就认为效果不好，于是停止治疗，医师需要向他们解释："药物治疗需要时间，抗抑郁药起效时间在 2 ～ 3 周，在这段时间内症状不能马上减轻也是正常的（将药物治疗不能马上出现疗效合理化），急于消除症状是徒劳的，甚至会起到相反的作用。"这样解释，会使患者在这段时间接受症状，而不是排斥症状。有的患者非常害怕恐惧症状出现，每次都强调"我还是害怕"，医师应让患者认识到，害怕是正常的，每个人都会害怕，难道大家就没有怕死、怕生病、怕没面子、怕穷的心理吗？（把害怕合理化），心思一味地围着害怕转，这些怕发生的事情就不会发生了吗？不会的，该发生的事情还是会发生，那么如果是这样，害怕也就失去了意义，就是在做无用功。如果我们转而考虑自己因为什么会害怕，想办法解决害怕的问题，才是达到安心的根本方法。比如，害怕出交通事故就严格遵守交通规则，怕警察来抓自己就永远不做坏事，怕得病就注意饮食卫生和营养、注意锻炼身体、注意保持心情愉快。这些患者认为必排除而后快的现象在正常化、合理化以后，就没有必要去排除了，而是做了一些正因为怕才该做的事情，既使自己安心，又达到对症状受容的目的。

（六）局部放弃法

对于局部出现的难以解决的病痛，或无法直接解决的问题，可以先放一下，不再全力解决局部问题，而是从整体角度去解决问题。比如一个头痛患者，无论怎么检查也找不到病灶，吃什么药也排除不了症状，患者无法接受，已经治疗几年了，头痛不但没好反而加重，无法正常生活、工作，吃不好、睡不香。局部放弃法就是干脆放弃为消除局部症状所做的努力，转而去解决自己吃不好、睡不香的问题，消除焦虑、抑郁症状，解决易发脾气的问题，解决不良生活习惯的问题，如暴饮暴食、饭后立即睡觉、不爱运动。当把精力放在这些方面后，患者自然就放弃了对原有症状的关注，原有的不适感随之减轻，而改善情绪症状及不良生活习惯后，身体功能包括头痛的症状也会随之改善。

（七）过渡法

患者对某件事特别排斥，欲除之而后快，可是一时又无法迅速去除，那么就在这件事上反复想办法却又解决不了，长此以往，越来越严重，比如某人胡思乱想，每天不想个够就很难干其他事情，想够了又后悔，想去除胡思乱想又做不到，去散步、打球、跑步又不愿去，看书也看不下去，为了解决这个问题，我们采取过渡法，即采取一种过渡的方式解决问题，如每天进行几次冥想或气功，这样一来既没有急于排除胡思乱想，又没有做自己不想做的事，过渡一段时间以后，精神交互作用被切断（没有关注胡思乱想），受容性增强，被束缚的状态减轻，再去运动、做家务、做其他有意义的事情就相对容易了。

（八）重视的事情重新排序法

人们都是最重视的事先做，那么每天纠结于一些小事，比如总是思考孩子怎么还不找对象结婚，经常不断催促孩子找对象，可是效果不佳。为什么经常督促孩子结婚呢？原因在于这件事被看得很重要。可是无论你怎样催促，孩子还是不着急，催促和不催促的结果没什么两样，自己反而失眠、心里不舒服。那怎么办呢？把事情的重要程度重新排序，把工作排第一，把锻炼身体排第二，把自己的兴趣爱好排第三，把孩子结婚的事排在后面，这样一来，等于孩子结不结婚的事被接纳、放下了，那么失眠、心烦、浑身不适等症状就会逐渐改善。

七、放弃负向思维模式，把握思维平衡

负向思维是一种"遇事就往坏处想"的思维模式，这也是一种过度防御式的思维模式。比如，别人没有与自己打招呼就认为"瞧不起自己"或对方"太牛"；心慌就认为"患了心脏病"；皮肤长了一个小包就是"患了癌症或艾滋病"；家人回来晚一点就认为"出了交通事故"；买东西时，嫌好货贵，便宜东西质量差；住小房子嫌拥挤，住大房子又嫌打扫起来太累；到医院看病，检查项目多了嫌花钱多，少了嫌不全面，医师开药剂量大了怕副作用，剂量少了怕治得太慢、治不好。

而正向思维是"遇事往好的方面想"的一种思维模式。如身体已经出现疾病的症状了，还认为不要紧、只是小问题过几天就好了；虽知道过量喝酒、吸烟对身体有危害，却认为没事，喝酒会活血化瘀，吸烟会心情舒畅；对别人进行粗暴的批评甚至打骂，还觉得是"为他们好"；不拘小节、行为不检点是"性格豪放"；内向、沉默寡言、孤僻是"文静、舒雅"；拘谨、拘泥小事、斤斤计较是"心细"；过于苛刻是"追求完美"；买到质量差的东西是"便宜"。

神经症患者的负向思维模式往往容易导致神经症的症状加重，难以治愈。提高上述两种思维的调和能力是治疗神经症的一个重要步骤，即训练自己，学会和掌握往坏处想的同时再往好处想，进而对事物形成综合性评价的能力。

八、陶冶神经质性格

完美主义者往往对人、对己都要求太高。如果一切如愿，他们可以顺风顺水地生活下去；而在现实中，事事高要求往往很难实现，他们便不能安心并感到沮丧。有时，他们也察觉到自己要求的标准过高了，却宁愿与自己过不去，也不愿意考虑修正这些要求，容易陷入紧张、焦虑和抑郁之中。极端追求完美的特点，使完美主义者对众人的批评、非议十分敏感，容不得自己和周围的人在各方面有半点问题，不容易为取得的成绩兴奋，却很容易为一点小失误或小失败而烦恼、生气。这种倾向常常使他们情绪沮丧，处理不好人际关系。完美主义者希望自己正直、善良、诚实，然而他们常固执地按照自己的想象去做事，不愿意接受别人的意见。这种倾向使他们具有认真、刻板、循规蹈矩、拘泥于形式的行为特征，因而他们难以与周围人相处融洽，周围人对他们也是敬而远之。这样的人际关系

会影响工作效率，使自己疲于奔命。

人格是很难被改变的，但是不改变就会影响到神经症的治愈。因此我们应该试图去陶冶患者的人格。首先，让患者了解自己的人格对疾病的发生和治疗有不良影响。人格虽然不容易改变，但一旦让患者了解到它的负面影响，我们就可以通过改变行为方式去适当地陶冶人格。完美主义者强烈追求 100% 的完美，而世界上这样的事几乎是不存在的，因此越是追求完美，反而越不完美，适得其反。就像考试时为了做一道 20 分的难题花掉大部分时间，却放弃了剩下的 80 分的题一样，总成绩反而更低，事与愿违。因此，完美主义者还不如采取"80 分万岁"的策略，无论做什么事，能够达到 80 分就满足。如果大多数的事情能做到 80% 的完美，说明我们的努力方向、策略是对的，继续努力就行了，这样也会很满足，有了继续做下去的干劲。"80 分万岁"可以使我们学会看问题、看主流，主要看事情是不是大部分已经做好，而不是在意失败的那一小部分。"80 分万岁"还可以使我们工作效率提高，因为放弃了那些暂时解决不了的困难，搁置一时无法解决的争议，去做容易做、可以做的事，不仅可以取得近乎完美的结果，而且更加轻松和高效。这样，就可以减少很多烦恼，增加很多快乐。

九、纠正不良的生活习惯

很多神经症患者把自己患病的原因归结于躯体疾病、劳累过度、精神压力过大等，而患者一旦将注意力锁定在这些原因上，就坚信不疑，很难被纠正，为此影响正常工作、学习、生活，也容易影响治疗效果。即使按照他们的想法行事，如治疗躯体疾病、休息（不上班、不做家务）、尽量减少精神压力（辞职、休学），也不能改善神经症的症状。这时如果医师能够找到患者生活习惯方面的显著问题，把它与症状联系起来，让患者相信，不去除这些不良习惯就无法彻底治愈疾病，就容易把患者的注意力引导到不良生活习惯的纠正方面来。如果成功做到这一点，不仅可以帮助患者纠正不良的生活习惯，还可以转移患者注意力，纠正患者注意固着于症状的被束缚状态。

例如，某患者很胖，但每天吃得并不多，也不吃过多的油腻食物和荤菜，但是他非常喜欢睡觉，每日睡眠时间长达十几个小时，很少运动，结果越来越胖，并逐渐出现乏力、精神萎靡的症状，变得什么也不想干。在治疗这些神经症性症状时，医师应指导其逐渐增加运动量，减少睡眠时间，这样会起到加快好转的效果。有的患者总是自述口苦、口干，可他忽视了自己每天喝水很少的事实，不改变这个习惯，怎么可能改善口干呢？有些老人年轻时每天能睡十几个小时，现在就不一定能睡这么长时间了，睡不着的时候就紧张、害怕，可是不改变年轻时的睡眠习惯，减少实际的睡眠时间，怎么能达到良好的睡眠效果呢？有的人做事喜欢一鼓作气，经常连续工作，直到事情做完为止，比如家里居住面积较大，每次擦地都要弯腰擦 2 ~ 3 小时，时间久了会出现腰酸背疼的情况，这是很容易理解的，这个习惯不改，浑身酸痛也不可能好转，如果改为分批进行，中间换其他事做，情况可能就不同了。有的人性功能减退、记忆减退，有长期酗酒的问题，不改变酗酒的不良习惯，这些症状也无法解决。有人近来总是头晕，检查不出异常，医师询问生活史发现，他每天花 8 ~ 9 小时打麻将，且已经持续五六年了，这种"四体不勤"的生活持续这么久，出现头晕一点也不意外，不改变这种生活模式，头晕也很难被治好。有人总是有虚弱感，多次进行各种检查都未查出患病，长期各处寻求治疗无效，医师细问生活史发现，他每天手淫数次，这种习惯导致虚弱是很正常的。适当手淫可以缓解性冲动，但是如果过度频繁对身体肯定有害无益。还有人视力不断下降，查不出原因，医师细问生活史发现，他每天在电脑上下棋 7 ~ 8 小时，已经持续七八年了，这个习惯不改变，自然无法解决眼睛的毛病。

所以，纠正不良的生活习惯对治疗各种躯体不适症状有重要意义。

十、不关注症状

森田疗法提倡的"不问症状"，是从日文翻译过来的概念。这样的提法很容易引起患者和医师的误解。患者认为：医师都不问我的症状，怎么给我治病？医师则认为：我不问，怎么知道患者的病情？

其实，森田疗法的"不问症状"旨在不让患者关注症状，希望他按照生的欲望去进行有建设性意义的行动。"不问症状"的另一层意思是，医师在治疗时也不仅以焦虑、恐惧等精神症状为主要的治疗靶症状（或是治疗目标），不要以为回答了患者一个又一个关于症状的提问，或者在心理治疗中让患者尽情倾诉症状就可以使症状得到根本改善。即使彻底回答了患者的所有疑问，让患者倾诉个痛快，也可能只是使情绪暂时得到宣泄，症状一时有所减轻，让患者暂时安心罢了，随后又会出现新的问题和烦恼。因为不断提问或倾诉症状，关注点仍然离不开症状，精神能量仍然不断投入到症状之中，这样症状就不会消失，甚至患者还会因为发现自己与其他医师的说法不一样而纠结、疑惑。所以，森田疗法中的医师和心理咨询师不能陷入患者一直纠结的症状中，应把打破被束缚精神病理状态、改善患者社会功能作为重要目标，关注患者各种社会功能的康复，从而改善患者注意固着于症状的状态，达到治疗疾病的目的。

十一、综合治疗

为了增加森田疗法治疗的可操作性，下面介绍一些可以具体指导患者进行的可操作的活动，以放下对症状的排斥、投入有建设性意义的生活活动中。

（一）劳动疗法

劳动疗法又叫作业疗法，运动疗法也可以归入此类。这是森田疗法最常用的治疗方法。为什么用这种方法，很多人都不理解，认为自己花钱看病却被要求干活。这是因为，神经症患者具有被症状所束缚的特点，这种状态下患者极力想排除症状却排除不了，反而控制不住自己胡思乱想、纠结烦恼，进而陷入恶性循环之中。其实，即使控制不住大脑胡思乱想，但是手脚还是可以自己控制吧，让手脚活动起来，那么精力、精神能量自然跟着消耗，正能量的消耗就会获得一定成果，这样一方面改善了患者的社会功能，切断社会功能低下使心情更加烦恼的恶性循环，同时注意由一直指向症状和烦恼逐渐转向劳动、社会生活、工作学习，精神能量也逐渐改变方向，从而减轻症状带来的烦恼。具体哪些劳动更适合患者，因人而异，所以作业内容要根据实际情况选择患者力所能及的事情，逐渐加量，逐渐扩展。能够参加此项疗法，就势必放下与症状的纠结、放下烦恼，这种对症状的姿态就会减轻对症状的关注，有利于打破注意固着于症状的状态，有利于打破被束缚的恶性循环，最终使症状改善。

（二）物理疗法

借助于各种器械来达到改善躯体症状的方法，都称为物理疗法，包括针灸、按摩、理疗、刮痧、磁疗、电疗等。特别是存在各种躯体不适的患者，很适合物理疗法，一旦出现了效果，就会增强患者的信心，使患者的注意力转移到治疗方面，减少了对症状的关注，有利于打破被束缚状态。

（三）食物疗法

平衡搭配营养，调整食物热量，根据身体具体情况进行特殊的食物搭配（如补钙、补铁、补充 B 族维生素等）。注意水分的补充，每天饮水至少 1500 毫升。特别是以往有偏食、少饮水习惯的患者更应注意食物疗法。食物疗法对于转移注意力也有帮助。中医认为，食物可以帮助调节阴阳平衡。同时食物也可以帮助身体补充各种营养素。把患者的躯体不适症状归结于身体阴阳等方面问题和营养平衡的问题，然后通过食物的调节解决这些问题，同时达到改变患者经常关注症状的目的。

（四）娱乐疗法

很多神经症患者患病后，什么都不想做，越是这样说明病情越严重，因为更多的精神能量都转到负向思维、负向情绪和负向行动中了。在这种情况下，正常行为中的娱乐活动是最容易恢复的，因为娱乐活动有趣，容易吸引人的注意力，所以适当听音乐、唱歌、弹琴、看电影、读小说、玩球类运动、旅游都是可以选择的方式。但是那些容易上瘾的娱乐活动还是要适当禁止的，比如玩电脑、打手机游戏、打麻将、玩赌博机、饮酒。这些活动虽然可以转变患者的注意力，但也可以使患者陷入新的误区而难以自拔，应尽可能避免。

（五）气功疗法

气功是一种呼吸吐纳的方法。最简单的气功就是缓慢地深呼吸加上意识守住丹田（即思想集中在肚脐的位置）。练习气功可以达到强身健体、减少杂念、治疗疾病的目的，同时也可以使患者把关注症状的注意力转移到练习气功方面。

具体方法：在空气流通好的地方，坐姿，放松裤腰带，微闭双目，缓慢地深吸气，吸到无法再吸的程度，略停 3 ~ 5 秒，再缓慢呼气，呼到无法再呼的程度，反复进行。练习气功时注意意念和呼吸技巧，吸气时小腹向外扩张，呼气时觉得小腹由外向内压缩。呼吸要尽可能细、柔、慢、长、匀，深呼吸时意念一直守在丹田的位置。练习气功的时间以每次 15 ~ 30 分钟，每天 1 ~ 2 次为宜。

（六）运动疗法

有些患者无法进行劳动、看书、做家务这些活动，那么可以采用最简单的方式，就是身体活动，去外面走走是相对容易的。如果感到很累，可以从步行 5 ~ 10 分钟开始，逐渐增加到 20 ~ 30 分钟，再慢慢增加到 40 ~ 50 分钟（根据需要自己选择具体的练习时间）。这一过程可以起到逐渐增加信心，增强体力，改善体质，改善睡眠质量，增加食欲，减少焦虑和胡思乱想的作用。患者可以根据自己的喜好、特长、能力选择适当的运动方式，原则是力所能及。

（七）紧张松弛法

从颈部的肌肉开始进行。①收缩颈部肌肉 5 秒后松弛 5 秒，反复 5 次。②收缩双上肢肌肉 5 秒后松弛 5 秒，反复 5 次。③收缩腹肌 5 秒后松弛 5 秒，反复 5 次。④收缩双下肢肌肉 5 秒后松弛 5 秒，反复 5 次。⑤再次从颈部到下肢重复肌肉收缩—松弛的运动。每天练习 1 ～ 2 次，每次 15 ～ 20 分钟。这一方法有改善焦虑、睡眠的作用。

（八）甩手或肩前后划圈法

双手前后摆动甩手，每天 1 ～ 2 次，每次 15 ～ 20 分钟。或者双肩向前或向后划圈，每天 1 ～ 2 次，每次 15 ～ 20 分钟。每天坚持，可以达到改善肌肉紧张的作用。

（九）阅读励志的书籍和观看影视作品疗法

阅读励志读物、观看积极向上的影视作品可以吸引患者的注意，引起患者共鸣，使患者逐渐效仿作品中人物的行为方式，有益于纠正患者的不良行为方式。这可能不是一两天就可以达到的，需要一个缓慢的过程，但只要坚持做下去，等于增加了一个良好习惯，无形中就减少了不良习惯。因为在一件事情上花的时间增加，在其他事情上所花的时间就势必减少，而以往患者把多数时间用于打游戏、睡觉、纠结躯体不适上，现在看励志的作品，把注意吸引到这方面来，肯定要好得多。

（十）日记疗法

对于一些文化程度较高的患者，可以采用此方法。要求患者每天写日记，记录每天做了哪些有意义的事情，有什么感想，医师应对患者每天诉说的不适、围绕症状的内容不予理睬，对具有建设性意义的行动给予鼓励、表扬及指导。每次来医院就诊时，患者把日记交给医师，下次把下一份日记带来，医师把上一次日记还给患者，交替进行。日记指导逐渐使患者不断围绕死的恐怖行动的状态，变为围绕生的欲望行动。

十二、药物治疗

森田疗法诞生于100多年前，其最初的卧床疗法、作业疗法是不用精神药物治疗神经症的，因为在森田疗法诞生的年代，还没有十分有效的精神药物可治疗神经症，因此心理疗法就显得尤为重要。随着科学的发展，各种精神药物如抗焦虑、抗抑郁、改善睡眠的药物不断被开发出来，改变了神经症的治疗格局，使一些焦虑障碍、抑郁障碍的治疗变得容易、快速。药物治疗改善了患者所关注的症状，很多患者所期盼的疗效得以实现，这是所有人都期望的结果。所以现代森田疗法并不排斥精神药物治疗。无论是日本还是我国的森田疗法专家一般也都将药物治疗与心理疗法并用，但是不提倡大剂量用药，且用药剂量和药物类型因人而异。因为药物虽然可以改善部分神经症性症状，但是不能改变患者的性格、不良习惯和行为方式等，而这些问题与神经症的形成、发展、预后有着密切的关系，这些问题不解决，就很难解决神经症的根本问题。往往一旦停药，症状就会复发，部分患者还会感到药物作用越来越弱，需要不断加大药量才可以维持疗效。这些都说明虽然药物控制了症状，但对症状有不良影响的因素还没有得到改善。所以在药物治疗中，一旦原有症状有所改善，就要一边进行药物治疗，一边积极改善不良生活习惯及不良的行为方式，提高自身素质，积极锻炼身体，以最大限度地减少复发。

（李江波）

第二章 各种森田疗法应用的特点

第一节 门诊森田疗法应用的特点

　　各大医院的门诊往往是患者多，医生忙，诊疗时间短。在这种医疗状态下，医生不太可能有很多时间与患者交流并进行心理治疗，也不太可能有更多的时间深入挖掘患者的生活经历、家庭和社会环境背景，甚至对发病经过也不一定了解得十分详细，这些资料可能需要在多次的诊疗中不断地补充进来。门诊的优势是在这种特殊的诊疗环境中，患者容易对医生产生敬畏心理，增加对医生指导的依从性，同时由于有药物的帮助，会产生确切的疗效，进一步增加患者治疗的信心和对医生的信赖，这是治疗的重要保障。与住院治疗相比，门诊治疗时间、花费少，不影响患者的工作和生活安排，时间上比较灵活，更容易被大多数患者所接受。森田疗法强调的是改变患者的行动内容、不良生活方式、不良生活习惯，由围绕死的恐怖的行动（由于怕而不愿做事、不愿说话、不愿出门等）转变成围绕生的欲望进行有建设性意义的行动（如纠正不良生活习惯、多进行身体活动、学习、工作、做家务、进行人际交往）。这种转变说起来容易，做起来困难，需要医生的耐心和技巧，需要患者对医生的信赖、依从以及坚持，需要家属的配合、督促。每次门诊时间虽短，但是医生可以根据患者的实际情况，指导患者最近的行动重点，督促检查既往指导意见的落实情况。由于内容少，医师短时间的指导成为可能，更容易被患者记住和接受。这样一步一步地实施，即使每次诊疗没有花费很多的时间和费用，却也可以通过医生每次门诊短时间的指导和督促，达到转变患者行动方式、精神能量运行方向，进而达到改善症状、改善社会功能的效果。

（李江波）

第二节　森田疗法在心理咨询中应用的特点

森田疗法在心理咨询和心理治疗中的应用，多数是指专业的森田疗法学派的心理咨询师和心理治疗师对来访者或者心理疾病患者的心理指导或心理治疗。心理咨询师或心理治疗师多数不是医师，而是专业的心理工作者。他们虽然没有药物处方权和用药指导权，但是可以有更多时间去深入挖掘患者的生活经历、家庭和社会环境背景，了解详细的发病经过，有更多的时间去做详细的、有的放矢的指导，打开患者或者来访者的心结。心理咨询和心理治疗可把多种心理学派的理论整合起来一起应用。这种长时间地与患者接触，反复地灌输相关的心理学理论知识，有益于纠正思想矛盾、改善情绪本位等精神病理，拉近咨询师、治疗师与来访者的关系，纠正不良生活习惯，建立正确生活方式，改变不良生活模式，有助于提高疗效。但是这种方法比心理治疗联合药物治疗显效所需时间相对较长，往往费用较高，而且越是知名的心理咨询专家，费用越高，而且知名的心理专家不易找到。一些患者即使花了很多钱，也不一定能获得理想效果。这种情况不是心理疗法不行，而是由患者的病情特别严重等因素造成的，需要心理疗法与门诊或者住院疗法并用，才能提高疗效。

(李江波)

第三节　住院森田疗法应用的特点

住院森田疗法是对心理疾病病情比较严重，或者对于药物或心理治疗比较抵抗的神经症、部分抑郁症、心身疾病患者采取的一种住院治疗的方法。这种方法有一定的程序（这在很多书籍里都有介绍），按照程序（经典住院森田疗法是卧床期1周、轻作业期1周、重作业期1周左右、社会复归期1周左右）一点点地深入进行下去，患者就会在不知不觉中克服以往对治疗的抵抗，减轻以往过强的精神拮抗、情绪本位，逐渐改变行为方式，提高对治疗的依从性，从而解决以往其他治疗方法难以改善的各种心理症状。不足之处是采用经典住院森田疗法的专业机构少，一旦住院，按照上述程序所需的住院时间较长，一般需要 30 天以上。与森田正马生活的时代不同的是，目前精神药物已经相当丰富，很多过去认为难治的疾病，现在已经可以先用药物减轻病症，再辅以心理治疗提高疗效，所以对经典的森田疗法住院治疗需求较过去减少。一些医院对经典住院森田疗法进行了改良，比如把绝对卧床期改为相对卧床期，或内观 1 周后再进入作业期，或住院后直接进入作业期，住院期间医生指导患者一边进行现代医疗方式，一边进入作业，患者在打针、服药等治疗以外的时间去听音乐、散步、练气功、打太极拳、打羽毛球、打乒乓球、练体操、做适当家务或劳动等。这些活动多是患者不愿做的事情，但是在住院医师不断地督促、引导下，患者逐渐可以投入。投入状态越好、越主动，治疗效果越好。总之住院森田疗法不失为一种治疗难治性神经症的有效方法。医师可以每天指导，填补了门诊时医师指导间隔较长，患者回家以后很快就忘记了医师指导这样的缺点。

（李江波）

第四节　整合森田疗法应用的特点

采用森田疗法进行心理治疗确实可以用于神经症、抑郁症、缓解期服药康复的精神分裂症、双相情感障碍等心理疾病及心身疾病，对难治的神经症也具有治疗上的优势。患者按照医生的指导改变行动方式和内容、不良生活习惯，转变注意焦点，改变精神能量运行方向，可以达到尽快改善症状的目的。但是仍有部分患者由于受极强的情绪本位、过度精神拮抗作用等因素的影响，对治疗过程的无意识心理抵抗极强，行动力差，无法尽快、全身心地投入到各种作业之中，不能完全按照医生指导的内容去做，就难以比较快地达到治疗目标。那么通过其他一些比较容易被接受的心理疗法与森田疗法的整合应用，往往可以增加克服抵抗的能力，更容易达到顺利实施森田疗法的目的，例如把气功或冥想疗法与森田疗法整合、沙盘疗法与森田疗法整合、内观疗法与森田疗法整合、药物治疗与森田疗法整合。就是两种或多种疗法的先后应用或者同时应用，达到增加疗效、扩大适用范围的目的。具体方法是先进行气功、冥想、沙盘或内观疗法，一段时间以后，当患者症状有所缓解、可以配合森田疗法时再进行森田疗法治疗，这样就可以达到治疗目的。虽然这样做的操作时间比直接进行森田疗法的时间稍长些，但是可以达到治疗有效的目的。

（李江波）

第三章　森田疗法导航心理训练

第一节　森田疗法导航心理训练的缘起

森田疗法导航心理训练起源于笔者一个十几年前的个案。来访者是在金融机构干得非常好的万先生。随着工作压力的加大、工作职位的提升，他逐步形成了一种强迫行为：反复开关车门，每次下车都怀疑车门没关好。万先生一开始是检查几次，后来就检查十几次或者几十次，结果上班频频迟到，连同事们也渐渐发现了他的状态不对。万先生如果再不解决强迫性开关车门的问题，他的事业就会受到影响。

在做了一次森田式心理咨询以后，万先生觉得森田疗法特别适合自己。经过医学评估，医生也认为万先生适合森田疗法。但是进行经典住院森田疗法训练面临一个难题，假如万先生请 1 个月假，显然回去后工作就丢了，而他来的目的是把工作干得更好。

不能采取经典住院森田疗法，该怎么办呢？当时笔者灵机一动，说："那就这样，让万先生把我录制的森田疗法训练光盘拿回去。"然后笔者做了一个设置，让他每天看 1 小时的课程，然后写训练日记，通过特快专递发给笔者，笔者再通过特快专递把日记批复发回去。就这样经过 1 个月的训练，他强迫开关车门的症状居然消失了，并且工作职位得到了提升。这对双方都是一次鼓舞。

后来微信出现了，笔者就用微信来指导。可以使用微信指导以后，笔者就开始培训以微信为媒介的森田疗法导航心理训练指导老师，让笔者的研修生和其他心理咨询师也学习批复森田疗法导航心理训练（简称森田导航）日记。这种方法，笔者一做就是十几年，它的设置更稳定，方法也更具体。几次中国森田疗法学术大会上，笔者单位提交的几十篇关于森田疗法导航训练的文章，均得到了大会及同道的好评。

一、经典住院森田疗法的困境与机遇

经典住院森田疗法面临的困境有三点。第一，近年来，大家越来越难以挤出1个月的时间去完成四个阶段的训练。第二，需要森田疗法训练的人，往往强迫、焦虑、恐惧、抑郁情绪比较明显，在他们没有体验到森田疗法训练的效果之前，下这么大的决心也是有难度的。第三，训练场地也是一个难点。需要训练的人来自全国各地，都集中到一个地方，时间和交通、住宿成本都很高。不过，经典住院森田疗法面临困境的同时，也存在着新的机遇。笔者单位大量开展非经典森田疗法咨询和教学课程，培养以森田疗法为基础的心理咨询师、森田疗法导航心理训练指导老师。这样能接触和受惠于森田疗法的人的数量大幅度增加，层次大幅度扩展。因此，结合国情、地区情况开展多种方式的森田疗法，恰恰会使大家有机会了解森田疗法的价值，也恰恰能为更多想了解森田疗法的人创造条件，使他们在必要时去享受森田疗法解决心理问题的体验。

既珍视经典住院森田疗法训练，也重视非经典森田疗法训练，这样一来经典住院森田疗法和非经典森田疗法相得益彰，互相促进，发展久长。

森田正马先生说过：有些来访者只看我的书、听我的磁带就可以获得治愈。这句话让笔者印象极深，给笔者很大启发，心里种下了森田疗法导航心理训练的种子。1994年，在北京召开的第三届国际森田疗法大会上，冈本常男先生的报告引起笔者的注意。冈本常男先生当年经营公司太过辛苦，最后得了一种病因不明的病症，他对吃饭产生了巨大的恐惧，一天只吃一点点饭，后来连上班都困难了，以至于夫人劝他退休，他也感到非常遗憾。就在他即将放弃自己事业时，一位叫大西的朋友给他讲了森田正马先生的疗法，然后把森田正马先生的书和磁带送给他。冈本先生就靠听磁带、看森田先生的书，慢慢地就觉醒了，然后去实践。此后，他一边学习森田疗法疗愈自己，一边干自己的事业，结果病也好了，企业也做大了。为感激森田疗法对自己的帮助，他用自己的资金成立了日本心理卫生冈本纪念财团，支持森田疗法在全世界的发展，特别是在中国的发展。当年冈本常男先生到上海，还专门邀请笔者和笔者单位当时的执行校长赵雁平一起去酒店就餐，并给予了笔者单位很多支持。他支持笔者的原因是，笔者开办的心理学校与森田正马先生的理念非常相像，即森田疗法是人生的再教育。他鼓励笔者把这所人生再教育的心理学校好好办下去。以后每次冈本常男先生到中国参加森田疗法学术会议，都会邀请笔者参加他特意招待中国森田疗法专家的宴会。后来笔者专门为冈本常男先生写了一本《治怕的艺术》。冈本常男先生离世后，王祖承先生去日本悼念，还宣读了笔者代表曲伟杰心理学校发表的悼词。

正因为冈本常男先生是通过看了森田正马先生的书、听了他的磁带就走上了健康的人生路，笔者当时才灵机一动，也录制森田疗法相关理论知识的磁带，后来又录制了森田疗法的光盘。就这样有了之后的森田疗法导航心理训练。但是为什么叫导航心理训练呢？笔者发现人们学习森田疗法时会有很多误区，比如把顺其自然误解为想干啥干啥，其实那叫为所欲为。神经症的"症状"，就是为所欲为的结果。通过咨询实践，笔者发现，正确理解森田疗法的理论精神且知行合一地运用，是需要被指导的。冈本常男先生用这个方法成功地改善了原有的心理疾病，但是花费的时间太长。我们为了提高效率，达到良好的效果，运用这种导航训练的方式就恰恰切中了当代人的需求。有一些人像冈本常男先生那样阅读森田疗法的专业书后，按照森田疗法理念去做、去行动了，就使原本难治的心理疾病治好了。这样的人第一自己真的非常钻研，能找到课程的精要之处；第二还能做到知行合一，行动方面也做得到位。可还有一部分来访者因为性格因素、理解力因素、"症状"和心理问题的严重复杂程度，以及环境和人的干扰程度，对森田疗法的理解运用出现偏差，这极大增加了他们取得效果的难度。

二、时代的趋势

汽车导航的启发：有了汽车导航以后，在导航中输入地址就能找到陌生的地方。现在的精准定位更增加了导航的可靠性。森田疗法导航这个名字是受汽车导航启发创立的。

中医导引的启发：来访者学习森田疗法理论课程，很容易产生理解偏差，为了避免这种偏差，我从中医导引概念得到启发。"导"是指方向，"引"是指到位。指导老师对森田疗法日记的批复就是要把来访者导向顺其自然的方向，引入为所当为的定位。

有些人学习森田疗法，就像开车去陌生地方一样，方向模糊，目标游移，路况不清，纠结种种。在这种状态下，森田疗法导航课程和训练指导极大降低了来访者自己摸索的时间成本。

汽车导航指向物理空间。森田疗法导航指向心理和生活空间。汽车导航要达到一个具体的地点，森田疗法导航要使学习者达到思维和行为统一的生活状态，比如在家里做劳动、上学读书、上班工作。汽车导航指导人从一地到达另一地。森田疗法导航把人从一种生活状态（比如神经质的生活状态）导向另一种全新的、正能量满满的生活状态，为所当为的生活状态。

5G 时代为森田疗法导航带来了新的助力。第一例森田疗法导航心理训练，是因为来访者不具备进行经典森田疗法治疗的条件。而之后进行的几十例、几百例的导航训练，表明这是一个可行的、可发展的新方法。特别是 5G 开通以后，信息交流的速度极大提高，人们接受音频咨询、视频咨询、在线训练的可能性极大提高，为开展森田疗法导航心理训练提供了无限可能。抓住这样的时机，普及森田疗法，运用森田疗法，把它作为有心理问题人群、亚健康群体的人生再教育教材，作为有心理问题群体解决问题的绿色通道，作为疾病群体为配合医学治疗开展心理疗愈的崭新方式，前程似锦。

特别是在新冠疫情暴发和常态化以后，发展森田疗法导航心理训练更是势在必行。疫情前夕，来自南方的一对母子共同进行经典森田疗法心理训练。绝对卧床即将转段的时候发生了疫情，立即提前转为轻作业。轻作业一天，武汉及各地疫情扩大，轻作业提前转为重作业。重作业半天，听说当地也有了疫情，立即跟母亲商定转为森田疗法导航心理训练。后来母子二人以导航的方式完成了森田疗法训练，母子都非常开心。

森田疗法导航心理训练不仅有利于治"已病"（已有心理障碍），更有利于落实《黄帝内经》倡导的"治未病"的思想。通过森田疗法心理教育和训练，让健康的生活方式、有效的情绪调节方法成为老百姓手里的工具，这是我们心之所向、足之所走、手之所做。我们会和广大同道一起把森田疗法导航心理训练坚定不移地改进和发展下去。

（李锡娜　曲伟杰）

第二节 森田疗法导航心理训练的设置与流程

一、咨询与评估

导航心理训练开始前的咨询与评估都是必要的。咨询也叫导航心理训练前访谈。导航心理训练前访谈的目的有 3 个。

第一，了解来访者真正关切的问题和性质。

第二，了解来访者问题形成的原因、诱因。

第三，了解来访者对森田疗法的理论方法是否感兴趣。

与导航前访谈不同的是，导航前评估是指由医学心理专家和心理咨询专家联合进行的训练适应性评估。

为什么要设置联合评估？

第一，有些来访者是带着某种症状甚至某种疾病接受训练的，医学心理专家评估的目的是确认在来访者的问题、症状和疾病当中，有没有不适合森田疗法训练的部分。

第二，如果来访者正在接受药物治疗，医学心理专家要确认这种药物治疗是否妨碍训练的进行。如果来访者不用药，只接受森田疗法导航心理训练，则确认有没有特别需要关照的部分，比如年龄、个性、阅历、本身对森田疗法的认知等。

第三，心理咨询专家和医学心理专家要联合商议，共同作出来访者是否适合导航训练的决策。假如不适合做森田疗法导航心理训练，那么对来访者做怎样的安排才可以使来访者的利益最大化。如果来访者适合做森田疗法导航心理训练，还要决定是完全按规定设置做，还是要做某些方面的变通以利于来访者适应并产生效果。

二、观看森田疗法导航心理训练课程

森田疗法导航心理训练视频课程共 450 课时。课程设置了 5 个部分：榜样篇、陷阱篇、方向篇、训练篇、调节篇。这个课程是针对咨询师、来访者、家属这 3 类人群录制的。因为森田疗法导航心理训练的任务完成，不只靠心理咨询师，也不只靠来访者，还要靠来访者家属。这样课程有时侧重心理咨询师，有时侧重来访者，有时侧重来访者家属，有利于训练过程当中3种力量的统合。

（一）榜样篇

作为来访者和家属，他们被症状和痛苦所困扰，需要得到专业的帮助。而作为心理疗法的森田疗法是什么？为什么？怎么做？做和不做的差异是什么？对他们来说像是进入了"黑箱"。花1个多月的时间投入到这样一个"黑箱"里面，其实压力是很大的。把森田疗法的创立者、受益者以及他们在疗愈过程中具体的治疗方法，以故事形式呈现出来，来访者就会对这个疗法增加亲切感，就会感受到榜样的力量和吸引力，也有利于遇到问题产生动摇时去克服，也就有了前进的方向。榜样篇人物选择包括作为创立者的森田正马，以及既是森田疗法的受益者，还是疗愈后斥资支持森田疗法发展的公益人士的冈本常男；还包括1992年我们开展森田疗法训练以来接受过训练的小至初中生，大至五六十岁的人，其中有学生、干部、军人等。榜样篇具体介绍了他们的困扰、原因、训练过程、训练感悟。

这些年训练的实践证明，榜样篇的设置，帮助来访者仿效、行动、坚持，对于来访者接受和完成这样的训练并取得效果，产生了推动作用。

榜样篇的设置降低了来访者接受训练之初产生的那种黑箱效应，使来访者对森田疗法抱有信心，愿意配合。但是森田疗法到底是怎么回事？怎么做才能达到好的效果？这就要进入接下来的陷阱篇。

（二）陷阱篇

陷阱篇其实讲的是心理问题、症状、心理疾病形成的原因。要是从医学角度来说，这就是病因篇。但对于来访者，病因这个词有刺激性，陷阱则听起来很形象，也可以引人思考。思考什么呢？原本是一个正常人，怎么就出现问题了，形成症状了，甚至得病了。陷阱不是每个人都能掉进去的，只有不了解陷阱的存在，才会一不小心踩进去。我们要知道自己是怎么踩到沟里的，怎样掉到陷阱里的，才能够绕开它，才能达到"治未病"的目的。心理疾病是可以预防和解决的。用陷阱篇这个词也是提醒来访者，每当病态思维出现的时候，脑海中能有陷阱的画面、陷阱的意象，这样就会产生想避开的心理。

陷阱篇主要讲精神交互作用。精神交互作用是指注意力集中于某个感觉，使这种感觉越来越敏感的恶性循环过程。对症状的关注是症状的支柱，此时伴随精神能量的支持，并使症状越来越被强化，因此在关注症状与做更有用的事之间，选择去做更有用的正事才是摆脱症状纠缠的佳法。

陷阱篇中还讲到了笔者总结的痛苦形成机制——"三自一折"。"三自"指"自我中心""自作多情""自以为是"。"一折"指"挫折"。生活当中的挫折不可避免，但是我们可以调整"三自"。

"自我中心"指的不是自私自利，而是以自己的感觉为出发点，最终陷入作茧自缚。这种思维酷似飞去来器，向外抛出去以后又飞回来；也像圆规，看似大步前进，却从来没有超出自己划定的范围。

"自作多情"指的是生活中别人明明没有针对自己，但是却感觉别人有意针对自己。就像如果自己自卑，察觉到的都是别人瞧不起的眼神。

"自以为是"指的是自己总认为自己是对的。这种自以为是在"三自"中最难识别。似乎全世界都是错的，只有自己是对的。森田疗法教会我们对这种生活态度的觉察、突破和超越。

"一折"指的是挫折。挫折就像手枪的扳机，自我中心、自作多情、自以为是，就像三发子弹。我们没有办法不遇到挫折，却可以检视自己的扳机和子弹。

（三）方向篇

方向篇主要帮助来访者理解森田疗法的根本理论——"顺其自然、为所当为"。

顺其自然，主要是指顺应情绪的自然，服从情感的定律，如实承认苦恼和不安，将其视为自己情绪的组成部分，与之和平共处。对情绪感受要做到不追求、不挽留、不拒绝、不掩饰。从心底里承认人在学习、生活、工作中一定会有焦虑不安的存在，与焦虑不安和平共处是最佳选择。

为所当为指的是在顺应情绪自然的同时去行动。森田疗法教会我们把与人相关的事物分成两部分。一类是可控的事物，指人可以通过自己的主观努力而调控改变的部分；另一类是不可控的部分，指个人通过主观意志和努力也不能改变的部分。为所当为是在顺应情绪自然的基础上，做可控的那个部分。

方向篇重点讲到情感的山形曲线。人没有能力控制自己不想什么，就像著名的白熊实验，你越是不想想什么，就越会继续想。

总结以下 4 条情感活动的规律。

第一，对自然产生的情感听之任之，即顺从其自然变化，情感便会形成山形曲线，经过一起一伏，最后消失。

第二，情感如果满足其冲动，便会顿挫消失。

第三，如果习惯于同一感觉，这种情感则变得迟钝。

第四，情感如果继续受到刺激，并且注意力集中于此，就会变得更强烈。

这一篇不仅讲解了"顺其自然、为所当为"的理论含义，也讲解了心理咨询、心理训练的目的就是要帮助来访者从陷阱走向健康生活的康庄大道。方向篇最终把内容集中到生命的能量。人生有限，能量有限。出现心理问题的时候，会有两种选择：一种就是一次又一次掉进陷阱里，回到症状里，回到痛苦里；另一种选择就是症状归症状，把症状原封不动地放在原处，自己坚定不移地走生活的路线。选不同的路线，就会扮演不同的角色，做不同的事，就会有不同的情绪，不同的结局。方向篇帮助来访者逐步形成情绪和行动分开的新习惯。

（四）训练篇

训练篇突出讲解经典住院森田疗法的 4 个阶段：绝对卧床训练、轻作业训练、重作业训练、社会复归训练。虽然森田疗法导航心理训练不走这 4 个阶段，但是通过学习这部分，来访者会逐步了解森田疗法导航心理训练成功的基本规则。这些规则包括：

一切行动听指挥。听指挥突出的不是听教练的话，而是按规则办事。因为心理疾病的特点就是主观虚构性。心理健康的根本道路就是遵循客观规律。其中绝对卧床所要达到的，就是想什么就想了，感觉什么就感觉了，接受这一切。在这个方向上坚持到一定程度，就会产生生命力的自发萌动，产生要起床、要出去、要行动的欲望。

绝对卧床激活了生的欲望，那为什么不是乘胜追击，还要只是限制在轻作业训练中呢？绝对卧床完全放弃生活行动，全部沉浸在想和感觉上，这是来访者最熟悉的也是最容易做到事情，但是持续超过 4 天以后会觉得这样下去越来越痛苦，到卧床 7 天时会达到一个痛苦的高潮，急切地希望活动起来。限制轻作业，目的是进一步激发来访者增加想要参加作业的强烈愿望，也给进一步增加作业一个适应过程，这个阶段不论想什么都马不停蹄地去做轻作业。这样就容易把来访者的思路和行动逐步引到劳动方向上来。而劳动是从根本上战胜病态思维、病态习性的动力。

重作业训练就是在轻作业训练的基础上，使来访者的劳动逐步达到体能的极限。在这个过程当中，如果说轻作业解决的是从想到做的转变，重作业要达到的目的就是带着症状，或者换句话说就是把原有的症状放在一边去完成较重的体力劳动，从而切断关注症状与感觉之间的精神交互作用，打破被束缚病理，转变精神能量的运行方向。达到了这个目的就会减轻症状，改善社会功能，促发自信心的产生。自信的标准不是相信自己，自信的标准是相信行动。用"森田战士"（接受森田疗法培训的来访者的简称）的话来表达就是要"把生存写在行动上"，这才是一个人健康生活的大前提。

经典住院森田疗法训练的目的是：

（1）从精神交互作用当中突围而出，打破被束缚精神病理。

（2）把轻、重作业的劳动变成劳动的习惯。

（3）培养现实本位、目的本位、努力即幸福的生活态度，从而改善情绪本位。

（五）调节篇

调节篇是我们从大量森田疗法著作中总结出来的十几条心理调节的方法。这些方法有的是森田疗法的基本理论，比如说思想矛盾、事实为真；有的其实就是生活的格言。这也是森田疗法的一大特色，比如"日新是好日"，比如"努力即幸福"。这里边还有我们自己概括出来的一些心理调节的技巧，比如"善用标点"。这个标点不是指写文章怎样用好标点符号，而是用来比喻心理问题产生时，人们语言表达的特点。比如抑郁症患者，更愿意用省略号，说一半不说了，其实思维走向了一个消极的方向，而这一部分被隐去了。强迫症就往往是逗号的滥用者，永远说不出完整的话，永远做不出完整的事，做什么都是一半。这样表面上是在寻找生活的方向，其实一直是在原地打转。恐怖症患者是惊叹号的滥用者，本来没有多大的事情，但是恐惧在心里被不断放大，使得他们对任何一个自己不喜欢的声音、形象、色彩都会觉得非常惊恐，这就是惊叹号的滥用。森田疗法倡导的行为，其实是善用句号，说完整的话，做完整的事，完成完整的使命。表面上这些是标点的使用，其实这些标点符号的提示，可以帮助来访者活在当下，脚踏实地，朝着健康的、又是可能的目标稳步前行。调节篇还包括：

1. "欲整心，先要'整形'"

心摸不着，但是形貌可见。平时人们都是越心情好越打扮自己，但是森田疗法告诉我们，越是在情绪不好的时候越要整理好自己的外形，这个外形包括了穿衣打扮，还包括了行住坐卧、表情、态度，先整理好外形才能整理好心情。

2．"分清主干与枝节"

大树有树根和枝丫，分清生命中的主干和枝丫就能更加有的放矢，特别是当意识到最根本的主干是生命时，那些大大小小的枝丫可以不再被看得那么重要了。

3．"克服幼稚病"

小孩子想要够到天上的星星，小时候妈妈就哄着孩子说："等长大了就够到了"。长大了真让去够星星，他还真的不一定会去，因为怕回不来。小孩子的幼稚是立刻得到，得不到就哭。克服幼稚病教会我们欲速则不达，慢慢来、不着急。

4．"适应不安，不安常在"

曾有修行人每天都不安心，于是去找上师帮他安心。上师说，"好啊，你把心拿来，我给你安"。可心是拿不出来的，他反而开悟了。心就是不安的，能做的是适应不安，适应无常。

5．"乐观与悲观"

同样是半杯水，悲观的人看到的是只剩下半杯水了，喝完了该怎么办啊！乐观的人看到的是还好居然还有半杯水，还能挺一阵，过一会就会有水了！同样是半杯水，乐观与悲观看到后想到和感觉到的不同。这其实就是注意力关注的位置不同，得到的感受就不同了。

6．"不发牢骚"

发牢骚不但不会解决任何问题，还会让周围的整个环境弥漫着负能量，让自己和周围人都陷入负情绪之中。

7．"学会感谢，并以言行表达"

森田正马曾说：神经质者在痊愈之前不会有发自内心的感谢。患者不仅内心痛苦，而且身体痛苦、关系痛苦、学业事业都痛苦。这么多痛苦纠结在一起，更容易激发负面的思维、负面的情绪、负面的行动。他们也会有感谢别人的时候，但往往不会由衷地感谢。所以我们可以通过由衷地感谢调整我们当下的心理状态。感谢让心更舒，关系更顺，学业事业更蒸蒸日上。

三、森田疗法导航心理训练时间与内容

森田疗法导航心理训练时间最短1周，最长1个月。1周的训练时间，要求每天最少投入4小时的训练。1个月的训练时间，要求每天最少投入1小时的训练。如果每天是1小时的训练时间，45分钟用来学习森田疗法课程，15分钟时

间完成训练日记。如果还想看森田疗法课程，只允许重复看已经看过的内容，不往前赶着看，避免突击学习所诱发的焦虑情绪。完成每天学习的课程内容之后，要在 15 分钟以内写完训练日记。训练日记的内容设计包括四个点：行动点，启发点，好奇点，反馈点。

如果来访者时间紧张，或者不愿意多写，那么就只写行动点。行动点指的是学习了今天森田疗法的内容，自己做了一点什么，或者马上准备做什么，或者昨天课程做了什么，对此做个汇报。行动点的设计旨在凸显森田疗法的最大特点——行动。而所做的事情是指角色之内，本人此时此地该做和做得了的事情。不论怎么想，立即去做，做了就好。

启发点就是学习了今天的课程，自己对症状的考虑和生活的考虑，有了什么新维度、新想法，对于改进自己的行为有了什么新设计。

好奇点是指对所学的课程和咨询师的指导，哪一点还不够理解。这里特意没用"问题"或者"疑虑"，是因为这两个词的词性都偏于消极。而好奇点凸显了人们寻找美好事物的心态，表达好奇而不是好恶。

反馈点是指实践这一天对指导师布置的任务、指导师的工作提出意见、建议或自己的感受。（后附案例具体说明）

四、森田疗法导航心理训练

训练日记提交以后，就进入到导航的关键时刻——森田疗法日记的批复。作为森田疗法导航心理训练的批复有两个核心关键点：

第一就是通过日记指出来访者是否落实了"顺其自然"的核心概念。

第二就是对于来访者的角色和此时此地面临的任务，是否做到了"为所当为"。不论有多少种花样翻新的日记批复法，但是对"顺"与"为"的把握和指引是导航日记的关键内容。比如说顺其自然，人们就容易误解为想干啥干啥，其实这叫为所欲为。差之毫厘，谬以千里，来访者一点点的理解偏差就会导致生活路线的错误，使症状不断复发甚至加重。因此，导航在训练成功与否方面起着重要作用，就像飞机能够安全运行和着陆，导航是十分必要的环节一样。（后附案例具体说明）

五、森田疗法导航心理训练总结

不论训练 1 周还是 1 个月，训练结束后，来访者都要重读森田疗法日记，特别是有批语的部分，然后写出导航心理训练总结。要求依然是前述的四点（行动点、启发点、好奇点、反馈点）。但每一点前都加上一个"总"字。变成总行动点，总启发点，总好奇点和总反馈点。当森田疗法导航心理训练的总结完成后，导航指导老师会对总结作出批复。批复的结束语是不变的八个字："森田疗法生活永远"。（后附案例具体说明）

（李锡娜　曲伟杰）

第三节　森田疗法导航心理训练适应人群及特点

一、森田疗法导航心理训练适应人群

森田疗法导航心理训练特别适合有神经质倾向的群体，包括神经质性格、神经质倾向、有神经质症状的人群，特别是虽然有各种恐怖、强迫、忧郁、焦虑的症状，但没达到疾病水平的那些人。对于达到疾病标准的人，森田疗法导航心理训练可以配合医学联合治疗。

森田疗法还适合心理教育。通过导航的方式，对于正常群体进行心理教育，达到了不治已病治未病的效果。神经质性格之所以能发展成病，重要原因之一正是缺少心理教育和训练。结果一个性格的倾向，就转化成了心理障碍或病症。尤其是对于学生群体、教育工作者、医护人员、机关人员、军人、警察、司法人员都是非常适用的。

二、经典森田疗法与森田疗法导航心理训练的对比

森田疗法提倡"不谈症状疗法"。因为谈症状就容易强化症状，等于是在制造症状，越谈症状越重，越谈症状越痛苦。经典住院森田疗法的四阶段的设置，通过不谈症状和不间断接受训练，渐渐形成症状的山形曲线，达到恢复患者或来访者社会生活的目的。

森田疗法导航心理训练坚持的是森田疗法的基本原则："顺其自然、为所当为"。森田疗法导航心理训练没有绝对卧床、轻重作业训练这样的阶段设置，而

是来访者在原有的生活、学习、工作环境下接受训练。这样的训练靠什么发挥作用呢？靠的是来访者的实践和导航老师的启发。因此，在连续1周或者1个月的训练后，来访者通过学习森田疗法课程、坚持按照森田疗法做事得到了启发，特别是通过指导老师批语得到了更加具体的启发，逐步达到对森田疗法的领悟，同时也把这个领悟放到生活实践当中。

经典的住院森田疗法和森田疗法导航心理训练一致的地方，就是突出纪律的严肃性、严格性。因为在森田正马看来是不是遵守训练的规则，意味着被训练者本身是不是真的想改变自己来治好自己的病症和真的要突破精神交互作用，从原来的自我中心走向以规则中心这样一个新的生活方式。同样是重视实施森田疗法中的纪律，要按照规定的纪律和设置来完成森田疗法的作业内容，经典的住院森田疗法是通过绝对卧床、轻作业、重作业、社会复归的几个阶段的设置，且每个阶段不达目标不晋级的方式来严格执行森田疗法的生活行为训练；森田疗法导航心理训练则是通过森田疗法理论学习的时间设置，被训练者按照森田疗法理论行动后，书写日记并由指导老师批复，再投入生活训练。指导老师与被训练者反复交流的设置，有益于被训练者完成训练，达成训练目标。离开了纪律的严明性、严格性，两种森田疗法都不会取得应有的效果。因为心理问题的形成原因之一是自我中心，纪律则是用来打破这个自我中心的有力武器。

经典住院森田疗法训练是在固定的时空范围内进行的，因此它的空间是具体的，一个人或者几个人在一个训练环境内。经典住院森田疗法训练的不同阶段，内容是不一样的。第一阶段是绝对卧床训练，第二、三阶段是劳动训练，第四阶段则是进行大量的社会接触。这样很强的训练时空局限性和内容受控制性，对于纪律的落实、内容的完成、效果的取得起到了非常好的作用。但是，经典住院森田疗法的局限性也恰恰表现在时空局限性上。这种固定的空间与时间，注定了很多人没有条件接受这样的训练。森田疗法导航心理训练则突破了训练场所和训练时间的局限性。森田疗法导航心理训练的森田疗法理论学习是通过网络进行的，被训练者可以通过手机观看讲课视频进行课程学习，通过手机完成日记写作，指导老师对日记的批复也是通过手机完成的。这样它有一个颠覆性的变化，即把来访者的生活、学习、工作现场变成了训练现场。把现实遇到的大大小小的问题都纳入训练之中。这对训练以后现实生活的适应有着特殊的意义。同时也减少了时间上对来访者学习、工作的巨大影响。

从时间检验性来说经典住院森田疗法已经经过了百年的历练，得到了世界特别是亚洲的中国、日本等国家的认同。森田疗法导航心理训练，则是近十多年来在心理学校范围内实现的。它所经历的时间长度，以及所经历的专业人员的操作时长和来访者的体验时长，都还是很短的，需要改进和提升的空间非常大。它的最大特点是与人们现实的生活、工作、学习和通信工具的使用密切相连，因此增加了人们的可接受性。

三、创立森田疗法导航心理训练的初衷和愿望

森田疗法导航心理训练的创立有三个阶段。初衷是解决来访者需要做森田疗法训练，但是离不开家和单位的问题。如果离开家就照顾不了孩子和家庭。如果离开单位，工作就受到影响。所以我们设计的这个训练方式，既兼顾了家庭和工作，又达到了森田疗法训练的目的，基于这个想法，我们的第一次导航训练成功以后，越来越多的来访者愿意接受这样的训练。把没有条件和机会做经典住院森田疗法训练，但是需要森田疗法心理教育和训练的人更多地纳入森田疗法导航心理训练中。随着接受导航训练的人在增加，笔者单位的其他心理咨询师和研修生陆续加入这项工作。这样一来，森田疗法导航心理训练就成了笔者单位心理咨询师常用的解决来访者实际心理问题的有效工具。

（李锡娜　曲伟杰）

第四节　森田疗法导航心理训练案例

【案例1】来访者母亲的森田疗法导航心理训练

小安，男，13岁。小安从初中开始离开小学熟悉的同学，与初中同学交往不顺利，很难融入群体，因此心情郁闷，经常在网上寻求心理慰藉。不料一次遭遇网络暴力（被谩骂），于是越来越感觉心情忧郁，用小刀片划自己、社交恐惧加重、不愿意上学，有胸痛、胸闷等躯体症状。

（一）医学心理评估

小安出现的症状是一种心理应激状态，现在不去上学的根本原因是现实和心理的冲突，也就是出现的心理问题。建议孩子的治疗分成两部分，药物治疗和心理咨询同时进行，药物治疗起辅助作用，主要还需要靠心理咨询。但是目前孩子不愿配合心理咨询，又不能对孩子放任不管，于是母亲接受森田疗法导航心理训练，通过改变母亲对孩子的不良态度、不适当的养育方法，间接对孩子产生正面影响。

小安问题点：用小刀片划自己、社交恐惧、不愿意上学，有胸痛、胸闷等躯体症状。不愿配合治疗。

导航目标：孩子身心健康，可以正常上学，融入社会。

（二）观看森田疗法导航心理训练课程视频

从榜样篇看起，使小安妈妈对森田疗法抱有配合的信心，对于她接受和坚持完成森田疗法导航心理训练起到了推动的作用。接下来观看陷阱篇，通过学习精神交互作用和"三自一折"（自我中心、自以为是、自作多情，挫折），了解孩子心理疾病形成的原因。之后学习方向篇，小安妈妈掌握了"顺其自然、为所当为"的深邃内涵，并学会运用情绪情感的山形曲线来陪伴孩子。然后学习训练篇，小安妈妈了解了经典住院森田疗法的 4 个阶段，并把学到的内容用到每日的生活当中。最后的调节篇更是让小安妈妈知道了很多实用的调节方法，会终身受益。

（三）森田疗法导航心理训练

时间为 14 天，每天观看 2 小时视频课程，15 分钟时间完成训练日记。森田疗法日记内容包括 4 个点：行动点、启发点、好奇点、反馈点，然后森田疗法导航老师会针对森田疗法日记内容进行批复。

以下为摘录的部分森田疗法导航心理训练日记及曲伟杰老师对日记的批复。

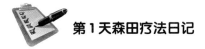 **第 1 天森田疗法日记**

每天交流学习森田疗法的 4 个点：

1．行动点

本来想叫孩子一起去大舅家吃饭的，可是不敢叫孩子，害怕他不按计划去大舅家吃饭（小安小舅从无锡回来了）。我去看他的时候想："去就去，不去的话我就买点菜，和他一起吃。"结果孩子在房间里呆了20分钟就起来洗脸、刷牙去大舅家了。

☞ **森田疗法导航老师批复**

行动点非常精彩，本来是家长对孩子的一个担忧，都不敢叫。看来担忧有点过分了。一叫孩子，他就迅速起床、洗漱，然后就去了，多好啊。看来交流比猜想更容易沟通亲子的关系。而且家长做了两手准备，这样双方压力就都不大。母亲的行动真是美妙又有效。

2．启发点

恐惧也好，焦虑也好，都是难以避免的，与其和它们斗争还斗不过，不如恐惧就恐惧，焦虑就焦虑，带着恐惧、焦虑继续做事情其实还是可以的。那就不要因为恐惧、焦虑就停止不前或什么也不敢做。

☞ **森田疗法导航老师批复**

启发点更是有水平。允许恐惧，允许焦虑，但是该干啥干啥，恐惧、焦虑、无聊也消耗时间，干正事如吃饭、睡觉、休息、读书、工作这也消耗能量，但是前者恐惧、焦虑、无聊只消耗时间和能量，后者消耗能量的同时却产生价值，增加新的能量，点赞。

3．好奇点

我看了治怕的故事，用森田疗法都是源于自己想改变现状的强烈愿望，然后有勇气去按森田疗法的方法做。那么怎么样产生强烈的愿望？怎么样才能产生启发点？

☞ **森田疗法导航老师批复**

好奇点非常有水平。改变是从哪儿来的呢？从接受森田疗法的观点来啊！如果不学森田疗法，怕了就躲，那么成长的机会是不会自动过来的。而我们遇到的所谓的怕，其实没啥真实危险呀，没人拿刀、拿枪对着你呀，只是脑子里的想法而已。带着怕的感觉去做该做的事情，这是最安全的。

你所说的这个怕，其实并不是真正的敌人、猛兽、恶果带来的，只是脑子里的一些想法而已，带着这个想法做你该干的事就等于超越了这个想法，成就了自己的成长。但是这种学习实践会有反复，不要着急。带了好头，孩子的进步就在其中。

4. 反馈点

无。

☞ **森田疗法导航老师批复**

哎呀，第一篇日记就达到了要求，非常好，明天见。

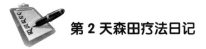 **第 2 天森田疗法日记**

每天交流学习森田疗法的 4 个点：

1. 行动点

本来是想针对增加家里的兴趣点做点什么，今天实在是没想起来做什么。自己听了好多遍森田疗法课，想休息一下，然后愉悦自己追了个剧（看电视剧）。

再者，孩子想出去和同学玩，准备资金支持他（虽然没出去）。他想出去走走，我提出愿意陪他（虽然没出去）。

> 👉 **森田疗法导航老师批复**
>
> 如果平时追剧不算行动点，但是今天是为了行动点追了剧，这个就是行动点。当然，随着今后森田疗法学习的展开，妈妈一定能够从自己的童心、为母之心、女性之心中找到不仅是该做的也是想做的事情，特别是对孩子多少有益但是完全无害的行动。慢慢来，进步很快了。
>
> 孩子愿意出去玩，只要安全，那也是个健康的萌动，妈妈愿意陪伴保护，这就是母爱无条件支持，很了不起，娘俩都了不起。

2. 启发点

小安说想要改变没意思，就是要让家里变得有意思，这是我们的一个重要功课，这功课目前来说对我有挑战，自己在原生家庭时也没有过过有意思的家庭生活，只要家里爸爸不吵，那就是太平，那就是好。显然这样的模式已经不适合我现在的家庭了。

以前在工作中接受繁杂的工作，最后还是在不断摸索和行动过程中理顺了，做得比较出色。

想让生活变的有趣，就要把它作为一个重要的事情来做，只要想做，就一定会有突破口。就像课程里老师说的："没意思，不能等着有意思。"

> 👉 **森田疗法导航老师批复**
>
> 想要有意思呀，第一，可以培养爱好，无论是唱歌、跳舞还是下棋，就是从传统的娱乐活动中来找到这种乐趣。
>
> 第二，可以应天气啊，现在是春季，有绿色的花草，穿带点绿色的衣服，炒点绿色的菜，这叫应春气。

给生活事件赋予意义。比如我现在学习森田疗法，知道了孩子目前状态的形成原因，进而可以改善我们家庭关系。

只问耕耘，不问收获。如果想着我做了什么，孩子就怎么怎么样了，期待的多了，也会成为自己的压力和烦恼。

☞ **森田疗法导航老师批复**

　　很多苦恼真的产生于期待，不要老是期待什么。跑步是快乐，吃也是快乐，工作是快乐，发挥自己的兴趣爱好也是快乐，这些活动中并没有什么期待。生活本身就是快乐，活着本身就是快乐，要是有一天把活着都看成是一种快乐的话，快乐就数不尽了。

　　要是活着都不当回事儿，你说还有什么是个事儿啊，对不对？

3．好奇点

　　如何影响孩子，使他从骨子里改变"我不行，你行"的状态，在人际交往中变得平等、坦然和自信呢？（孩子小的时候发脾气哭，我很多时候的应对方式是冷处理，不理会他，看了森田疗法的课程才知道这样做对他心理的影响）

☞ **森田疗法导航老师批复**

　　让孩子从骨子里改变，这个用心挺好，但是这又是个期待。孩子现在这么活着挺好啊，他顾家挺好啊，他还愿意支持妈妈学森田疗法这也挺好。要看到他有那么多的好该多好啊。

4．反馈点

　　无。

☞ **森田疗法导航老师批复**

　　妈妈虽然刚接触森田疗法，但是我觉得你也是个森田疗法爱好者，能学好、能学会，还能通过你的转变成就家庭的好。明天见。

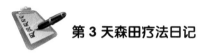 **第 3 天森田疗法日记**

每天交流学习森田疗法的 4 个点：

1．行动点

早起继续身体链接、安全感、排除负向能量情感和提升生命能量的疗愈。这是让我开心、安宁、心情愉悦的事情。

孩子打耳洞怕沾水，我让他躺在床上我给他洗了头发。我觉得这也是亲子时光。

下午闲聊时间，说起上学，我说 1 个月后去啊，他说那都毕业了。我说："你想去吗？"他说："想去啊。"我说："想去那就去半天也行，想回来和老师说一声，妈妈就去接你。"至于明天去或不去，没有期待，只问耕耘，不问收获。

和孩子躺在床上看我的朋友圈，从幼儿园开始，我俩哈哈大笑，我欣赏他的可爱、帅气、创意、能干、孝顺。

森田疗法导航老师批复

这个行动点这么丰富啊，还有能量的链接，还有保护宝贝的耳洞、给洗头。

更了不起的是关于上学的事情真正倾听孩子的声音，尊重孩子的选择，而且为孩子选择的变化做好了温暖的迎接。我觉得妈妈做到这个份儿，在这件事情上是极致的美和温暖。

提醒小安，上学是咱们的权利和自由，但是这不意味着老师、同学、学校一切都如咱所愿。他只要不动手打咱，没有实际的威胁，咱就履行咱的义务，然后享受咱们受教育的权利就好。

2．启发点

社交恐惧之所以成为社交恐惧，是因为他用了完全相反的心理调节，越躲什么感觉，越来什么感觉，越想消灭什么感觉，就越会来什么感觉。因此，要想从社交恐惧和自我封闭中走出来，就得练习接受自己是这样一个人，练习接受自己有一套这样的感觉，练习接受和各种各样的人打交道的时候有不同的心理反应。当把这些反应完完全全接受下来的时候，我们就有精力用我们的精气神去做我们要做的事，见我们要见的人，建立我们生存、生活所必须要建立的关系，当这些关系都建立好的时候，恐惧感就在不知不觉中烟消云散了。也就是接纳自己的各种情况，把自我对抗的精力用在要做的事情上。

☞ **森田疗法导航老师批复**

　　妈妈找到了这里最根本的原理，就是要做自己的事儿。把对抗症状的事儿用在做自己该做的事儿上，这个该做的事儿做得越多，症状所需要的能量就越不足，这个是没错的。相信小A也会越来越体验到这一点，什么也没有比自己在学校做该做的事儿好。

3. 好奇点

面对恐惧我学会了，怎样用孩子能理解的方法教给他？

☞ **森田疗法导航老师批复**

　　怎么去用你的理解帮助到孩子，这个别着急。你现在对孩子恐惧的体谅就是最有效的帮助，你的不着急就是对他最好的安抚。当然，如果有机会小安看一看会更好，不过妈妈对森田疗法学得、用得越多，孩子越有安全感，那么他学习这个东西的可能性就越大，他毕竟还小嘛。

4. 反馈点

无。

☞ **森田疗法导航老师批复**

　　今天的日记和训练的作业完成得也很有美感，有家庭的那种情趣，真好！

第 4 天森田疗法日记

每天交流学习森田疗法的 4 个点：

1. 行动点

给孩子做他爱喝的紫菜鸡蛋汤。

爸爸陪孩子玩手机游戏，俩人乐得哈哈哈的。

我是妈妈，有责任照顾好孩子，目前以孩子为主，工作在家做。

> 👉 **森田疗法导航老师批复**
>
> 今天的行动点简直就是幸福点！而且夫妻联袂来帮孩子，好吃的、好玩儿的一起来，那小安的状态就会越来越好。

2. 启发点

欲要整心，先要"整形"。自己先有个好的外形，从服装、头型、化妆上都可以做调整。经常嘴角上扬，自己先活在一个好感觉里。

> 👉 **森田疗法导航老师批复**
>
> 母亲啊，把自己打扮得漂亮，给孩子树立好榜样，让他觉得哪怕年纪大一些，也照样活得很美、很舒畅，会增加孩子的信心。当然这一切都是慢慢形成的，还是要嘱咐你们不要着急。

3. 好奇点

有时真的来情绪时是做不下去事情的。比如碰到一件事情，很伤心难过，这个时候要哭过或者倾诉过后才可以继续做自己要做的事情。又比如愤怒，要过了愤怒这个劲儿，才能继续自己的事情。就像昨晚，心情不好，但是还是得陪着孩子。带着情绪陪，一说话可能就不怎么好听，又不能不陪伴，这种情况下应该怎么办呢？

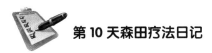 **森田疗法导航老师批复**

　　情绪不好这个状态，只要是正常人都经常有。区别就是一种人情绪来时就跟着情绪走，又要又闹，等情绪过去了就后悔了。那另一种人就是学习着与情绪共处。怎么共处呢？情绪来了认为自己也正常，对啥事儿就有啥反应。美事有点儿快乐，愁事呢就有点儿伤感。承认之后怎么样呢？不是带着这个情绪去硬陪，双方都会感到有些尴尬。那怎么办？就是要做点儿啥。

　　第一是拿笔画出这个情绪，它像长江还是像黄河，把它画得挺像的。

　　第二是计算时长，涂绘情绪，观察情绪。这情绪能有多长啊？任何情绪都有来有去，把这个情绪的时长估计好了以后呢，就在情绪存在的同时干点活儿。

　　什么活儿呢？稍微用点儿体力的活儿，甚至干点儿能够出汗的活儿，这样一来，活儿也干完了，情绪也过去了。而且这情绪就成了一种干活的动力。你试试看怎么样。

4．反馈点

无。

森田疗法导航老师批复

　　作业特别详实，提的问题也特别有用。我挺盼着看到你们的训练日记。

第10天森田疗法日记

每天交流学习森田疗法的4个点：

1．行动点

陪伴孩子睡得比较晚，起床也比较晚。看见客厅有点乱，想收拾，起来擦地、擦桌子，将花盆调整成好看的样子。心情感觉很舒爽。

下午我说收拾他（小安）的房间啊，他指挥我干的同时他也干一些，扔掉了一些没有用的东西。收拾得干干净净的。

我问他昨天的问题解决了吗（对方揪住他说话不好听），他说没有解决。然后该吃吃该喝喝该玩玩。

孩子说这么好的天去学校多好啊。

今天上午有两次孩子让我什么都不干，陪伴他。

今天孩子主动要求用艾灸仪，要让他小肚子祛寒后变小。

> 👉 **森田疗法导航老师批复**
>
> 这行动挺有意义。当心情不好的时候，把房间整理好，其实也就整理了心里的空间。
>
> 学会当指挥挺重要啊，更重要的是人不光是要嘴会说话，自己也要会做事，娘俩干得真漂亮。没有劳动就没有生存，没有劳动就没有发展，没有劳动就没有高尚，没有劳动也不会有真正的美和迷人。嗯，小安在自己状态不佳的时候呢，邀请妈妈来陪伴，这是对妈妈的信任，而妈妈的陪伴是对孩子的体贴。
>
> 做艾灸，第一要防火，第二要防烫。做艾灸能够起到驱寒减脂的作用，但是在这里做艾灸真正的意义是把母爱和阳光给到生命体，可不光是为了塑形，当然会顺便达到这样的目的。想让小肚子变小，可以适当地敲敲带脉，上网一查就知道带脉在哪儿。

2. 启发点

陪伴的重要性，心的链接的陪伴。

孩子大了之后感觉不怎么需要我了。所以觉得他不怎么需要陪伴，其实我就是什么也不做，陪在家里他的感受也是不一样的，是有安全感的吧。

> 👉 **森田疗法导航老师批复**
>
> 心的链接，妈妈的想法、说法、做法都是一流的。

3. 好奇点

恐惧害怕背后是欲望，那么小安的欲望是什么？是得到很多人的认可，大部分人都喜欢他吗？

👉 **森田疗法导航老师批复**

小安的欲望，比如说在网上交那么多朋友，其实是渴望现实中有那么多的朋友。他害怕去某个地方，比如害怕去学校，其实是担心跟某个人或者某些人相处得不好，如果有把握，他为啥不去呀？可是这个相处得好与不好，和他内心的想法、行为有关。他在学习森田疗法的过程当中，在妈妈陪伴的过程当中，也在逐渐地开阔胸怀、放宽眼界。把境界放远了，其实，班级、学校那些事儿看来都是些小事儿，事儿变小了，说明人长大了。他的欲望还是希望自己的身体、容貌、心情、学习各方面都好。但是又没法儿一下子好上去，那就暂时缓一缓，接下来还会继续成长的。

---

4. 反馈点

无。

👉 **森田疗法导航老师批复**

有种"鬼话"呀，小安你要想听，随时都能听到，就在那些不靠谱的网站上。但有出息的人很少上那些网站。要多听"人话"呀，什么叫"人话"呀？你的家人、你的亲人、你的老师、你的同学、你的好朋友、好书、好电影告诉你的，那都是"人话"呀。当你心里难受的时候，是你跟那些"鬼话""里应外合"了。今后不理那些"鬼话"，和那些不靠谱的网站一刀两断，茁壮成长。

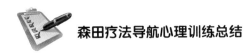 **森田疗法导航心理训练总结**

1．总行动点

（1）尊重孩子，从进他房间敲门以获得邀请开始。

（2）用心陪伴孩子，与孩子建立心的链接，一起玩，一起看他喜欢的，一起聊天，抱抱孩子，融进孩子的生活里。

（3）发掘孩子的特点，小安是个特别有灵气、优秀的孩子。

（4）爸爸陪伴孩子有耐心，陪伴的时间比较多。

（5）小安脱离那些可以看到秽语的微信群，脱离骂他的那些人。

2．总启发点

孩子是天使，是上帝送给我们的珍贵礼物。他促使我成长，促使我们的家庭更加幸福。

通过学习森田疗法，我的收获和启发有很多很多。从现在起是学习和实践的开始。孩子进入青春期，是孩子第二次发育的关键点。我们用学到的森田疗法的哲学理念和方法，用爱心、对孩子充满敬佩的心，把孩子重新养育一遍。我们非常有信心，小安是聪明、伶俐、帅气、大方、干净、利索、善良、能干的孩子，我们坚信小安要比我们成长得更好。

3．总好奇点

继续反复学习森田疗法和老师的批复，实践起来。要说好奇点吧，就是在自己学习森田疗法和陪伴孩子过程中还需要注意些什么，或者是一些建议吧。

4．总反馈点

非常感恩曲老师和助理老师们的指导与陪伴，感恩你们对我们这个家非常用心的帮助与关爱。和你们交流真的是心与心的交流。

曲老师是我的偶像，我的榜样。向曲老师学习！

☞ 森田疗法导航老师总结批复

这个总结开篇就让我感到一片光明，为什么？就是打开了一扇门。什么门呢？对孩子的尊重之门。进孩子的房间先敲门，老少都如此，相互尊重。

你和小安的关系现在真的接近了纯妈妈和宝贝的关系。这个关系是世界上最重要、最根本、最了不起、最不可替代的关系。可惜多少妈妈把纯妈妈变成了一个无所不包含在内的总统，既是母亲又是父亲，既是老师又是警察，既是侦探又是亲人。啥都有了，结果就是把妈妈丢了。现在妈妈回来了，是小安人生路上的一大幸事啊！

小安是有自尊心的孩子，在学校没有很好地融入环境，又没有及时与家长沟通，从家长那里获得帮助，说明他对家长不信任，或者对家长的教育方法不认可，因此到网上寻求慰藉。而网上信息良莠不齐，遇到负面语言也是在所难免，如果能这样认知则不会出现问题。而小安已经处于一个情绪比较低沉的状态，对此打击产生很大的心理阴影。经过森田疗法导航心理训练，小安妈妈改变了与小安交流的方法、养育方法，使小安的环境焕然一新，他的情绪和行为也随之改变。看来网上遇到的被辱骂事件只是一个扳机，触发了他的负面情绪，他的负面情绪可能已经在与父母长期一起的生活中积累起来了，父母却悄然不知。现在不一样了，他已经经历过了。小安真的就是用自己的一双明眸寻找到了生活的光明。

让他不再说难受就难受、说割腕就割腕。从那个以发牢骚、发泄情绪为目的的微信群中退出，不再关注那些负能量的信息。家长要增加对孩子的陪伴，这是家庭生活回归温馨幸福的一个重大突破。

训练后记：

森田疗法导航心理训练结束后，小安回到学校上学，心情好了，与同学交往也自然好起来了，可谓水到渠成，妈妈继续自行书写森田疗法日记，全家继续过着森田疗法提倡的有建设意义的生活。目前，小安妈妈仍在坚持书写森田疗法日记。

【案例2】迟迟不能毕业的硕士生森田疗法导航心理训练

小迟，男，29岁。小迟在完成研究生毕业论文时，每每做到一半就做不下去，必须推倒重来，反反复复，多次尝试，仍无法按期交出一份完整的毕业论文。本来只有3年的研究生学习时间，现在已经到了第5年，如果延期2年还毕不了业觉得实在说不过去，自己焦虑得很严重，而学校再次规定的上交毕业论文的时间也即将到来。他实在找不到解决的办法，在父亲的支持下，主动前来寻求心理咨询。

（一）咨询与评估

小迟因交不上毕业论文而焦虑痛苦，但在为了实现这个目标的行动上却一直停滞，并且睡眠和饮食都受到了影响。咨询师了解到小迟的问题来自恐惧和拖延。小迟自愿接受森田疗法导航心理训练。

导航目标：从健康的反思走向自律，逐渐使他的行为发生根本改变，顺利完成毕业论文。

（二）观看森田疗法导航心理训练课程视频

从榜样篇看起，增强了小迟对森田疗法配合的决心，对于坚持完成森田疗法导航心理训练发挥很大作用。接下来观看陷阱篇，通过学习精神交互作用和"三自一折"（自我中心，自作多情，自以为是，挫折），了解了自己毕业论文一直拖延的心理原因。通过观看方向篇视频学习，深刻领悟了"顺其自然、为所当为"的深刻内涵，并学会运用情感定律山形曲线来自我调节情绪。通过训练篇的学习，了解了经典住院森田疗法的四个阶段，并将内涵应用到每日写毕业论文的实践当中。调节篇更是让小迟学会了很多实用的调节方法，帮助自己顺利地完成毕业论文设计。

（三）森田疗法导航心理训练

时间为30天，每天观看45分钟视频课程，15分钟时间完成训练日记。森田疗法日记内容包括四个点：行动点、启发点、好奇点、反馈点，然后森田疗法导航老师会针对森田疗法日记内容进行批复反馈。

以下为摘录的部分森田疗法导航心理训练日记及曲伟杰老师对日记的批复。

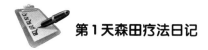 **第1天森田疗法日记**

每天交流学习森田疗法的 4 个点：

1. 反馈点

感觉坚持下来还是有挑战的，就像曲老师之前提到的，课程有一些观点确实和我以往的处事方式有很大不同。还有就是一想到我的观点表达出来我爸也能看到，我就非常羞于表达，但我克服了，表达的还挺多。

> 👉 **森田疗法导航老师批复**
>
> 　　小迟的训练日记开篇，就是两个小突破。
>
> 　　第一个突破就是虽然感到课程的观点和自己的观点不一样，但是并未因此放弃课程，这个突破太大了，也太重要了。换句话说，如果我的课程、观点和你的观点完全一样，那我也没有必要讲下去了，但是你能意识到这一点，而且突破这个圈儿，继续看课程，这就叫成长。**成长就是突破固有的、对自己形成束缚的模式。**
>
> 　　另外，爸爸在我们这个导航微信群里，确实也有别扭的时候，但是话说回来，如果有特别需要避开的，也可以考虑哪天让爸爸先退出去，然后再请回来，这也没有问题啊。请他在这里的目的不是监督我们。他也在这里参加学习，学到可以帮助他成长的内容。人是活到老，成长到老的。成长，就是突破固有的自我束缚的模式。我期待着新的日记，新的行动，新的成长模式。

2. 行动点

是我要抛弃以往对于不同观点充耳不闻甚至不屑一顾的态度，认真聆听并尝试理解不同的观点，不再愚昧地自视甚高，先和傲慢说再见，再重新向倾听问好。

☞ **森田疗法导航老师批复**

啊，和傲慢说再见，好。向倾听问好，这个行动点太漂亮了，而且不是说得漂亮，你正在做啊。我们把接受训练的学员叫做战士，你确实呈现了战士的风采，但是要防止把战士的风采变成战士暂时的风采啊。记住一个忠告，一次能放弃，十次能放弃，此次能坚持，一生能坚持。你把这句话做成卡片，贴在你的床头上如何？

3. 启发点

从前听说："很多心理问题的产生是因为闲的。"某种程度上是对的，是话糙理不糙。不过分关注于反叛这件事上，就能更好地专心在承担的责任上了。转换成我的视角就是"逃避"反叛，那我可太擅长了吧。

☞ **森田疗法导航老师批复**

有些心理问题是闲出来的。不过，闲也是一种能够做出选择的机会。如果是24小时都在忙的工作狂，那也享受不了自由。但自由不是随便，自由是做对自己生存、生长、发展有意义的事儿。因此这个闲要用来做些事情，读书、音乐、绘画、体育，等等。所以亚里士多德说，没有闲暇，也就没有修养。

对，是否承担自己该承担的责任，这就是区分一个人成熟和不成熟的重要标志。你正在看的这个感想"把生存写在行动上"，是以前参加森田疗法导航心理训练的森田战士写的。我自始至终都把一位"森田疗法战士"的话放在屏幕上——让行动做我一生的将领。

你现在的行动证明你已经不是情绪的奴隶，而是成为生活的将领。逃避反叛，冲锋在前，就成为了真正的战士。

4. 好奇点

人和动物的本质区别是不是有无克制？所以困难的应是克制自我而非释放自我，是抑制天性而非释放天性。所以治疗的目的是让大家适应普世的规则完成任务对吗？随意评判好猫的标准在于能不能抓到耗子，无关猫的毛色、叫声是否动听，或者能不能建造卢浮宫。（是不是有点多了……有点心虚）

☞ **森田疗法导航老师批复**

啊，好奇点是挺有趣儿的。其实昨天谈到人和动物的区别，只是为了让你看到自己的智慧，导航的价值就是帮助你做出对你生存发展真正有利的选择，而不只是讲一些大道理，就把自己困在那儿的选择。

人和动物这个区别，它也不重要，动物有动物的高明，我们还得尊重和保护动物啊。

你这是第一篇日记嘛，这个没有问题，好奇点也提得比较有趣啊，下一篇日记的写作不超过半小时，然后字数不超过手写的一张纸，目的就是突出我们训练的重点，在于用森田疗法指导原则去做，而不是更多地停留在说。今天做得很漂亮啊，大大地点赞，记住，在不想坚持的时候要坚持下去，相信你，支持你！

第2天森田疗法日记

每天交流学习森田疗法的4个点：

1. 行动点

先行动、先做设计，不再先否定、犹豫，记录有效学习时间。

☞ **森田疗法导航老师批复**

关于行动和犹豫，它俩的关系是这样的，什么是犹豫呢？就是编出各种各样自我欺骗的理由，让自己不行动。

什么叫行动呢？不论大脑帮你想出多少理由，但你知道，只有行才能前进，动才能生存。行动起来是活生生的生活，犹豫就变成了行动的障碍。

设计一套行动方案、时间应用方案未必能实行，但它给导师的指导带来了机会，给你提升自己修起了台阶，一旦行动起来了那就叫成长。

记录有效学习时间、设计时间就更带劲儿了，因为没有记录就等于光想不干，记录了，干的事情将逐步升级。

2. 启发点

以往我认为绝对服从是失去自我，但现在看来不是这么回事，这应该是适应规则找到更舒适的自我。

☞ 森田疗法导航老师批复

你认识到怕失去自我是为了找到更舒服的自我，这是一个了不起的进步。绝对服从看起来有点被强制的味道，但其实又不是被强迫的。既然想把事情做好，就需要按照一定规则制度去做事，就像军人想打胜仗，就要做到"军令如山倒"，看起来是被指挥下的行动，其实是军人主动的行动，只不过越绝对服从，他就越勇敢，越有打胜仗的可能，越有前景。两军对垒之时，勇者胜啊，哪有啥也不干还能获得成功的。适应规则，这个说得更好了，不去适应规则，如酒后开车或者乱闯红灯者，看起来好像是车开得很痛快，但出事儿了就不痛快了。

3. 好奇点

对于完美主义者，得提高立意，应该是什么？

☞ 森田疗法导航老师批复

提高立意，比如你接受这次训练，表面上看是为了完成毕业论文的事，其实单纯这么想就低估了你这次森田疗法导航心理训练的意义，低估了你为此次训练而付出的努力。完成毕业论文这件事，只要是你做完了它就成了，而提高立意的目的是突破原有的自我束缚。你想在一个人的世界里，自然就会被束缚了，被那些小杂念束缚自己，多吃亏呀。因此，提高立意就是训练的一个目的，是为了活得更好、更健康、更有前景，成为一个更值得自豪的自己。这立意怎么样？

你的训练作业还要加上今天看了多长时间的森田疗法课，看的是哪一部分。这样我好知道你的进步和哪一部分有关，要用哪一部分内容帮你督导。怎么样？明天见，今天的内容非常漂亮。

那等你这个论文通过以后，你在心理学方面再弄点儿什么体会、经验也可以呀，从这两天的日记中我看出你在这方面也大有潜力呀。

 第 3 天森田疗法日记

每天交流学习森田疗法的 4 个点：

1. 行动点

每次面对他人，发现他们的至少一个优点，并尝试向他们表达出来。刚好明天我要出门社交，时机也很好。

> ☞ **森田疗法导航老师批复**
>
> 发现别人的优点，既是智慧，也靠真情，这是明天的行动点，明天要把你的发现记录下来，不计长短。

2. 启发点

今天学习了陷阱篇，这真是一个不错的案例。过于关注那些细枝末节的小事就会越陷越深。感谢爸爸和老师给我创造了做出选择的机会！

☞ **森田疗法导航老师批复**

哎呀，接受训练还感谢家长和老师，作为老师很荣幸，作为家长是什么感觉呢？森田疗法有个说法，就是一个人在他没有从心理障碍中解脱的时候，不会有发自内心的感谢，但我感觉你的这个感谢是真诚的、可见的。这可能是你从心理问题的陷阱中出来的一种表现吧，预先祝贺啊。

3. 好奇点

怎么疏解对于自己已经浪费的生命能量的懊悔感？

☞ **森田疗法导航老师批复**

没有人可以像神仙一样改变过去，与其说沉浸在过去浪费生命能量的懊悔中，浪费时光，不如去珍惜今天的生活，在珍惜中奋起。相信你，支持你。

 第 4 天森田疗法日记

每天交流学习森田疗法的 4 个点：

1. 行动点

尝试观察自己的情绪规律，注意是否在刻意追求、拒绝、挽留或者掩饰什么。

☞ **森田疗法导航老师批复**

先学习了行动点，立即就有行动，这是你心理训练的闪光点。估计你会相信，学了就用，不是每个人都做得到的，但是你至少此刻做到了。

而我所概括的造成心理问题、心理疾病的"三自一折"，立即就转化成为你的自我觉察，虽然你并没有刻意去追求，去挽留。我们倡导的不追求、不挽留、不拒绝、不掩饰，现在促进了你的自我觉察，并且你会即刻调整。如此敏锐的心智用在正事儿上，你真的了不起，为你点赞。

2. 启发点

今天学习了方向篇。今天在与朋友交往中自然而然地表达了自己对于他们优点的欣赏，当时在和大家强调自己欣赏闪光点的时候，尤其是对方接受我的称赞时有种奇妙的满足感，就是好行为带来的好感觉，感觉自己拥有很好朋友的幸福感，这同时好像也激发了自己的信心，因为这些优秀的人可以和我成为朋友，我自己也应该可以变得很好的。

> ☞ **森田疗法导航老师批复**
>
> 　　原来你是那么容易看到同学身上的反感点，今天你却看到了他们的优雅点，而且表达出来了，这是很难做到的。其实，由衷地赞美一个人真实存在的优点，说明你从正面看待人的优点了，拥有这种视角，这辈子在人际关系当中你都会很富有。
>
> 　　赞赏别人，别人又接受了，在这样一个关系循环中，你体验到了内在的喜悦。这应了《黄帝内经》中的"以自得为功"。我们也许应该对赞美、对荣誉、对夸奖表达感谢，但是真正的价值在于，我们自己感到了我们有成长、有进展，这就足够了。别人的理解和不理解、赞赏与不赞赏，就是顺便发生而已，但是你把这些给别人的时候，这就是慈悲和善良啊。
>
> 　　当你说自己也应该挺好的这句话，我感到你有些心虚。其实你本来就是挺好的，独一无二的好，就像别人也是独一无二的一样，一个人自足于独一无二，也赞赏别人的独一无二，相互欣赏，相互悦纳。在这个世界上，我们立足于人群，就自自然然，像鱼在水中一样，我们没什么可自卑的，也没什么可自傲的，就这么活着，不挺有趣儿吗？
>
> 　　通过你的这篇日记，我也明白了为什么你不交毕业论文。本应该早就可以交的，你也知道不交论文会影响你的前途和幸福。因为你有一个习惯，我不知道是什么时候养成的这个习惯，做事儿你居然可以做一半儿，念书念到一半儿，写论文设计写一半儿，你如果不交论文，你就是念了一半儿的书。当然，这种情况学校不可能给你学位、给你学历。训练日记我要求你写4个点，有时你拦腰截掉了一半儿，交2个点，这是你的行为模式。

如果今天的日记变成了 4 个点，不论你写得好坏对错，你至少是完成了整个作业，而不是一大半儿。我在视频课里反复讲，啥叫心理疾病，小名就叫一半儿；啥叫心理健康？小猫吃鱼，有头有尾。今天晚上作业交一个有头有尾的，你能做到，我期待着。

小迟再发日记的时候，争取是 4 个点啊，来个完整的，谢谢。

 第 5 天森田疗法日记

每天交流学习森田疗法的 4 个点：

1. 反馈点

对于我来说提问题就是一个小的突破了，我害怕提问暴露自己的不专业和错误，但我问了。

☞ 森田疗法导航老师批复

你真的是很认真地、持续地投入训练和汇报，真是有出息的孩子。提问题了，不是小突破，是大突破。因为人就生活在问题层出不穷的环境中，人的价值就在于解决问题，奋斗就是提高解决问题能力的方法，人需要不断去丰富解决问题的方法学，森田疗法也恰恰推动了这方面的成长。你做到了，这很好啊。

这是个突破啊，害怕自己不专业是对的，但如果因为害怕就不突破，就会萎缩在这个问题里，所以你还是突破了以往的束缚，结果一切安好，而且有成长，有进步。

写论文也是这样。你不写出来，提交不上去，没有人知道你是不是具备这个能力；你不提交论文，当然也发现不了论文中的问题；你提交了论文，论文可能有问题，老师帮你发现问题，然后你想办法解决问题，这恰恰是提交设计和论文的目的所在呀。

2. 行动点

再提问"凭什么"的时候，拍拍自己的脑壳吧。（行动点是只要有正确的行动就行吗？我很疑惑自己理解的是不是对的）我确实是总想着"凭什么"，是一个投机取巧的崇拜者，但我想变成为所当为的执行者。

☞ **森田疗法导航老师批复**

对，凭什么？你对这个有了感悟，对，拍拍脑壳，最好是行动。行动点突出的就是，听了今天的课你做了什么，或者马上做什么，甚至今生打算做什么。比如说你想搞设计，那就动笔呀，这就是行动，就把一切的能量指向目标，那你向着目标走的时候，遇到的问题就得解决，只要不自设限制、自设陷阱，这样做下去，目标一定会实现，前程似锦啊。

3. 启发点

今天学习了训练篇的第1个案例，挖掘他成功的理由，对照自己，可能前阶段是我的静卧期，也许我还没有达到转段的标准，但我会慢慢开始轻作业期，开始按老师设计的节奏进行，情况会发生变化，我会加油的。

☞ **森田疗法导航老师批复**

当你开始设计画图的时候，已经在转到一个新阶段了。不是从卧床期到轻作业期的转变，而是从不作为到作为，从担心、害怕、计较到一往无前去完成设计的转变。这个转变是质的转变，是生命走向的转变，是内心成长的起点，从这个点出发会使自己活得好、活出幸福、活出豪迈的自我啊。

4. 好奇点

生活发现会和外国很火的戒酒互助会是不是差不多呀？
森田疗法战士日记精选要怎么买到呀，是我在您这购买还是网上就可以买到？

👆 **森田疗法导航老师批复**

　　生活发现会的活动形式就和我们在每次课程最后一节搞的活动一样。你既然对这个书感兴趣啊，那你先安心学习我们安排的视频内容，等把这些课程坚持学下来的时候，我送你一本。

　　好，每天别忘了记上一笔——学了森田疗法。你为自己的设计和论文又做了什么事儿，这是行动点的重点。你为自己的这个紧急而重要的事做了什么，只为完成找理由，不为停顿找借口。相约如此，如何？

 第 6 天森田疗法日记

每天交流学习森田疗法的 4 个点：

1. 反馈点

　　今天画设计图时又不可避免地想到"凭什么别的同学都好像很简单地就能完成设计，就自己还磨磨唧唧"，想到这就会沮丧，于是就打开手机玩一会儿或者摆弄一些别的，但今天我选择了小憩，虽然也是逃避了一下吧，但感觉这种转移也能有点用，选种类的时候就慢慢忘了之前的烦恼。

👆 **森田疗法导航老师批复**

　　现在我在火车站，到北京讲课，这里声音太嘈杂，我加大音量，不让任何干扰因素成为影响我讲课的因素。你也练练这个，越是有干扰，越是朝前走，只要方向对，就不怕达不到目标。

　　今天的转变带有质的飞跃。就是说从以前有点儿杂念，你就跟着杂念走，而今天有杂念时虽然是转移一下注意力，但是没被杂念拖来甩去的。这是个方向性的调整，这是了不起的进步，非常了不起。

2. 行动点

明天早点进行作业，其实晚提交作业也是我在逃避就不用那么快地得到回复，缓解一下感觉上的害怕。

☞ 森田疗法导航老师批复

你这么坦诚交流，其实我挺感动的。我一直以为你是在突击论文，把时间弄得晚了，但是为了养颜健康健美，早点儿睡还是好，宁可让自己早点儿起，迎接朝阳的感觉多青春。

一般都是盼着快点儿回复，你还有点儿害怕我的回复呀。那就带着害怕的感觉朝前走，越走越漂亮。尽管你不希望尽快得到批复，我不能看你不喜欢，我就不批复。

3. 启发点

今天学习了训练篇二，今天有一句话是说咨询师可能面对的是来访者一生中精彩的部分，就不是负性的。那对于我来说现在也是我人生中精彩的部分，之前的2年也是这部分的前奏，也不只是负性的。

☞ 森田疗法导航老师批复

2年前是你的前奏，或者是个引桥，而现在就是精彩的开始。当你交上论文的时候，不管论文通没通过，已经是青春的华彩。通过不通过是学校方面的事儿，提交不提交论文是你的事儿，最起码你提交了论文，就是说已经尽力了。只有你提交了论文，指导教师才能帮你指导、批改、提高，最终论文才有可能获得通过，在学位这个方面出彩。

4. 好奇点

重作业期间不让发声也不能去宣泄愤怒，但正常的心态也不可能不愤怒吧，不可能没有负面情绪吧，那应该怎么发泄或者平复心情呢？

☞ 森田疗法导航老师批复

　　作业时不让说那么多话，目的是为了防止发牢骚。因为一发牢骚就把自己当受害者，只要你自己是受害者，别人就成了害人者。你说要是有人听到了牢骚，觉得你认为他是害你的人，那这关系怎么处呢？发牢骚对身心健康、人际关系都有不良影响。

　　你带着这种想发牢骚的感觉、带着一肚子牢骚干活儿有个好处。什么好处呢？当你发牢骚的时候，等于能量是用来发牢骚、磨叨的；当你干活儿、干重活、干紧急又重要的活儿的时候，原本发牢骚的负能量就变成正面的动能了。这是一种升华的方法，你试试看。这不会造成压抑的，反而是一种负能量的释放，正能量的生成。作业时不让多说话还可以使你将注意力集中在作业的内容，专心解决作业时遇到的问题，体验解决问题的快感，提升自己工作和解决问题的能力。

第7天森田疗法日记

每天交流学习森田疗法的 4 个点：

1. 反馈点

　　画设计图的时候又开始想什么万一没完成，万一不行怎么办了，好像又被症状控制了，但我这次不会暂停了！我先干着，想法跳出来我没有理它，还是继续在干着。

☞ 森田疗法导航老师批复

　　今天一开始就扣住了主题，虽然又出现了"万一"那种负能量，但是你按了暂停键，就继续往前"赶路"，干得漂亮。

　　其实这个症状控制不了你，因为什么呢？你不停住脚步，他就不会拽你脚脖子。但是你能控制症状，怎么控制呢？当你停下脚步的时候，什么都不干时，精神能量剩余，注意就容易被症状所吸引，这样一来症状就被你的能量滋养了，症状获得你的能量会变得越来越明显；当你迈开前进的步伐做事的时候，提供给症状的能量就转向提供给办正事儿时使用了，此时症状得不到能量滋养就逐渐减弱乃至消失。

2. 行动点

明天要比今天多完成 1 张设计图。

☞ **森田疗法导航老师批复**

还计划明天多完成 1 张设计图，如果这是你力所能及的就非常好，但我不主张此时过分急于完成论文设计，以免过劳，重要的是你别停止脚步。军歌是怎么写的？前进，前进，前进，我们的队伍向前进。

3. 启发点

今天学习了训练篇三，接受自己的反复，允许自己有一点点的难过和失望，但坚持本身就是效果，我觉得我是有进步的。

☞ **森田疗法导航老师批复**

怎么能说你只是有进步呢？你是有了一个质的飞跃呀。

4. 好奇点

自视高贵和自以为是的界限在哪儿呢？

☞ **森田疗法导航老师批复**

自视高贵，没有丝毫的傲慢，就是说，我既然来到这个世界上，我就有权利好好生活、好好学习、好好工作、好好娱乐、好好成长、好好享受亲密关系，这就叫自视高贵。自以为是，是不学习、不实践、不研究、不交流，就拿着想象当真相，拿着杂念当真理，最后就装像，弄得大家谁也不愿意和这样的人相处。自以为是的人谁会喜欢呢？像你这么谦虚好学的人，那肯定不是自以为是的人。

今天的日记比昨天有飞跃的进步，明天见，不许熬夜啊。年轻人要享受春天的早晨。

我的嘱咐就是，其实最最重要的，不是心情好、事情顺的时候才自我掌舵，而是心情不那么好、事情不那么顺的时候，也想着要跟着自己的目标方向走，不跟着情绪走，因为情绪是个孩子，而方向是目标，是我们此时此刻此角色要达到的目的。

 第 8 天森田疗法日记

每天交流学习森田疗法的 4 个点：

1. 反馈点

今天没有因为害怕而延后，是因为不小心错过了时间没注意。今天并没有完成多一张图的计划，甚至和昨天相比可能还不如。我有点担心之后如果遇到什么问题会不会又不行了。

☞ 森田疗法导航老师批复

其实怎么会就不行了呢？就是明明该行，但是你认为不行，就不那么努力去做，那才可能会不行。不行也得很好疗愈呀，挪挪脚、换换方法，多实践几次就行啦。因此行与不行，表面上是两种动作，其实是两种活法，靠停止、后退而活和靠行走、前进而活。你目前日记在写，课程在学，有些行动在持续呀，这就叫成长。

2. 行动点

明天要收拾整理一下自己的工作区域，毕竟欲要整心，先要"整形"。

> ☞ 森田疗法导航老师批复
>
> 　　你说的要"整形"，你愿意的话，如果还没收拾的话，把现状拍一个局部，明天收拾完了再拍个局部，让我看到一点真实版的，好不好？其实不行的时候"整整形"，有利于行。

3. 启发点

今天看的是自我调节篇的第一部分。是要通过行为调整心理，而不是像我之前一样一味地总是在纠结自己是怎么想的。行动才是良药。所以希望明天不再纠结于还未发生的问题。

> ☞ 森田疗法导航老师批复
>
> 　　你不希望明天纠结，可是过去你哪天不纠结？下了多少次决心不纠结，可是还在纠结呀。明天这样好不好，纠结不纠结不重要，重要的是去做有用的事，去行动，有时遇事还是想纠结怎么办？那就越想纠结就越选择去行动，不让纠结把自己的手脚和思想、理想、生活锁住就可以。

4. 好奇点

我在听您举自己家孩子的例子的时候，会下意识想知道她上了什么学校，是如何取得成功的。好像是想通过对比来找到自己的佐证或者向前的希望，但我感觉不应该这样，我应该怎么办？

☞ 森田疗法导航老师批复

你说我女儿呀，她当年考的是北京广播学院（现中国传媒大学），学播音主持，后来她觉得这是青春饭，就学的纪录片专业，后来就干这方面的工作了。现在她在美国做汉语教育，她学播音主持嘛，教起来当然比较顺一点。不知道叫不叫成功，反正就是我们各自都选择自己乐意做的专业和工作，就这么做下去了。这些好奇挺好啊，人的前行需不需要参照？不停住就行，不进则退嘛！因为历史是前行不止的，做个参照也好啊。我看现在的日记越来越生动，越来越有内容，不仅有外向的内容，还有内心的内容，很有价值，继续下去。

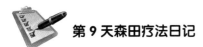

第 9 天森田疗法日记

每天交流学习森田疗法的 4 个点：

1. 反馈点

收拾完桌子让我感觉很放松，可以干更多的事情，也确实查找案例什么的更方便了，之前有的时候，觉得还要翻找很麻烦就放下了，但今天就很快找到了，就可以马上继续干起来，而且好像坐姿都更端正了。

☞ 森田疗法导航老师批复

收拾桌子，也许是你提高效率的一个小基础，没有细节就没有管理，这些细节弄好了，大事情就顺利了。

2. 行动点

有的时候一想到很多事情有很庞大的感觉就一点都不想做了，先把看起来庞大的事情拆分成一步一步的简单的小事，然后做做看。

> ☞ **森田疗法导航老师批复**
>
> 　　嗯，其实哪有什么庞大呀。眼睛是"懒汉"，手才是"好汉"，向着人生目标行动，干就是正确的。

3．启发点

　　今天看的是自我调节篇的第二部分。会结束的人，才会开始。从小的事情、小的设计图做起，一点点画下去，总会结束的。

> ☞ **森田疗法导航老师批复**
>
> 　　结束才会开始，结束了旧模式，开启了新模式，然后你的新的建设性的生活就开始了。

4．好奇点

　　我会在细节上纠结太多，而找不准主干似的，但又总觉得细节很重要，要怎么处理？

> ☞ **森田疗法导航老师批复**
>
> 　　啥叫主干呢？就是可以达到目标的那条路。啥叫细节呢？前行过程当中的人脉、行动和及时的纠偏，就这么简单，一复杂化就容易栽跟头。
>
> 　　你进步很大了，但进步也容易反弹呢！做好反弹的预案。你的进步是很让人欣慰的，行动中的进步包含了理念、思想的进步。祝贺你，明天见。

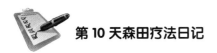 **第 10 天森田疗法日记**

　　每天交流学习森田疗法的 4 个点：

1. 反馈点

面对他人的期待或信任，我总有种他们看错了的感觉，感觉会辜负他们的善意，他们只不过被我装出来的责任感和其他什么的所迷惑了，我也许达不到他们的期待。但可能我感觉的伪装其实是"像健康人那样生活就健康"的下意识行动吧，可能我能装出来也是好的。

☞ 森田疗法导航老师批复

当别人对你赞赏，你以为或者表达出别人看错了的时候，其实别人得到的不是你的谦虚，而是他们的失落，仿佛那种赞赏是虚而不实的，甚至是更不好的。因此遇到善意的表达，先接受下来，接受善意，承认善意，是一种慈悲和慷慨，就像表达善意一样慈悲慷慨。

责任感从装开始比不装或者没有责任感好多了，装来装去，装满了就成真的了。模仿就是学习，持续就是诚信。无视赞美是对自己的苛求，也可以等同于对他人的不屑。

2. 行动点

给自己选一个健康的同龄人，同性别的榜样，这好像和夸奖朋友还不一样，好像对我来说更困难一些，但我首先想到的是我要接受榜样是有缺点的、不是完美的，朝他大部分好的方向去努力就好了。

☞ 森田疗法导航老师批复

对呀，谁是榜样咱都向他学习，朝着他的方向前进。你向榜样学习，不是成为他，而是借助榜样的引领成为比以前更好的自己。

这是个模仿的过程，模仿成了就成了更好的自己，与他有关，但和他不一样。独一无二才更有价值，比如你设计毕业论文，不是设计和别人一模一样的，而是结合既往和当前的实际情况，设计出了独到的、有新意的、有价值的论文。

3. 启发点

今天看的是自我调节的第三部分。"幸福的标准是新"这好像打开了我另一扇大门，我之前总是觉得自己越活越不明白，好像小时候的我是理智的、前进的、努力的、不让别人操心的、善于发现别人优点的，现在就越活越回旋了，然后陷入沮丧和失望。但其实我应该是幸福的，我经历了成百上千个第一次，即使是新的挫折，不也给了我新的经验嘛，所以我是幸福的。

> 👉 **森田疗法导航老师批复**
>
> 新的挫折，也是新的经验和拐点。一个人承认自己是幸福的时候，就已经是智者了，所有的假智者都生活在痛苦里。

4. 好奇点

对于现在的我或者是一直以来有心理问题的我，是不是开导他人是一种误导？是愚蠢的善良？

> 👉 **森田疗法导航老师批复**
>
> 把开导他人当作是误导，这是对自己的误导，也是对别人的低估。是愚蠢的善良还是智慧的善良？一看初心，二看效果，最终看动机和效果的统一，哪怕统一效果不好，那调整以后再干，也是善良和智慧的体现。
>
> 你的感受真的是太珍贵了，只要配合上行动，那就是知行合一了，很赞赏你的努力啊，每天的训练日记都加一点儿你的设计的进展吧，千万不要等完全学会了森田疗法再开始行动。这也是个制度练习，服从规则，服从制度，这是突破自我中心的一个重要起点。
>
> 我们的训练日记，要求完成时间不能超过半小时，篇幅不能超过一张纸啊，如果你要打字特别快的话，也快半小时了。超过了也需要努力调控，在半小时以内。限制时间的原因是要把更多的时间用在落实行动上。

有一个过去接受过森田疗法训练的"战士"在训练结束后，写了三条森田疗法总结，说森田疗法精髓可以概括成一个字："做"。什么时候做？立即做！怎么做？一生做！这位接受森田疗法训练的"战士"，现在是位企业家，同时也是我的一名研修生，还成为森田疗法的推广者，每年还和我们参加森田疗法国内、国际大会，说不定你也可以参加森田疗法大会呢，明天见。

 第 11 天森田疗法日记

每天交流学习森田疗法的 4 个点：

1. 反馈点

我的论文设计到今天，大概完成了 45%，大致的设计思路是完成了，之后就是增添细节设计和找到合适的表现手法。

> **森田疗法导航老师批复**
>
> 祝贺你小迟，完成 45% 了，多了不起呀，说干就干，立竿见影。其实所谓成功，就照着已经成功这部分继续行动就是了，管他是枝节呀，还是根干啊。不论是寻找表现手法，还是修改表现手法，只要干，就会前进，哪怕需要修改，就像开车方向盘动了一下还得再动，一直到抵达目的地。

2. 行动点

不再犹豫是最好的方法，先进行一种，不行再改。

> **森田疗法导航老师批复**
>
> 当你说不再犹豫是最好的方法的时候，我感到了你对自己的坦诚，因为世界上没有最好的方法，只有你找得到的方法，什么时候找得到呢？现在就能做到的就是你的方法。

> 如果不是立即就做，任何寻找都是在给不行动找借口。真正的行动就是行和动，行就是迈出一小步，动就是迈出另一小步，一步一步抵达目的地。

3. 启发点

今天学习了森田疗法的定义和特点。顺其自然不是放任自流，二者最根本的区别在于行动与否。

☞ **森田疗法导航老师批复**

关于顺其自然，小迟找到了它的精髓。精髓就是行动，行动才可能前进，哪怕前进中有调整。不动就"冻"了。

4. 好奇点

怎么能不改变规则又改变行为？不就是要改变规则才能改变行为吗？

☞ **森田疗法导航老师批复**

啊，关于不改变规则又改变行为，这其实是识时务者为俊杰。例如，很多学生不上学了，不参加考试了，问他："什么原因呢？"说："现在上学，有很多地方让人感到不理想。"但他忘了一点，就是不上学结果就更不理想。不参加考试的原因是，这考试规则设立得不好，他就等着更好的考试规则出来。其实新规则真来了他更不适应。你不考呢，你就停在这儿，大家是"一江春水向东流"，你就在那儿停着。结果呢，人家虽然是"黄河九曲十八弯"，但是"奔流到海不复回"。你在这儿，等规则改变，等来等去最后把自己头发等白了。考试规则可能有些不合理，但你考试了，也知道目前状态下你的水平是什么。但是不考试却把自己给"烤糊"了。你看千千万万的考生，不改变考试规则，是不是也完成了考试呢？不论分数是多少，他完成考试了。而不参加考试的人，就失去了一次又一次的享受考试权益的机会。

又如交通规则，有很多设置不一定100%合理，如果你等着交通规则合了自己的理再开车，那这辈子就无法开车了。

有一位过去接受过森田疗法训练的来访者，就是打着规则不合理的旗号什么也不干，后来就啥也不能干了，他还曾经是一个搞销售的达人呢。其实他就是疲劳了，就是斗志不足了，就是不太想干了就不干了。心理训练过程当中，他改变了这种什么也不干的状态，其实规则并没有变。他被自己的变化震撼了，发出了一条感悟，让我用来做森田疗法训练者日记精选的封面标题。他说：**今后要只为成功找理由，不为失败找借口**。也就是不再把规则不好当做自己不行动的理由了。

你这篇日记触及了自己的一个核心问题，这个问题你要不说我们并不知道，那就是对规则改变的等待，让自己就呆在这里。对于这个问题你一旦觉醒了、行动了，那么问题就不是问题了，而你则可以展开自己青春的画卷。祝贺你，就用那位森田疗法"战士"的话，作为送给你的礼物：为了自己的成长，**只为成功找理由，不为失败找借口**。加油！

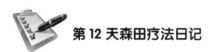 **第 12 天森田疗法日记**

每天交流学习森田疗法的 4 个点：

1. 反馈点

今天我的设计完成了一张平面图的绘制，发现应该再增加一些人文的设置。

森田疗法导航老师批复

特别欣赏你的新构思，完成那个平面图还增加了一个特别的设置，人文考虑很重要啊，从一个全新的角度，充分体现了对人的尊重。原有基础上的创新，了不得！

什么叫安全感？有特色才有安全感。比别人强很重要，与别人不同有新意和特色也很重要，大家的价值都能体现。你就是这样的人，以特色迷人。

2. 行动点

明天要出门，继续实行夸奖策略，并和大家分享我的榜样，说出来可能会有督促作用。

> 👉 **森田疗法导航老师批复**
>
> 　　对，咱们夸奖别人不需要什么呀，没啥目的呀，就是看到别人的不一样，就可以表达我们的鉴赏力。别人不理解呢，咱就换个说法，也不用生气；理解呢，就皆大欢喜。

3. 启发点

今天学习了森田正马和神经症的第一部分。今天课程里让我印象很深的一句话是：很多事不那么重要，所以有了就有了，不必非去关注。感觉我每次做事时犹豫、放弃都是因为过度关注了其中自己伴随的情绪。有了情绪也不重要就带着它，不是有了情绪就一直想着才是对的。

> 👉 **森田疗法导航老师批复**
>
> 　　对啊，一些事情包括情绪有了就有了，就像天上的云彩在高空中缓慢移动，虽然在头上，但不需要去关注它，继续做你该做的事，一切安然无恙，这是森田疗法的精华。你可真有心理学眼光啊。有些事情有了就有了，其实怎么样呢，你不和它互动，问题就不为难你。所谓带着它，其实也没真带着它，等于放下了它，你要是刻意把它干掉的话，这些事物它就死死缠在你身上。这是森田疗法的特别智慧，被你捕捉到了。

4. 好奇点

我爸经常跟我说该干啥干啥，我反而很抗拒，那说出自己的目标到底会不会起到好的督促作用？

☞ 森田疗法导航老师批复

　　说出目标，当然就有奔头啦。但是就像开车，你有目标，有导航，不等于不改变路线，不等于路上有坑了就不绕行。所以说出目标不意味着我们就找死路，走不通的时候还是要找找高人，问问同行，甚至花点儿功夫钻研一下，就找出新的办法了。只要目标正确，方法总会有的。

　　你的森田疗法日记里，有很多奇思妙想和珍贵的声音。你现在不是看得好、想得好、学得好、说得好，而是付诸行动，令人尊重，这是逃避永远都找不到的效果。明天见。

 第 13 天森田疗法日记

每天交流学习森田疗法的 4 个点：

1. 反馈点

　　今天出门见到同学，感觉大家都在按部就班、一步一步地前进着。我感觉自己也开始走了，虽然好像他们走得比较快，但也在祝福我欣赏自己前行的风景。

☞ 森田疗法导航老师批复

　　你看到了同学比自己走得快，但是并没有伤感啊，还看到了自己也在前行，看到了自己的点滴进步，且并没有因此停下脚步，因为停下脚步可不仅是慢啊。真是智慧呀，吃一堑长一智，后边儿这"一智"千金不换。

2. 行动点

向我的同学们学习，大家一起努力前进。

> **森田疗法导航老师批复**
>
> 而且还提出向同学们学习，这样关系的差异、成绩的差异就成了成长的动力。这种转化是两种活法的鲜明对比。

3. 启发点

今天学习了森田正马和神经症的第二部分。放下是一门学问，放下并不是推诿。很多事纠结起来都很有道理，但是没有用处，放下那些根本就不能改变的、对人对己没有用处的担心可以更好地前行。放下好像减法，减掉那些沉重的负担，精神便可自守。

> **森田疗法导航老师批复**
>
> 减法是精神的内守，这个理解很深刻呀。放下绝对不是啥也不干。所以我说，所谓放下便是扛起。放下什么呢？放下逃避，放下惰性，放下借口，放下理由，放下那些已经无法改变的事情。扛起什么呢？扛起自己这个年龄角色该做的事儿。
>
> 怎么才能放下呢？精神内守。这四个字，是《黄帝内经》的精华呀，就是当你把心回到自己应有的位置时，外面的世界就变大了。这种情况就是把失散在外面的那些胡思乱想收回来，这样的话想得病都难。

4. 好奇点

舔舐自己的伤口不会是过度关注自己的问题吗？

> **森田疗法导航老师批复**
>
> 舔舐伤口是不是过度关注自己的问题，就看你怎么舔舐、怎么关注了。舔舐伤口的核心含义是说自己有了问题，不找外界的毛病，自己疗伤，然后该干什么干什么。其实小动物就是这样做的，受了伤，舔舐一下作为自我疗愈，还得活下去，而不能就此躲起来，躲的结果是它活不了了。

过度关注自己的问题可不是舔舐。例如，一个人被蚊子叮、虫子咬以后，睡不好觉，叮咬处难受，他不是去设法打蚊子、驱虫子，也不去学习、工作，而是天天盯着身上红肿的包，怎么能不难受？为啥呢？过度关注问题。关注的意思是集中注意力，专注在某件事上，放下其他事，如果专注在难受的感觉上，就容易诱发精神交互作用，也叫恶性循环。你提得挺好，提出了问题，咱就不被它绊住，而是迈开成长的脚步。

 第 14 天森田疗法日记

每天交流学习森田疗法的 4 个点：

1. 行动点

不要总是想应该处于什么状态，而是多去干应该干的事情。

👉 **森田疗法导航老师批复**

其实不论是学习、工作还是与人交往，总得设计一个状态。达到了设计目标才去做时，就是在给不做创造条件，为什么呢？这个状态呀，它是个动态的，你坐着、躺着想的时候呢，那个状态和真行动是不一样的。

而做成一件事情，靠的是什么？靠的不是状态，而是"行态"。哪个"行"呢？"行动"的"行"，就是做的状态，而不是感觉的状态。因为感觉瞬息万变，行为却能铸造人格，诞生效果。

因此，在做该做的事儿的同时，我们的性格、人格，我们的学习状态、生活状态就都被打造和优化出来了。

2. 启发点

今天学习了介绍神经质和神经症部分。利用好自己的性格特点一定可以做得很好，以前做得不错，以后也会好的。

👉 森田疗法导航老师批复

你呢，说了一个对自己有良心的话，什么话呢？自己以前也干得很好啊。有一种疗法叫焦点疗法，它解决心理问题的一个绝招就是找例外。什么叫找例外呢？不论现在遇到了多大的难题，就回头看看从记事到如今，哪个事儿做得比较好。如果才一件事比较好怎么办呢？一滴水可以反映整个太阳的光辉，一个小事儿可以展现一个人的模式。

因此，找到一个例外，就为今天解决困难付诸行动。怎么找啊？找到资源、那个时候是怎么做的，今天呢，未必照搬，但是改进之后，就为解决今天的难题找到了钥匙。

这招儿你也可以用。在完成设计论文的过程当中，遇到什么困难，都想想曾经的小成功，那个成功是由什么想法、什么做法、什么态度、什么行动、什么协作和协调达到的，然后稍加改进，就成了打开今天困难之锁的钥匙。

3. 好奇点

我总是觉得自己在尽量不去麻烦别人，所以当别人轻描淡写地要求我的时候，我就会生气，怎么让自己的情绪稳定些呢？

👉 森田疗法导航老师批复

其实要想不碰到麻烦自己的人，那就得把自己封闭起来，不见人。只要见人呢，就会有人麻烦到自己，就像只要我们活着，也很难一点儿不麻烦到别人一样。

像你这样尽量不麻烦人的习惯有个优点，就是有分寸、体谅人、拿别人当回事儿，这是个优点。但是这个优点它有局限性，就是把别人和自己的关系定位在麻烦与不麻烦上，其实有时需要麻烦别人帮助自己解决困难，同时也为今后帮助别人创造了前提。

如果把不麻烦别人看得太重了，对别人麻烦我们就会过度敏感，好像他们对我们不尊重、不珍惜、不当回事儿，就可能生气。

一个人如果无休止地向我们提各种要求，超出了这个关系和界限，当然我们心里会不舒服了，但是当我们生气的时候，已经在用对方的错误（姑且叫错误吧）来惩罚自己。

你提了一个很好的问题，遇到这些事儿，怎么让自己情绪稳定呢？

森田疗法里不是有个山形曲线吗？你看到过吧。任何情绪，不论你是生气的还是欢喜的，都是一起一伏以后归于消失。因此，生气的时候呢，你拿个纸拿个笔，选个颜色看看情绪是啥颜色的啊，从哪儿是起点，高到什么程度才高不上去呢，这高点它持续了多久，什么情况下开始下滑，下滑了多久。然后最终归于低落和消失。

这个方法你要天天练呢，这辈子谁也气不坏，为什么呢？你学会了踏着感情的定律去生活，就像一个好的水手和驾驶员，能在各种情况下把船开到彼岸，把车开到目的地，你能把自己活到生活的理想处。

你的日记越来越接近生活和内心的实际内容，这种联系实际的学习方法也是最好的学习方法。避开了空谈，集中精力去做新的实践，祝福你！

心就像一片田地，不长庄稼就长草。以你这么美好的心田，多"种"点儿好的心理学、人生哲学、艺术等专业性或生活化的美丽知识，这样"庄稼""花草""鸟儿"就越来越多，同时呢，烦恼就越来越少，你的实践正是这样展开的。

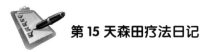 **第 15 天森田疗法日记**

每天交流学习森田疗法的 4 个点：

1. 反馈点

今天在设计过程当中又在焦虑，感觉自己没办法按时完成自己定下的目标了，感觉高估了自己的效率，又开始十分担心让大家失望，担心最后也无法完成，但今天还是确定了休息区的位置。

☞ 森田疗法导航老师批复

啊，确定了休息区的位置，这是一个了不起的行动点。为啥说"了不起"呢？你的了不起是心情不好了，甚至也觉察到有可能要放弃或停止了，但你坚持住了！这就是带着情绪干正事儿。你今天做的就是森田疗法强调的重要部分。不怕情绪来，但是情绪来了你不跟它走，而是干自己该干的事儿，把情绪当做一个存在的陪伴条件，正是情绪陪着你确定了休息区的位置。

2. 行动点

突然陷入焦虑的时候，转移去忙另一张设计图都不好使的话，就站起来动一动。

☞ 森田疗法导航老师批复

你还有一个进步，那就是对下一次情绪不好有了个预案，弄不下去的时候，站起来动一动，这个办法很好啊。因为如果情绪不好，就坐那儿或趴那儿，就更耽误工夫了。

站起来动一动，看似是一个小事儿，其实这一动完成了森田疗法的一个使命。什么使命呢？把情绪和行动分开。

人越小啊，比如说婴儿，就越是情绪和行动在一起，想哭就哭，想笑就笑。但人越成长，越能把情绪和行动分开。学森田疗法就是练习情绪来了我知道，但我该干啥就干啥，干不下去时就站起来动一动。这多漂亮啊。如果是唱首歌儿、干点儿活儿、散散步，就更有建设性了。

3. 启发点

今天学习了疑病素质、精神拮抗作用和精神交互作用。感觉是不是自己如果关注完成任务的状态，也会和专注于自己焦虑的情绪一样，形成循环。

> ☞ **森田疗法导航老师批复**
>
> 你对精神交互作用的理解，不仅深刻，而且有发展。书里讲的精神交互作用，说的是你越关注那个难受，越盯着它，越想改变它，就越难受，就把你的劲儿都加到对难受的感受上去了。把"营养"给它加足了，能不难受吗？但是这时你把精力放在一个有用的事儿、有用的点上，是不是形成另一种加强呢？是这样的。越把精气神儿用在这张图上，这张图投射的你的爱、你的美、你的智慧、你的知识，你对使用者的体谅就越充分。图纸可以就是一张图，但也可以充满深情和智慧。你对它专注越多，那就是情感越温暖，智慧越闪烁。
>
> 为什么有人工作的时候目光炯炯，别人觉着他自带光芒，就是因为他把精气神儿放在了正事儿上。

4. 好奇点

如果疑病素质的人总是想要向上的，为什么他们还会停下脚步呢？

> ☞ **森田疗法导航老师批复**
>
> 疑病素质本身不能算是疾病，它是特别容易害怕得病的一种素质。对怕得病太在意，就容易把精气神放在难受的感觉上，结果形成恶性循环，就更难受了。
>
> 森田正马提出了陶冶疑病素质，就是把疑病素质变成对生命健康的关注。该体检时就去体检，该健身时就去健身，吃好、喝好、运动好，这样做不仅不容易患病，而且能锻炼出好的身心体魄，有益于增进健康。所以疑病素质给我们一个选择的机会：选择关注健康（越是因为怕患病，就越是要关注健康）成为健康者，还是选择关注自己是不是有病，结果真的患了心理疾病。你正在面对这种选择。

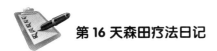

第16天森田疗法日记

每天交流学习森田疗法的4个点：

1. 反馈点

这两天和一些朋友聊了挺多，突然冒出个想法："我发生问题是不是受到了他们的影响。"但我知道这是在推诿，也许他们只是起到扳机作用，我是得想办法不让子弹上膛。

> **森田疗法导航老师批复**
>
> 学习这部分居然找到了一个根本的预防和改进自己问题的方法，不让子弹上膛。是啊，如果你的枪里没有子弹，别人再怎么扣扳机，你也不会打错枪。这段感悟对于你人生会有一个重大的影响。因为人有一个弱点，凡是不好的东西，都愿意找到别人方面的原因，似乎自己就没有过错了。其实到别人身上找原因，这本身就是个过错。为啥呢？没有自己里应外合，别人再怎么不好，自己也不会变得不好啊。

2. 行动点

再想到别人的问题时，要求自己想出对方对自己做过的好事。

> **森田疗法导航老师批复**
>
> 也许从今天开始，小迟就会逐渐形成向内寻找问题原因的新活法。就是不论发生了好事儿坏事儿，都看看自己是怎么想的，怎么做的，有什么问题或者经验。当然这个习惯的养成，需要漫长的修炼过程。重要的是现在你已经开始修炼了，万里长征启动了。其实这也是完成时，你就逐步展开就好。就像你毕业设计，它是完成时，存在于你的知识智慧里。你把它铺展开，就是一个独一无二的论文设计。

3．启发点

今天学习了生的欲望和死的恐怖，神经质的发病机制和"三自一折"。恐惧的背后是欲望，我害怕自己做得不好，所以其实是我想要做得更好，那就向着好的方面去做。

👉 **森田疗法导航老师批复**

启发点出了一个小迟的金句：向好的方面去做！世界的确有阴暗、悲惨甚至卑鄙龌龊的人和事。但是盯着这些又怎么样呢？会使自己难过。解决之道只有一条：向着好的方面去看、去做。这样是不是就等于一切都做得好呢？不等于。但是向着好的方面努力，做错了，给我们下次向着好的方向去做创造了机会。这样做，就一定会有好结果，那是守株待兔。不排除有的兔子自己撞死，但指望着无数兔子来撞那就耗费了青春。

你的论文设计何尝不是如此啊。你说作为一个研究生，你是愿意不交论文而回到本科文凭吗？一定不是。你希望自己的论文写得越来越好，这么强的欲望导致的后果就是不敢写了。万一不好呢，你就活在万一里了。为了解决这个问题，那就今天做到今天的好，明天做到明天的好。用森田疗法的调节方法，其实也是国学的思想，日新又日新，日日是好日。每天做出新的一点努力，天天都是好时光。

4．好奇点

疑病素质的人怎么能同时内投自省又坚定地自以为是呢？

👉 **森田疗法导航老师批复**

疑病素质者的内心不是平时说的那种反思。他的内心是把自己的痛苦症状夸大了，比如说身上有个白点儿，就考虑是不是白血病；脸有点儿热，就说是不是非洲热病。是一种对自己健康状况过度夸张的关心。这种过度关心身体各种感觉的结果，是自己活得一天不如一天。遇到事情以后的反思，可以总结经验然后从行动上做得越来越好；而不是想得越来越好，但是都不敢做。疑病素质者自以为是，拿着想象当真相，拿着感觉当事实，最终把感觉扩大化了，把自己思想和行动限制住了。

通过这篇日记，我看到小迟健康的反思正在开始，这是走向自律、自觉、自我实现的思想开端，祝贺你！

温馨提示，你在不断进步的过程中，可能也会有负性情绪的反复，也可能会出现动摇，记住老师的嘱咐，该做的事情一定要坚持下去。

 第 17 天森田疗法日记

每天交流学习森田疗法的 4 个点：

1．行动点

希望我以后的每个早上都是自己起来的，不是被情绪奴役着而躺着的。

森田疗法导航老师批复

早晨是自己起来的，这个是回到青年的一种萌动。森田疗法讲究的是自发萌动，你这个萌动是自发的，是高贵的，是来自生命本身的。如果起来晚了，就是因为熬夜多了。熬夜熬的是容颜，熬的是精气神，熬的是健康，熬的是生命。熬一个晚上，之后会一整天疲惫，而且很可能成为一生的恶习，把健康熬尽。告别熬夜，迎来朝阳。当太阳出来的时候，还躺在床上，表面上是在补觉、休息，实际上扼杀了阳气，因为身体的阳气是随着太阳升起而升起来的，所以你这个早晨自己起来的渴望和决定，是为你补足阳气，充满活力，成为阳光男孩儿的一个生命的拐点，是拐向朝阳的。

2．启发点

今天学习了被束缚、思想矛盾、理想本位、情绪本位、情感定律。着力于解决客观矛盾的体验感应该远远超过纠结于思想矛盾。可以理想主义，但不要"只想主义"。不是改变自己，是打开被束缚着的自己。

☞ 森田疗法导航老师批复

　　森田疗法针对的理想本位，不是指一个人有理想，而是指一个人把口号当理想，其实什么也没干。森田疗法针对的情感本位不是针对情感本身。喜欢或者高兴干的事可以干，否则什么都不干。其实这样做就像个没长大的孩子一样任性，就认不出自己生命的光，最后还是自己吃亏。

　　现实本位并不是没有力量、理想和深情，恰恰是以理想和深情作为底盘和灯塔，然后走在现实的可行的路上，就像你现在这样。你说谁愿意提早写论文呢？谁不愿意多休息一会呢。但是因为你想成为一个硕士，甚至想成为一个博士，然后成为一个对自己、对家人、对社会有贡献的人，那这就是必经之路，那你就在现实主义的基础上前行就可以了。前行然后就行啦，就好了。

　　打开被束缚的自己，这就是森田疗法训练的全部意义。所有的那些私心杂念，就是把我们捆起来的绳索，使我们作茧自缚。其实什么缚住了我们呢？就是一个个小杂念而已。杂念喜欢在人闲着的时候出现，越是什么也不干的人，越是容易出现杂念。而当我们清晨起来，洗漱、运动、吃饭以后开始学习、工作了，往往就不给杂念时间和空间，就突破了原来没事就胡思乱想的状态。就像脚下没地雷，天上没掉下来炸弹，怎么会发生爆炸。就是说只要"正确行动"就能改变被杂念束缚的状态。

3. 好奇点

　　我时常会因为自己是理想主义而感到骄傲，这是不是就是自以为是？而且感觉这是自己的唯一特点，好像屈服于现实的话，自己就会泯然众矣了，就没有特别的安全感了。

☞ 森田疗法导航老师批复

　　其实别说理想主义者，即便是实现了理想的人，也都不骄傲了，为啥呢？《易经》中有句话：谦谦君子，用涉大川。大川就是巨大的困难。什么人能克服一切大大小小的困难呢？是虚怀若谷的人。实现理想就值得骄傲的话，那啥也不干的人也都可以骄傲了（有的人觉得什么也不干就挺理想的）。训练之前的你也是理想主义者，想把论文设计搞好。可是你杂念多，所以没有行动，想等杂念没有了再搞论文设计，从整体角度来看这种理想就是一种杂念而已。现在还是同样的你，现在你在为理想每天做点儿什么，这个理想就逐渐变成了现实。怎样理想可以变成现实呢？你想的是正确的而且和你做的是一致的，就是知行合一，这样做就是真正的理想主义者了。

你说因理想主义而骄傲是自己唯一的特点，这你太贬低自己了。理想主义是每一个有正常智力的人共同的特点，就是不安于现状，要为明天更好再做点儿什么，或者是做更美丽、更壮阔的事情，每个人都是这样的。理想主义可不是你唯一的特点。因为凡是一个有想法、能力的人，都是有理想主义的一面。区别就是单纯的理想主义者，往往是理想本位者，重视理想忽视行动，拿着"想"当理想，而真正的理想主义者用行动实现理想。只想不做的人，那么想就只是个口号而已，充其量是玩弄理想。又想又做的人，"做"本身已经把理想糅合在其中了。

你想有一个非常有特色的毕业设计没错。现在的你呢，边想边做，你看这个想和原来的想是不是有本质的差别？一个是有实质内容的想，另一个仅仅是空想而已。想和做只是一字之差，却是天壤之别！其实，谁又愿意泯然众矣呢？为什么？因为谁都希望有点儿自己的特色。为什么？因为特色才能让人把自己从众人中识别出来呀。因此，我在课程里讲了，特色就是安全感。毕业设计人人有，但你设计的那些美好的点子，都使你的设计与众不同，这就是你这份设计的特点。

你通过自己的行动体验到安全感，这来源于自己独特的想和做，多么值得自豪！很庆幸你的这篇日记，它道出了这么久以来你想得那么好却没怎么去做、去行动的一个根源。原来你在寻找安全感。好在现在你知道了，你以前的安全感是建立在最不安全的空想上的。现在你在行动了，行动虽有风险，但是一点风险都没有的生活可能是其他方面出现危险的生活，比如但凡做工作就有出现差错的可能，什么工作也不干就有饿肚子的危险。你的设计可能被别人提出批评意见，甚至被否定。那又怎么样？你拿出设计图纸了，就有修改的版本，就有成功的可能了。

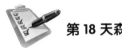 **第18天森田疗法日记**

每天交流学习森田疗法的4个点：

1. 反馈点

感觉这一周的设计进度有点慢，有很多可以抓紧时间完成的事情，并没有完成，又有点想要暂停的感觉。今天也确实干得比较少，晚上和家里人吃了烧烤，希望把想暂停的情绪和烧烤一起消化掉，我觉得可以。

👉 **森田疗法导航老师批复**

你现在和训练前有了个小区别。区别虽然是小的，但是质变明显。区别是什么呢？比如说以前打着追求完美的旗号要降速或者要停止，就降速就停止了。现在呢，虽然行动稍慢了点，但是你知道自己有点慢，知道自己要停止。如果对自己的这种稍慢、要停没有觉察，那就是处于无明状态，完全被旧的习惯拖累着，一直拖到与理想生活相反的方向。现在你觉察到速度有点放慢，甚至有可能要按暂停键。当你觉察到的时候就脱离了向下滑的状态。举头三尺有神明。头上三尺有什么神明呢？不是说有很多神仙盯着咱们，而是每个人都有一个智慧的我。智慧的我出现时，人一方面在做着什么，一方面完全知道在做着什么。以前你在做什么？拖延。但是并不清晰地看着这个拖，拖完了才发现时间过去了。现在也许又有点点拖，甚至只是想拖，但是你警觉地观察到了自己想拖。就为不拖创造了条件，调整一下状态就可能一直做下去。清楚地看到自己在做什么，就有可能选择行动。这样就有了自由。什么自由呢？选择的自由。选择成长前行，还是选择停滞后退。

对自己的想法、做法觉知还是不觉知，这可以看出人生是在成长还是停滞在交叉路口。可喜的是你已经站在这里看清自己要往哪里行进了。而决定命运的不是想要怎么样，而是你是确实在怎么做。事实正在证明，你所做的是向着成长的方向，幸福的方向！

希望昨天的烧烤能把这个想停的情绪"烧"掉。情绪往往一闪即逝。如果顺着负面情绪的方向走下去，就活在了人生的负面情绪中。如果该怎么走就怎么走，杂念和情绪就真的一闪而过。看看今天你的选择是啥样。

2．行动点

明天列一个 PPT 大纲，看看自己还差多少。

> ☞ **森田疗法导航老师批复**
>
> 好哇，你的 PPT 大纲不保密的部分也可以跟我们展示一下呀，看看你已经到达的位置和距离终点的位置，特别是今天要行进的位置。

3．启发点

今天学习了顺其自然、为所当为的部分。他人向我倾诉烦恼应该感谢他们的信任，不去比惨，不要轻易地下出矫情的定论。

> ☞ **森田疗法导航老师批复**
>
> 倾听别人的倾诉，这是有爱心、耐心的表现。但是知道这一点的不多，你对此还表达感谢，这个觉悟是很高的。
>
> 其实评价往往都可能伴有偏见，无非是抓住一个优点或抓住一个缺点就下结论了。人所具有的侧面很多，并非像我们看到的或者想象的那么简单，哪里是一两个优点或者缺点就可下结论的？与其下结论、做评价，不如好好地看着人家逐步展开的人生蓝图，学习可以学到的部分，避开应该避开的陷阱。这样每个人都是我们成长中的老师，多美妙啊。

4．好奇点

到底应该如何处理坏感觉呢？不处理就是最好的处理吗？

☞ **森田疗法导航老师批复**

　　怎样处理坏感觉？这要区分是哪种坏感觉。如果是地震了、被歹徒袭击了、骨折了、严重高烧了，那就是怎么能安全、能保命、能健康、能和家人在一起共同解决和面对，就怎么解决和面对。还有一些坏感觉，是来自那些负面的记忆，来自当下的一些负面的念头或负面情绪，想起了那些痛苦的记忆，心情、感觉就不好了。那怎么办呢？想起来就想起来，不去跟它走，该干什么干什么，想起来的事情就不见了。该干什么就干什么的意思就是任凭风浪起，我自照前行。你把前头照亮了，往前走了，那些负面的记忆和念头、情绪就成了你的一个背景、一个陪衬，甚至成了一个伙伴。如果跟着它们走，那就等于逆流而行，最后累死累活也达不到自己想要达到的目标。

　　在成长过程中，如果真出现健康问题，我们就当回事，去医院找医生看。如果是一闪而过的浮皮潦草的杂念和感受，就把它当做风雨云雾。谁会跟着风雨云雾走呢？聪明智慧的人永远跟着自己的使命走，就像你目前正在做的这样：跟着自己的使命走，是什么角色就干什么活儿。

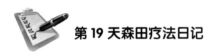

第 19 天森田疗法日记

每天交流学习森田疗法的 4 个点：

1. 反馈点

　　今天的设计过程，让我又找到了我曾经对于作业的幼稚的热情。原来我已经不讨厌它了，以往可能是被外物外人干扰得让我觉得我很讨厌它。今天，当有其他事来打扰我的时候，我还是很烦躁，并且需要一段时间才能重新开始工作。

☞ **森田疗法导航老师批复**

　　你把设计进度表放在下面，这个很好。只是我还看不太懂，有的地方你涂上色彩是要表达什么意思呢？如果我能每天都看到你的进度表，哪怕只是看到一点点的进展，都是非常高兴的。

幼稚的热情这个词说得非常好，其实最高贵的热情就是幼稚的、童心的，其实它就是我们天性中的一种热情，通过一个活动，比如一个小设计，它就被表达出来了。修炼所练的就是把这个幼稚的热情、这个童心呵护住，这是生命的一种原动力，也是创造所需的一种原动力。这正是老子极其珍视的赤子之心啊！

你这个重要发现就是自己并不是真的讨厌设计。只是这个热情、着迷的设计受到了干扰。随着训练的展开和这次通过完成任务突破自我束缚，慢慢你发现了外人、外物、外事的干扰，其实离开了我们的里应外合，它的影响不会太大。先不苛求设计的高标准，就可以降低身外事对我们干扰程度。甚至练习着越干越来劲儿，最后你做事的干劲儿大于被干扰的感觉时，就会抵消被干扰的感觉。现在遇到干扰的时候歇一歇，跑动一下，走几圈再回来，也是当下的好办法，最重要的是别让它（干扰）成为刹车键。

为什么呢？人这一辈子干什么都会有外人、外事、外物的干扰。你做事时别人在一旁可能有干扰；就算一个人都没有，寂寞也不一定是好感觉，也可能会有困扰。干扰就是影响，到底影响有多大，取决于我们的主观态度、主观热情等，主观对此不在意，就几乎没有影响，相反则影响加大。如果对你手头的工作热情极大，那对干扰的感觉就会极小。

2．行动点

拆分任务，把以前看得比较大的事分解成一件件小事，一点点做能做完的。

森田疗法导航老师批复

拆分任务，这是非常好的创意，非常有智慧。俗话说：眼睛是懒汉，手是好汉。比如有个工程项目，庞大繁杂，看起来简直就没法干。可是把它拆分成小份，分成若干期工程，完成小份其实也不难。最后积少成多，也就完成了。就像两万五千里长征，是一步一步走出来的。你现在所做的事情也是了不起的长征啊！设计也是一笔一笔加一笔，逐渐一个设计图就出来了。初稿是供修改的，修改是为了更好地完成。这都是过程中的一步又一步。

3. 启发点

今天学习了第五单元森田疗法训练。要相信努力不会白费。我的转变好像就是发生在我开始质疑努力是否有用这件事的时候，阴暗的、负面的东西让我觉得努力有些无力和可笑。我被这种情绪干扰得忘记了努力之后自己的满足感，忘记了投身于火热生活中的幸福感。

👉 **森田疗法导航老师批复**

你恢复了对努力的信赖，这真是一个青年的热忱在被唤醒啊！努力不一定成功，但是不努力就肯定不会成功。只要我们努力了，即使失败了，失败是成功之母不是吗？所以即使努力后不成功也会激活我们再战的热情。成功和不成功都是前进的动力，只要我们目标是坚定的、正确的就可以了。

---

4. 好奇点

带着烦躁、带着情绪工作，是不是也是一种延迟满足？

👉 **森田疗法导航老师批复**

你对延迟满足做了一个解释，非常好。带着烦躁，带着情绪，带着喜怒忧思悲恐惊还继续工作，图啥呢？图满足啊。延迟一下满足，标志着一个人成熟的程度。那三五岁的孩子延迟个三五秒、三五分钟，高中学生延迟个二三十分钟，大学生延迟三五天、三五个星期，甚至像你搞这个设计，延迟个一年半载，那都是在延迟。但是延迟却不停止，有的时候提速的机会就到来了，就像以你目前的努力，你的设计已经开始提速了。今天的日记已经有很多自我发现，有空回头看看，是很有味道的，很有价值的，因为它都来自你本身的智慧和热情。

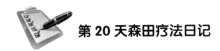 **第 20 天森田疗法日记**

每天交流学习森田疗法的 4 个点：

1．反馈点

图片就是我做的 PPT 大纲，划线部分就是已经完成的，标亮部分是感觉可以再完善的。今天因为阴天效率下降了很多，很烦躁，就感觉自己又开始因为一些无关的事情而影响自己。

☞ **森田疗法导航老师批复**

谢谢你的说明啊，这是 PPT 大纲。这样形式的 PPT 我还头回见过，这是不同专业有不同的 PPT 样式。那已完成部分，加上可改善部分，占的比重已经比较大了。这样的 PPT 每次日记都附上，只要有一点点改变就好。

阴天效率会低点儿，人也受环境影响。其实阴天的时候，你在感到无关的人和事儿又烦着自己的时候，也许是身心比较疲惫的时候，这时散散步、看看电视、听听歌曲都不错，哪里有点不舒服，可以做做艾灸。艾灸的那种热，带有一种神奇的治愈力，带走疲惫与不适，对身心、精气神都不错。或者听相声也挺好。但是不论怎么样，此时的感觉不能停留在烦的情绪上，遇到任何事情都不要以为是那个事情让你烦心，而是注意停留在那种让你烦的感受上。你对比对比，注意停留还是不停留在心烦的感觉上的感受还是有点儿差异的。这样难受的感觉就成了我们可以调整的一个状态，而不是会使我们继续难受的干扰源。试试看怎么样。

当外界因素"晴转阴"的时候，咱们内在要做这样的努力，使自己"阴转晴"，这样阴阳就平衡啦。另外，当一件事影响我们时，我们注意的焦点不能停留在影响我们产生的结果上，而是去找解决这个影响的结果的方法。而不是把自己不能完成任务的原因归于外界，然后自己就没事了，就可以停滞不前了，那样就很难做成事。

2. 行动点

开始尝试按时间表行动，因为我从来没有一天按照计划完成过，所以很害怕做时间表，也非常不擅长，但我觉得总得有个开始，开始试试吧。

👉 **森田疗法导航老师批复**

啊，这是突破的一天，按时间表行动啦。我忘了我在课里讲没讲过我这个核心观念。关于生涯设计的核心观念是什么呢？就是他这个人的一张时间表。懒人有懒人的时间表，勤快人有勤快人的时间表，患者有患者的时间表。正是这个时间表不同，才会有的人是患者、有的人是学者、有的人是悲观者、有的人是乐观者。

每天都画一个时间表，先画粗犷一点儿的也可以。因为开始的时候越细越容易跟不上变化，变化总比计划多嘛。稍微粗一点儿呢，就给计划的调整留了空间。

要是每天主动设计时间表，而且能照着去调整行动的话，那自己就成了生活的主人。是主人与否，就在于完全被动还是努力主动。

不擅长的事其实人人都有，即使是不擅长的事情，做的次数多了也就擅长了，次数再多一点儿就成特长了。为你主动尝试时间表，主动突破自己的惰性，点赞！

3. 启发点

今天学习了第六单元森田疗法式生活。感觉对我来说找一个榜样还是很难的，其实是我的完美主义作祟，列时间表也是这样，但其实任何事都不是一蹴而就的，所以不可能一日建成罗马，但不建一定看不见罗马。

👉 **森田疗法导航老师批复**

眼下，如果暂时找不到榜样，你就按照自己的目标先干。把自己打造成一个榜样，以自我积极的努力状态当榜样如何？

生活中找到他人作为榜样，那又是一个突破。但这个事不用刻意去发现，不知不觉中总会发现的。首先发现自己的成绩，日积月累就看到一个更加辉煌的"目标"。像你说的大目标分解成小目标，那小目标不断完成、天天积累，大目标的完成就水到渠成了。

4. 好奇点

不想过度关注别人，不关注又不知道怎样找到榜样。怎么能找到榜样呢？

森田疗法导航老师批复

专业层面的榜样，你可以找一个崇拜的设计师，了解他的成长过程。看一些名人传记也是个好办法。关于成长也不用过于着急，现在行动，做好你的角色，完成你的使命，成为自己的榜样。

你要是愿意的话，你那个 PPT 每天都给我发一遍，我就可以对比今天和昨天的不同，哪点是新的创意。完成那天我再看一看，和今天发的这个有什么不一样，对比就看出哪些是提高，哪些是差距，不断缩小与目标的距离就产生动力。

补充一个小建议，在保证 8 小时睡眠的前提下，你要是能够把晚上上床时间稍微提前一点，让起床时间略早一点的话，慢慢你就能享受朝阳，享受阳光的力量，整个一天的精气神儿都是不一样的。但这个习惯也不能着急，试着一点一点来。生活节奏一变，生活品质就变了。通过时间表的调整，让自己享受阳光明媚的生活。

第 21 天森田疗法日记

每天交流学习森田疗法的 4 个点：

1. 反馈点

今天并没有成功地按照时间表进行，有一种一步错后就不想干的挫败感，就又恢复到原来的时间线上了。然后今天就没有任务完成可以划掉了。

> **☞ 森田疗法导航老师批复**
>
> 　　我看了一遍你今天提交的课程，这也做成了一件事啊，不是像你说的那样啊，要学会看到自己的进步，感觉就会不同。要是停下来了也就停下来了，前进了就前进了。今天没按照时间表来全部落实，就当休息了一天，而不是就此消沉。这也没回到原点。从你这次训练的起笔，到现在已经走出很远了。休息一天，磨刀不误砍柴工，好好利用好今天的休息，放松放松，活动活动，为明天做准备。

2. 行动点

希望我明天可以把行动都提前一点。

> **☞ 森田疗法导航老师批复**
>
> 　　说要把行动提前一点，这是很智慧的。我常跟我的徒弟们分享，我当兵时全连跑步，哪个兵最累呢？最后一排的兵跑步最累，因为怎么跑也得最后，不跟还不行，跟也跟不上。排在后边，步步被动。前排就相对轻松。所以我养成个习惯，就是凡事提前一点，给自己进一步完善工作留余地。
>
> 　　儒家也讲究凡事预则立，不预则废。"预"包括时间、空间，更包括必要的准备。毛泽东主席也说，凡事要留有余地。你今天愿意提前一点吗？看看今天提前了几秒、几分钟，提前1秒也是进步。
>
> 　　你把希望这个词改改，改成立即提前，那就好了。希望是虚无缥缈的东西，行动才是真金白银。

3. 启发点

今天学习了第七单元森田疗法的应用，也就看完了所有森田疗法的视频。平等是每个人都有成为自己的权利，我之前一直在抱怨和抵触不公平，甚至愤世嫉俗，但光是这样改变不了任何事情，连为自己争取平等的机会都放弃了。努力成为自己，才有机会看到平等。

👉 **森田疗法导航老师批复**

"努力成为自己，才有机会看到平等。"漂亮！努力首先成为自己，这就是一个渐进的过程。成为心中的、骨子里那个自己。那是个成长的过程，也不可能一下子完成。就像树木、花朵，慢慢地按照规律来成长。

平等有时候也不平等。幸福是在不平等过程当中争取到一点平等。千万别追求大平等。追求绝对平等，在这个世界上一分钟都活不下去。真的是这样。你不追求绝对平等，每天都能享受一点小平等。关键你得把这小平等收集起来，去感觉它，享受它。

---

4. 好奇点

我一直以为人努力是为了追求想干什么就干什么的状态，但好像不是这样的，所想即所得不是最幸福的事情吗？我之后是重复看森田疗法的视频，还是看治怕心理学呢？

👉 **森田疗法导航老师批复**

你想得什么呢？那些修炼的人，终其一生在干一件事儿，叫善护念。什么叫善护念呢？就是修炼着好好地想，你的每篇日记，都有对自己观念的一种护持把握，你也走在这样的路上，善护念的路上。

要是好好去想，把好好想和好好去做变成一个事儿，那所想即所得呀。《黄帝内经》讲，智慧的人以自得为功啊。你想了并且做了，你就得了。这个得不是身外的金钱和名声，而是心中有德，德的本意是天上之理地上之规被我得到了。所想即所得是幸福，一点儿问题都没有。只不过呢，想的和得的合一，需要慢慢地修炼调整，就像你现在这样。

治怕心理学是赠给你的。森田疗法你可以再看一遍，看看有哪些不一样的感觉和启发。

第 22 天森田疗法日记

每天交流学习森田疗法的 4 个点：

1. 反馈点

我做到了坚持学课程，但之前说 15 号完成毕业设计看来是不行了。今天早上开始我就有焦虑感，感觉自己的目标又一次失败了，感觉要是再好好行动就像听课一样一起完成多好。但今天学的过程中我又好了点，我觉得失败和焦虑是我光看了结果，忽略了我干事情的过程和进度，虽然没有按时完成，但是我已经在接近目标了，有了完成的信心，就像完成课程一样，我可以完成的，设计不是不可能完成的任务。今天的进度是红色部分。

> **☞ 森田疗法导航老师批复**
>
> 你怎么了？这是提前交作业了吗？看来要过健康的生活了，漂亮！
>
> 哎呀，我在考虑我的工作能不能参照你这个课件，这个作息表挺好看。榜样篇又看一遍，看着看着，你也成了今后森田疗法培训战士的榜样。15 号不能完成，就说明这个目标的期限定的有点儿短，那就根据这段时间的进度把它再调一调就行了。
>
> 注意看结果，忽略了干事情的过程。这个反思是诚恳的，是务实的，是有意义的，比那种无休止的自责好一万倍。我有个徒弟是省电台的著名主持人，他说**自责是榨汁机**，能榨干我们的慈悲。自责有啥用，所以我说自责不如负责好。像你这样找到了弱点，马上就行动，弱点就转化成强点，这多好。
>
> "设计不是不可能完成的任务"啊，有志气、勇气。其实语言代表了我们思维的样子，思维的样子就是我们内心的样子。加油。

2. 行动点

不再放弃自己，没有完成目标也要走下去，这次不行下次有可能行，这样才有可能最终完成。

👉 **森田疗法导航老师批复**

没完成目标也要走下去，漂亮，就这么干！

人修炼的最高境界就是做自己真该做的事。你这个设计任务是可行的，因此持续行之足矣。要点是不想行之的时候行之，继续！

3. 启发点

今天学习了榜样篇。原来我一直不喜欢程序化的课外设计快题班，觉得那样是应试的、迂腐的、功利的套路。但森田疗法的推广，让我知道其实程序化的是有效的、快速的、创造可能的，如果人人都像我这样，大概世界就没有公园了。

👉 **森田疗法导航老师批复**

能自嘲啦，这是自我力量增强的表现。像你所说的，如果都像你以前这样，世界就没有公园了。我们也期待着你的并不完美的设计和并不完美的公园，在你的努力下变得日趋完美。完美不过是渐次花开。

4. 好奇点

我没有完成任务还安慰自己有进步是不是在自我感动、给失败找借口？

👉 **森田疗法导航老师批复**

是不是给失败找借口，那就看你反思之后是行动还是停止。现在看来你已经在行动了，而且还表达了一种了不起的精神，那就是即便达不到预想的速度，也不停止前进的脚步。

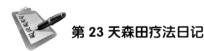 **第 23 天森田疗法日记**

每天交流学习森田疗法的 4 个点：

1. 反馈点

我看到之前的日记，才想起来忘记记录有效学习时间这件事，感觉第二遍学习，然后复盘自己的想法会有更多的收获。

> ☞ **森田疗法导航老师批复**
>
> 看到了复习的重要性了。这绝不是一种单调的重复，是一种更深的理解、更真的应用，非常好。

2. 行动点

给我的表重新换了电池，让它见证我作品的完成吧。

> ☞ **森田疗法导航老师批复**
>
> 让自己的钟表来见证自己的设计，非常美妙。这也是咨询的一种方法。用奇迹想象，用家中的物品来见证自己的成长，甚至是颠覆性的成长。

3. 启发点

今天学习了榜样篇第二部分。感觉我从刻意忽略浪费时间的愧疚感重新变成了带着烦闷的感觉进行，虽然不是每次都非常顺利。

> ☞ **森田疗法导航老师批复**
>
> 愧疚，偶尔有一点，算是反思，算是一种良知的感受。但是重复愧疚、不断愧疚、扩展愧疚，其实就是自欺欺人的小把戏。无休止的愧疚就像榨汁机，会榨干我们的慈悲。真的，与其在那愧疚，真不如干点儿啥好。

4. 好奇点

公共生活中以别人为中心和讨好型人格的分界点在哪儿呢？

☞ **森田疗法导航老师批复**

公共生活以别人为中心，并不是说一定要达到某个先进人物的境界，而是你的言行举止要有度，要考虑别人的存在，比如说电梯里大声喧哗就是对他人影响或侵犯。其实你注意了这一点，你的重心依然是自己，但这时的你具有了一种境界。

当讨好别人的时候，如果一个人不是发自内心地想这么做，那后面他可能容易指责，讨好的背后是要讨好处，所以得不到好处时，就可能要指责了。讨好有两面性，恰当讨好别人可以改善人际关系，过度讨好可能会带来被讨好人以外的周围人的鄙视。你说的这两者各有其特点，记住其特点就可以了。

 第 24 天森田疗法日记

每天交流学习森田疗法的 4 个点：

1. 反馈点

其实给别人看我的设计就让我心理负担很重，需要很大的勇气，但今天看了，好像也没啥可害怕的。

☞ **森田疗法导航老师批复**

十点前就写完作业了，不得了。今天呈现一下设计也是一次突破吧，很多执念突破就突破了，这叫自我突破。被想法限制住了，叫作茧自缚。

2. 行动点

拒绝"我不行"，不要总是先想坏的可能，先想"我可以"比较好。

☞ **森田疗法导航老师批复**

先想"我可以"，这样理念就变了。理念如果是负向的，结果就很难是正向的。看来你的生活方式正在发生根本性的调整，可喜可贺，可信赖。

3. 启发点

今天学习了陷阱篇。时间能量是有限的，要用在关注更多有意义的事情上。

☞ **森田疗法导航老师批复**

对，唯一拥有的是时间。那就把它用在自己这个角色现在该干的事儿上，那就价值无限啦。

4. 好奇点

对于抑郁症自杀倾向的患者，是不是死亡对他们来说是选择自由？但其实活着才能有更多的可能？

☞ **森田疗法导航老师批复**

患抑郁症的原因很多，医学上认为是体内的某种化学递质下降，患者需要服用抗抑郁药治疗。多出去晒晒太阳、活动活动，多读点儿好书，多聊聊天，多数患者可以逐渐改善，少数患者治疗效果不好，甚至走向极端，出现自杀的后果。但是你做了个深刻的概括：活着才有更多的可能。这个理解真是了不起。日记越来越短，越来越清亮，越来越知行合一。干得漂亮，明天见。

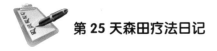

第 25 天森田疗法日记

每天交流学习森田疗法的 4 个点：

1. 反馈点

今天学习时长没有很长，大概 4 个半小时。出门了，在外面听说我家住的楼房电梯坏了。我家在 18 楼，但我居然没有烦躁，爬 18 层楼梯虽然有点累，但觉得很快乐，今天应该可以睡得很香！

👉 森田疗法导航老师批复

4 个半小时短吗？比 4 个小时还长半小时呢。长吗？挺长的。学一点儿也比挺着好是吧。

电梯居然出故障了，对于从来不爬楼梯的人来说，爬 18 层楼可把人愁坏了。你不但没有烦躁，还挺快乐，是因为学会了正向思维。这件事虽然给我们带来暂时不便，但也可以考验和锻炼体力和意志，然后选择了爬 18 层，体验了战胜困难后的快乐！多好啊，锻炼锻炼，气血运行得更顺畅，还有什么原因使你快乐呢？因为爬 18 层是你的选择。被逼着爬 18 层就会很难受是吧？选择就是自己自由决定下来的，既然这样就得为自己的选择负责。你选择了搞设计，就得对设计负责。

2. 行动点

把睡前的手机时间变回读书时间。

👉 森田疗法导航老师批复

漂亮，干得漂亮。把睡前看手机变成睡前读书。睡前读书，等于睡前种下美丽的种子，早晨睁开眼睛一想读啥了，就开始收获了。天天如此，就博学起来了，腹有诗书气自华。

3. 启发点

今天学习了第三单元方向篇。情绪和记忆一样都是由大脑控制的，所以可能情绪、情感也像记忆一样，要时常更新体验才能巩固培养。

☞ 森田疗法导航老师批复

什么决定了人的苦乐？回忆。总是回忆愁事儿可能一辈子倒霉，经常回忆美事儿就会感觉天天都是好时光。

4. 好奇点

我好像总有好多话想说，不太擅长简化表达，怎么办？

☞ 森田疗法导航老师批复

有好多事情、好多话要说，好啊，说明生活里边有内容。当你不追求擅长表达时，就擅长表达了。当你追求擅长表达的时候，反而不那么擅长表达了。在一般的情绪下，把内心的感受表达出来就可以了。

今天没如约汇报你那个伟大设计的小进展呢，而且最好配一个小图表、小照片，让我知道你的进展。在你的设计图上又爬了几个台阶了啊？

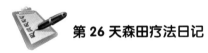

第 26 天森田疗法日记

每天交流学习森田疗法的 4 个点：

1. 反馈点

今天进行了平面图的调整，感觉之前设计的花园太丑了。有了新的灵感，想着明天一起做完，今天先干别的。

☞ 森田疗法导航老师批复

今天的卓越在于你没因为任何原因和理由把设计工作停下来，设计在推进，为你叫好。

2．行动点

想到就做起来，不再等到有大块时间了再一起做。

☞ **森田疗法导航老师批复**

多好哇，不等到有大块时间再做。哪有什么大块时间呢？时间就像海绵里的水，你挤它就会有，挤一点儿是一点儿，积少成多，设计的蓝图完成。祝你"心想手做事竟成"。不想坚持的时候坚持下去，事竟成。

3．启发点

今天学习了训练篇第一篇。总是回头看会错过很多沿途的美好风景。

☞ **森田疗法导航老师批复**

等你这个作业交上去了，可以回头看，写你自己的小传也可以呀。总是回头看，会失掉很多光阴。古希腊有个神话是写给你的，说上帝在救赎的时候，告诉这个被救赎的人说，我会救你，但是你得做到一点，从地狱跑出来的时候不要回头看，回头你会变成石柱。这个人就跑，就在他马上到达光明之处时，他想，上帝不让我看的到底是什么呢？他回头一看，就变成了石柱，一动也动不了了。

4．好奇点

我感觉没有那么多好奇了，没有还得硬写吗？

☞ **森田疗法导航老师批复**

其实好奇就是哪点没明白、跟老师有分歧就探讨一下，没有就挺好的呀。这里边最最重要的是行动点，而这点你干得就很漂亮，我觉得真的无可挑剔，我也不想挑剔。多好，我欣赏还欣赏不过来呢，明天见。

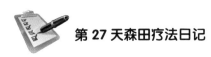 **第 27 天森田疗法日记**

每天交流学习森田疗法的 4 个点：

1. 反馈点

今天改了花园设计，前面配套的花境也动了动。后天还要出门，所以明天也要加把劲。

☞ **森田疗法导航老师批复**

不仅完成了当天的，还因为要出门提前加工，这个精神就没错啦。

2. 行动点

不要懒，要勤劳。学鲁迅先生，写个"早"。

☞ **森田疗法导航老师批复**

写个"早"字真好。写个"早"字有没有用？有用。为什么？早就是暗示，暗示就是指示。指示哪儿啊？潜意识。语言为什么能催眠呢？因为它有强大的暗示功能。

3. 启发点

今天学习了自我调节的第二部分。一屋不扫，何以扫天下。既然是我选择的路，就要坚定地走完。

☞ **森田疗法导航老师批复**

"既然是我选择的路，就要坚定地走完"。这句话可以请别人写个条幅放到床头作为自己的座右铭。什么叫选择？选择是自由。自由是什么意思？对选择承担责任。

4．好奇点

人不是天生就懒对吗？人的懒惰其实是在逃避、畏惧和否定？这种情况怎样顺其自然，为所当为？

 森田疗法导航老师批复

　　有的人是天生的懒惰，有的人是逐渐变懒的。要不是有狼在后面追，有的人也不会跑那么快。懒惰要不要顺其自然呢？怎么顺其自然呢？早晨不想起床，不去消灭这种感觉，但是该起床了翻身就起。起床了是难受还是不难受都是自然而然发生的，只要不是有病了就不需要去在意，起床了该干什么就干什么就可以了。如对下了的雪或雨，不想逆着把它怼回天去，这叫顺。但是即使下雨下雪，照样上班，这是为所当为。

　　懒惰这个天性一定会拖着我们去畏惧、逃避。虽然懒惰未必百分百穷困潦倒。比如某名人的孩子即便懒惰也照样过着富足的生活，但是他成不了大事。天才也需要勤奋。要是跟着懒惰走，那就成不了一个有出息的人，这不是你要的结果。那就虽然有些懒惰，但是还是在努力着，努力就可能获得想要的成果。

　　顺其自然，不是说有了情绪就顺着它走，而是情绪来了就来了，走了就走了，我该干啥还干啥。干什么呢？就是为所当为。这是需要下功夫练习的。就像现在你说今天要加把劲儿搞设计，其实是违背了喜欢好好休息、好好玩玩、想懒惰的天性。而这种"违背"是我们应当承担的责任。随着年龄的增长，不能光跟着天性走。要跟着角色和使命走，就像现在这样。又看到进程的红线啦，很漂亮。今天加把劲儿的地方单独提示我一下。

第 28 天森田疗法日记

每天交流学习森田疗法的 4 个点：

1．反馈点

进行森田疗法导航心理训练已经快 1 个月了，我觉得我最起码对于完成任务有了坚定的信心。

☞ **森田疗法导航老师批复**

　　现在日程好辉煌啊，给你点赞。完成任务，其实信心在哪里，就在你的本心；其实信心在哪里，就在你的身体；其实信心在哪里，就在你的坚持；其实信心在哪里，就在于你跌倒了能再爬起。

---

2. 行动点

明天把关于平面图已经确定的部分加入 PPT 中。

☞ **森田疗法导航老师批复**

　　好，明天把确定的部分加入 PPT 中。不求完美，渐趋完美。

---

3. 启发点

今天学习了自我调节篇的第三部分。为生活的美好目的而行动，且让风雨飘摇。

☞ **森田疗法导航老师批复**

　　启发点就可以成为你今后的座右铭。为生活的美好目的而行动。浪漫而伟岸。真漂亮！

---

4. 好奇点

目的性强不是急功近利对吗？是我之前都过于偏激和傲慢了。

> **森田疗法导航老师批复**
>
> 目的性强是优点，目的性强是行动一直朝着目的接近。急功近利是自己给自己捣乱，拿着焦虑当事儿说。就像别人在奔跑，而焦虑者坐着摇椅乱摇。摇椅摇碎了，也没前行半步。因此摇晃摇椅的人与目标背道而行。
>
> 在近1个月的训练中，你还有家人的努力是如此了不起。明天可以写森田疗法总结啦，把四个点写成总的四个点就行。
>
> 上交的总结是，总行动点、总启发点、总好奇点、对我们工作的总反馈点，各自一点就行。不求多，只求四点齐备。四平八稳却稳步前行，不达目的决不罢休！

 第 29 天森田疗法日记

每天交流学习森田疗法的 4 个点：

1．行动点

既然选择真理就坚定走完，不顾风雨兼程。

> **森田疗法导航老师批复**
>
> 你又提前了，了不起。真叫成长不间断呢！选择真理，风雨兼程，我们以此共勉吧。

2．启发点

犹豫就会败北。

☞ **森田疗法导航老师批复**

　　对，犹豫无非是患得患失，结果就是该得的没得到，可以不失去的也都失去了。所以孟子教导我们，既患得之，勿患失之。既然想获得一个成果，那就得花费精力和时间，像你现在这样。每天进步一点点，展开蓝图一片天。

3. 好奇点

结束森田疗法导航心理训练之后要怎么训练呢？

☞ **森田疗法导航老师批复**

　　结束森田疗法导航心理训练以后，你记下的这些内容就成为一个自我导航的过程了。接下来要走一步是一步，踏踏实实地成长。自我鼓励，自我督促。心理学的最终目的是把这些对你有用的理念、方法、策略内化，然后就不仅你能自己督促自己，还能督促、鼓舞别人，你爱的人、爱你的人。你的理解力、行动力、创造力都不差劲儿，都不是一般人比得了的，只要你行动。

4. 反馈点

　　训练是一种陪伴成长的过程，有人鼓励，有人指正，但我想以后自己也可以学着鼓励自己，督促自己。

☞ **森田疗法导航老师批复**

　　哎呀，看到你这个进度表，心中就一亮。那个红色就是黑暗中的灯火呀。虽然就一条、两条、三条，但是星星之火，可以燎原。但是你这个作业还是没有完全达到要求。我就惩罚你一下，明天再交一遍。可以修改，加一个"总"字，就是训练设置要求的总行动点、总启发点、总好奇点、总反馈点。然后我才能给你做一个总的嘱咐，好吗？晚上做个好梦，明天见。

森田疗法导航心理训练总结

1．总行动点

既然选择真理便坚定走完，不顾风雨兼程。

2．总启发点

与其犹豫不决，不如先行一步。

3．总好奇点

努力去拼搏才是不失望的最好办法，对吗？

4．总反馈点

训练是一种陪伴成长的过程，有人鼓励，有人指正，感觉最明显的变化就是我自信了很多，也包容了很多。我原来一直觉得别人说我行是在恭维我，现在我觉得我要干我就行！就得干，就得行！

☞ **森田疗法导航老师总结批复**

哎呀，我还有点儿担心，我要求这么具体、这么严，差一个字儿不行，你会不会说我苛求完美呀？喜出望外呀，你严格按照要求来做了。感谢你的配合，配合是能力呀。配合能力是心理健康的重要标志。

与其犹豫不决，不如先行一步。犹豫不决，好像是为了前途谨慎，其实呢，这个谨慎是过于谨慎，结果就像坐摇椅，拼命地摇来摇去，也离不开原地。前行一步，先行一步，未必完美。失败了总结教训，成功了总结经验。你成了你的诺言的见证人。

为什么说犹豫就会败北呢？犹豫就是患得患失，患得患失又想得到，又怕失去。你啥也不舍，怎么能得到呢？投资就有可能担风险，可是你不投资体力、不投资精力，不投资钱，就会一无所获，也没法活。所以，犹豫好像是为自己着想，其实全然对自己不利。

中国第一个乒乓球世界冠军有一句口号："人生能有几回搏"。你说了拼搏等于不失望，就是这意思啊。失败是成功之母，失望是希望之母。失望了，别绝望，继续前行。摔倒了，别趴下，继续前行。这样就会有希望，是好样儿的。

我在森田疗法课程里讲过胡适先生的例子，他认为自信就是相信努力不会白费。你看，以你自信的努力，到今天你的设计就前行了一些啊，你的时间表格就画了很多鲜明的红道道啊。其实你前行的脚印，就是自信的标志。自信是努力的结果，总结的结果，学习提高的结果，也是一个不断自我庆贺的结果。

拼搏却不失败的办法有两条。第一，要适当休息调整。第二，要总结经验，以利再战。如果加个第三的话，还要请人督导。永远在比我们高明的人面前谦虚求教，我们才能前行。毛主席还曾说徐特立是他的老师，过去是，现在是，将来永远是。你们很出色，也要有自己的老师，包括你的专业老师，可以向他请教怎样让设计更接近完美。

其实被别人赞美的时候，与其说别人是恭维，不如说是对人表达感恩。这个时候，双方都是平等的，你也应该感恩对方。

我要干我的事就行，这是你最了不起的人生理念。就得干，就得行。这是迟同学最豁亮的灯塔。照亮自己，前行不止。

非常感谢，你和家人对训练的支持。非常钦佩，你做出的百折不挠的努力。非常赞赏，你用行动、用坚持，成就着自己的人生路线，成就着自己的人生梦想，成就着成为自己的人生使命。

等你这个设计完成的时候，拿着你设计完成的并不完美的，但是在朝完美接近的稿子和你完成的时间标志图，拿着这个作息表、成就表，咱们再约一次，来一场你的成果展示。

森田疗法导航心理训练，到此结束，我们的训练是30天，但是训练的结束语和叮嘱永远是千篇一律的，那就是：你的森田疗法训练的结束，是你的森田疗法式有意义生活的正式开始，直到永远！

训练后记：

4个月后，小迟发来微信：老师！我硕士毕业论文和答辩通过啦，谢谢老师。

曲老师回复：你真了不起呀，由衷祝贺，也转达对父亲母亲的祝贺！感谢他们和你对心理训练的卓越配合！祝你前程似锦，美梦成真！

（李锡娜　曲伟杰）

第四章　门诊森田疗法应用案例

第一节　惊恐障碍共病恐惧症门诊森田疗法应用案例

黎先生，男，45岁，公司负责人。

【相关病史】

黎先生一直身体健康，工作顺利，家庭和睦，2个孩子现在都上大学了。5年前一次健身运动时他出现明显心慌，很难受，以后就特别害怕心慌，越是害怕就越容易心慌发作，经常在人多时、一个人时、外出时或者到远的地方时出现心慌、头昏、腿软、手心出汗，一次发作10～30分钟，所以不敢离开家出门，不敢出远门，不敢坐飞机、火车，经常胡思乱想，到医院进行各种检查没有发现异常，越来越不敢出门，不能上班，出门或者在家一定要有人陪同。一个人时就非常容易出现上述症状发作，近3年已经完全不能出门、不能上班，不能一个人独处。2年前在某医院进行心理治疗1年半，仍不能单独出门，不能上班，不能一个人独处。近半年加重，经常头昏、心慌。来诊，恐惧症。查体和实验室检查无异常。精神检查：意识清，接触可，外出恐惧，独处恐惧，回避独处和外出，不敢骑车。易焦虑，社会功能减退。诊断：惊恐障碍共病恐惧症。药物治疗：帕罗西汀30 mg，一天1次口服。

【首次森田疗法治疗】

医生：你目前表现的症状其背后根本的原因就是一个"怕"字，怕再次心慌发作，怕发作了没有人管。你不断地在设法排除这些"怕"，所以才不上班、不外出、不公出，总是需要人陪着。

黎先生：是的，我虽然知道怕是没有用的，可是我控制不住自己，没有办法让自己不怕。尽管我总是告诉自己不要怕，可是没有用。

医生：其实你的"怕"是对的，没有错，不需要告诉自己不要怕。

黎先生：怕的没有错为什么我会这样，而且一直也治不好呢？

医生：你的想法没有错，而你围绕着怎样才会使自己不怕在做事是错的，一直在试图消灭"怕"、试图躲避"怕"，这样做反而会使你更怕，陷入恶性循环之中。

黎先生：为什么？

医生："怕"是每一个正常人应该有的一种情感。人有七情，不会因为你讨厌其中之一的"怕"（恐惧）这种情感就可以消除它。无论你怎样讨厌、排斥、回避"怕"，"怕"这种情感都是不能被消除的。

黎先生：我也不是要特意消除"怕"呀。

医生：你回避独处、回避外出不就是为了不诱发恐惧，不诱发"怕"嘛，就是说你不希望怕这种情感出现。

黎先生：那倒也是这么回事。可是每当一个人时或外出到人多的地方时，就真的头昏、心慌、腿软，我真的没有办法。

医生：你已经形成一种条件反射了，所以在类似的情况下（独处时、外出时、人多时等）就会出现上述症状。但是你越是回避或害怕这些情况，就越好吗？

黎先生：不是的。

医生：是越来越不能进入这几种环境了，越来越不好了。所以想要治好你目前的症状，不能只靠躲避，不是等不怕了再出门、再独处、再到人多的地方，而是把容易出现紧张情绪的事先放在一边，先把身体搞得健康起来，不至于一紧张就容易出现头昏、心慌、腿软。治疗这个目标的任务交给医生，医生让你服药可以帮你改善这些心慌发作的症状。你配合医生的首要任务是锻炼身体，每天可以散步、练气功等，使自己身体锻炼得越来越强壮，能够在任何情况下都不发生头昏、腿软、心慌，当然一定要区别开哪些是由于紧张导致的躯体不适，对紧张导致的心慌不要太在意，因为这是正常现象。

黎先生：好的，我这样试试。但是要是遇到上述情况紧张起来了怎么办？

医生：遇到一些事会紧张是正常的，既然是正常的就不需要回避，紧张就紧张，不把它当回事，把它当作人人都会有的情绪，我此时此刻需要干什么就去干什么就行了。这时候最重要的是选择。不是选择躲避紧张，而是选择去做该做的事，然后你把每天所做的主要的事记下来，给医生看，医生给予适当指导。

黎先生：好的。

【1周后复诊】

医生：这周情况怎样？

黎先生：每天在家里运动 3～4 次，一共 2 小时左右，做家务，看点书，公司的事靠电话会议，几乎没有出现身体不适反应，还是不敢出门，不敢独处。

医生：不错，这是一个良好的开始，继续做下去，看看时间还有没有可以被有效利用的空间，如果有快递什么的，或者购物需要，可以先与夫人一起去取快递，外出时想的是怎样办事，而不是想怕了会怎样。如果出现怕的想法，不要理会，继续去办你的事，如果出现身体不适感，不要在意，不是不怕了再去做事，而是只要需要，即使怕也得去做事。

黎先生：好的，我尽量去试试。

【2周后复诊】

医生：这周情况怎么样？

黎先生：这周情况还好，每天都是锻炼身体、做家务、开电话会议，这周身体受了点伤，很痛，活动的时间少些了，偶尔出去取快递，但是需要家人陪同，这样安心些。

黎先生：你做得很好，虽然有夫人陪伴，不管怎么说已经出门了。希望你不要以怎样能安心为前提，是以完成任务为目标，看看怎样才能完成医生交给你的任务，需要做哪些准备，怎样去怎样回来，比如取快递，如果东西大是不是需要找一个小推车，不要先去想紧张了怎么办？这个想法来了就来了，不要管它，就是说想归想做归做。

黎先生：好的，我试试。

【3周后复诊】

医生：这周情况怎么样？

黎先生：还不错，吃帕罗西汀每天 30 mg，第 1 周有过一次发作，但是很轻，不像以前发作时很难过。这 2 周一次都没有发作了。

医生：太好了，每天生活怎么样？

黎先生：每天开电话会议，处理邮件，遥控处理公司事物。间断运动 3～4 次，每次运动 20～30 分钟。这一周还一个人到小区门口取快递 3～4 次，现在敢一个人外出了。虽然进步挺大的，但是不敢在外面停留，取了东西马上回家，还是很紧张的。

医生：很久没有出去了，有点紧张也是正常的，但是该怎么办事就怎么办就可以了，好不容易出去了，在外面转转，比在家里锻炼空气好，心情也好啊。

黎先生：好的，试试吧。

【7 周后复诊】

医生：这周情况怎么样?

黎先生：这段时间进步挺大的，每天都能一个人在外面小区散步半小时左右，在家锻炼 3 ~ 4 次，每次 20 ~ 30 分钟，跑步机跑步或进行自行车运动，家里有运动器材，冥想 2 次，每次 15 分钟，做家务，网上办公（疫情期间不能上班），开始学习英语，生活过得很有意义。有时与妻子或朋友一起外出到远处，但是没有单独到远处，还没有出本市。

医生：非常好，还是不敢到远处是吧。

黎先生：不敢去。

医生：你先把在市内的生活都训练得自如了吧。还是这个原则，不管做什么、到哪里，首先想的是干什么、怎么干，而不是想害怕了怎样。

黎先生：好的。

【11 周后复诊】

医生：这周情况怎么样?

黎先生：近的地方已经没有问题了，一个人也敢去了，到外省市还是不能突破。一想到去远的地方就紧张，就不敢去了，市内比较远的地方都需要妻子或者同事陪着去。

医生：进步很大，能看到你的进步，你已经突破了许多过去不可以的事情，一定要清楚地看到这一点。其实只要近的地方可以了，远的地方就应该可以。你还不敢去远的地方，是你有预期焦虑，就是一旦要去远处先预感到紧张，一出现紧张就排斥、回避，越是这样就会越紧张，就越不敢到远处，陷入这种恶性循环之中，就难以去远处了。

黎先生：怎么办呢?

医生：首先不能排斥紧张、恐惧，因为这是人应该有的一种情感。我们不是等不紧张了、不恐惧了才可以做事，才可以出门，而是紧张就紧张、恐惧就恐惧，但是我要去办我的事，那就去，不管是紧张还是不紧张，事办成了就可以，以后逐渐习惯了就好了。

黎先生：那我试试吧。

【预后】

　　开始森田疗法治疗后，黎先生恐惧症状逐渐减轻，并不那么在意恐惧了，活动范围逐渐扩大，没有出现惊恐发作。半年以后可以开车和夫人一同外出游玩，一个人可以自如地在本市内参加各种活动，半年以后帕罗西汀减到每天 1 片，9 个月以后夫妇一起到外地旅游，并且可以正常上班工作，1 年半以后可以独自到外地出差，一个人住宾馆没有问题，生活不再受限了。

【病例讨论】

　　黎先生有自己的公司，生活很顺利，但是由于惊恐发作的出现，使其陷入对发作的恐惧，越怕发作，就越不敢去曾经发作过的场所（精神交互作用），于是不敢外出，不敢到外地，不敢独处，不敢剧烈运动，怕再次发作（受容性低下），认为是这些地方导致自己发作（思想矛盾），整天想的都是怎样避免发作（注意固着），导致不能上班（身体社会功能低下），陷入被束缚状态，陷入对外出深深的恐惧之中。而且这种状态已经持续 5 年，虽经过精神分析治疗 1 年半，但是对药物治疗比较抵抗，以往没有经过药物治疗，惊恐发作一直没有被控制，随时可能发作，那么恐惧心理与日俱增，无法解决，所以开始正式治疗后，首先征得黎先生同意，使用药物帕罗西汀治疗，每天 30 mg。2 周后惊恐发作基本控制。黎先生病前没有外出恐惧问题，所以不必在怎样恢复其外出功能上下功夫，或者训练这个功能，因为这是他本来具有的功能，关键在于改善外出恐惧心理，解决了这个问题就等于恢复了独自外出的功能。心理治疗首先讨论怎样对待"怕"的问题，解决惊恐障碍的"怕"首先要解决惊恐发作，所以即使不愿意吃药也要吃，因为药物是控制这个症状最快最有效的方法。在这个基础上，怎样提高身体素质、提高抗压能力，才是解决怕再次发作的重要途径。这样改变他原有的躲避发作反而使恐惧感越来越增强的状态，把他关注的目标转移到每天运动从而提高身体素质和抗压能力的事情上。这是改善目前外出恐惧需要走的第一步，意在切断精神交互作用，同时提高对恐惧症状的受容性（不是经常刻意地去排斥恐惧、躲避恐惧了），这样也可以改善注意固着在排除恐惧这件事的状态。每次就诊时讨论运动的时间、运动量，都是为了督促上述作业的不断顺利完成，增强作业的信心。由于疫情因素，外出活动范围受限，所以外出锻炼身体的活动也受影响，多少推迟了改善的时间，但毕竟每天的生活安排已经得到改善，2 个月左右可以一个人到小区大门外取快递包裹，半年以后已经可以独自外出在市内范围内活动，9 个月后可以独自上班工作，可是对于本市到外地的公出还是很抵触，这时的策略是加大活动量和时间，每天步行 1.5 万～2 万步。通过这些活动，围绕死的恐怖的精神能量逐渐转向围绕生的欲望的行动，外出恐惧逐渐减弱，不再像以前那样被在意，黎先生的社会功能逐渐恢复。

（李江波）

第二节　社交恐惧症门诊森田疗法应用案例

刘先生，男，52 岁，社交恐惧 38 年。

【相关病史】

在刘先生 14 岁时，同学开玩笑，说刘先生看起来怎么这么老呢，使他感觉非常难堪，好像无地自容，从此就不敢与人交往，不愿抛头露面，尽量躲避见人，在别人面前紧张，甚至脸红，经常低头，学习成绩受到影响，没有考上大学。到某公司干杂活，在单位与生人打交道还可以，与熟人打交道极其紧张，所以在单位总是默默无闻，干了几十年还是在基层，没有一点进步，自己也痛苦。多次到精神专科医院求治，而且在某大医院精神科诊断为社交恐惧症，住院治疗 40 天，结果仍然是无改善。查体：无阳性体征，SCL-90 强迫、焦虑中度，恐惧、偏执重度，其余轻度。EPQ 神经质。诊断：社交恐惧症。处置：帕罗西汀 20 mg，一天 2 次口服。

【首次森田疗法治疗】

医生：你的发病经过我都清楚了，你之所以变成社交恐惧，而且反复治疗都没有很好的效果，就是因为你一直"把正常当异常"。

刘先生：什么是"把正常当异常"？

医生：比如中学时，别人说你长得显老，你有些不好意思，这很正常呀，以后害怕别人再这样说你，这也正常啊，正常的事你不去在意它就往往没有事了。

刘先生：正常的事在意了就会出问题吗？

医生：正常的人对正常的事一般是不在意的，比如夏天天气很热，天气热了就容易出汗，这很正常，没有人因为夏天热而出汗去医院看病，因为他们认为这是正常的。假如你因为夏天容易出汗而去看病，说明你认为这种现象不正常。由此来看，你总是躲避与人交往，躲避见人，尽量通过低头、不说话、回避社交等方法避免产生害怕的感觉，说明你认为这种害怕是不正常的，希望通过上述方法防止害怕情绪的发生，是不是呢？

刘先生：（点头）知道这些对治疗我的社交恐惧有用吗？

医生：这就像算术题一样，你不知道这道题是怎么错的，怎么纠正呢？其实一个人遇到人无论是有一点紧张、害怕还是一点也不紧张、害怕都是正常的，遇到人和没有遇到人总是有些不一样的，自己在家想怎么样就怎么样，比如夏天在家光膀子，但是来人了就赶紧穿上衣服，是吧。所以遇到人时，你感觉心平气和也好，有点紧张、害怕也好，都是正常的，不需要在意它，这样慢慢就会习惯，也就没有事了。可是你总是觉得是回事，特意躲避这种场面，反而这种场面就会对你影响越来越大。

刘先生：那遇到这种紧张场面应该怎么办呢？

医生：因为这是正常的现象，就不需要去在意它，无论此时你怎么想的，这不重要，关键是怎么去做。正确的做法是此时紧张就紧张，害怕就害怕，脸红就脸红，但是遇到什么事了，这个事该怎么处理就怎么处理，该干什么就干什么。选择这样处理，而不是像过去一样去选择躲避，这样就行了。只要你不像以前那样躲避，不像以前那样低头、绕着走，这种做法应对你说的紧张场面就是正确的，这样就会慢慢习惯的。

刘先生：那我脸红怎么办？

医生：脸红也是每个人的一种正常功能，我们不能消除自己的正常功能，所以就不去管它，继续做你该做的事就可以了。

刘先生：那我会很紧张，心脏跳得很快，很难过的。

医生：如果你不去管它，一般都会慢慢缓解的，就像你跑步后心跳很快，呼吸很急促，也很难受，不过一会就过去了，还可以反复几次深呼吸。既然你想治好你的毛病，这点难过的感觉就像你要为治好自己的毛病而付出的代价一样，还是要承受的。

刘先生：都说森田疗法对治疗社交恐惧症有效，我真的能治好吗？

医生：森田疗法治好的案例很多，但是你能不能治好，那要看你是不是能纠正自己的一些不正确的观念和做法，是不是能很好地配合医师治疗，按照医师指导的方向去进行有建设性意义的行动。

刘先生：为什么要进行有建设性意义的行动呢？

医生：你所担心的、害怕的事情并不是没有道理的，甚至是正确的，可是你围着这些担心、害怕（怕紧张、脸红，怕人家瞧不起自己等）做事，比如见熟人就躲，尽量不说话，对解决你的问题有用吗？没有用，只是暂时地缓解当时的紧张、害怕，并没有真正地解决你的问题，就是说，你这样做并没有多大用处。既然这样那就换成有用的，进行有建设性意义的行动，可以使你不断地获得成果，比如锻炼身体使身体变得更健康，努力工作使自己更优秀，搞好人际关系使自己更受大家欢迎等。

刘先生：有道理。我试试。

【1周后复诊】

医生：这一周怎么样？

刘先生：还是不行。

医生：怎么不行？

刘先生：还是见人紧张。

医生：你还记得吗，我说过见人紧张是没有什么不正常的，关键是你见人紧张时在干什么了？躲了？没有出门？没有上班？什么也不说？

刘先生：那没有。出门了，每天都上班了，就是见人能不说话就不说话，能躲就躲，躲不了了，就硬着头皮说话、办事。

医生：既然也出门了、上班了，也硬着头皮说话和办该办的事了，这就是对的，这就是正常的，怎么说不行呢？虽然你还尽量不说话，好像这样可以减少你的紧张，可是这么多年来你一直是这样尽量不说话是吧，可是紧张缓解了吗？还是照样见人紧张吧，所以为何不试试新的方法呢？就是紧张就紧张，该说什么就说什么，不该说的就不说这就可以了。

刘先生：出门、办事，我目前这样做就对了。说话方面还要想想办法是吧？

医生：说话方面不是特意去想办法，就是不去刻意地在意是要说还是不要说，而是该与人说话时不管是紧张还是不紧张都要说，不该说话时就是想去说也不能说，比如别人正在台上讲话，自己不随便说话，不随便打断别人说话，这才对的，但是人家点名要我谈谈想法，那我该说什么就说点什么就可以了。

刘先生：我就是不爱说话，习惯了，在人面前很难说出话来。

医生：既然是习惯，习惯是可以改变的，只不过不那么容易改变，但是既然这样对你影响较大，你已经决定想改变这种状态，那就要为你的这个愿望做出努力。怎么努力，就是关注需要怎样与人交往和说话，该说些什么，而不是关注说话时是紧张了还是没有紧张。

刘先生：关键是我关注与人交往时的紧张是不由自主的，像条件反射一样。

医生：正因为你经常会不由自主地关注那些你明知道不应该关注的事，那说明你在这方面需要训练。经过训练，你愿意关注哪里就关注哪里，不愿关注哪里就可以不去关注哪里。

刘先生：那怎么训练呢？

医生：去训练身体状态，跑跑步，走走路，打打球，游游泳，自己选择适合自己的运动，这样想跑步就可以跑步，想走路就可以走路，想打球就可以打球，想游泳就可以游泳。经过这样一段时间的训练，对你应该有帮助的。

刘先生：以前从来没有这样训练过。

医生：那你训练试试。这样才会得出是不是对身体有好处的结论。过去是关注是不是又紧张了，现在是关注有时间去做什么训练。

刘先生：好吧，我试试。

【3 周后复诊】

医生：这 2 周怎么样？

刘先生：是不是吃药的关系，这 2 周紧张好多了，见人不那么紧张了，只要不紧张了，说话办事就好多了。

医生：与吃药会有一定的关系。你这 2 周下班或者休息日都干什么了？

刘先生：你不是说训练吗，我试着每天出去散步、慢跑，觉得挺放松的。

医生：每天活动多少时间？

刘先生：吃完晚饭后就出去了，每天 1～2 个小时吧。

医生：有什么感觉呢？

刘先生：觉得锻炼以后轻松。

医生：非常好，继续这样做，看看还能干点什么有用的事情。

刘先生：好的。

【5 周后复诊】

医生：这 2 周怎么样？

刘先生：每天工作、生活还是一样，就是晚上吃饭以后，还有休息日多出去活动活动，好像习惯了，不出去还不舒服呢。

医生：你以前的那些见人就紧张，尽量躲避的问题怎么样了？

刘先生：那个问题好像还有，不过好像不像以前那么在意了，不像以前那么排斥了，好像也无所谓了。

医生：这就对了。我们的情感就像自己身体的一个器官一样，根据自己的需要发挥作用，该高兴就高兴，该紧张就紧张，该悲伤就悲伤，不需要刻意去管它，听到悲伤的事掉眼泪了，被人批评后第二天见到这个人就紧张，都不需要刻意去管这些情感变化。这就像我们不能干预自己身上的器官发挥正常功能，而是去干我们最需要干的事。

刘先生：我这个人这么多年已经习惯了，不愿与人交往，原来是怕交往，现在好像也不怎么怕了，可是人际交往起来还是挺别扭。

医生：既然是习惯就是可以改的，关键是你觉得是不是有必要改，如果觉得有必要改，那就不管怎么别扭都要慢慢改。任何事情都有一个从不熟悉到熟悉，从不熟练到熟练的过程，慢慢地来就可以了。你可以先从少交往开始，原来是尽量不与人交往，现在是少一点与人交往了，先从与亲属的走动开始，逐渐增加吧。

刘先生：是啊，要是不想改变自己，我也就不找医生了。

医生：既然这样，那就按照医生说的去做。

刘先生：其实道理已经懂了，可是做起来估计还是会有困难的。

医生：只是懂了，但是遇到困难就停止下来，不按照医生说的原则去做，那你还是不会有进步，只是停留在 0 这里。

刘先生：懂了才只是 0 吗？

医生：我懂了，发财太好了，可是只是懂了就发财了吗？

刘先生：也是，懂了发财还是发不了财的。

医生：停在懂的阶段，就到 0 了，懂都没有懂，对你需要懂的这件事来说，那就什么也不是，懂了而且开始为了你懂的这件事行动了，就是向 1 的方向迈进，1 万还是 1 亿都是从 1 开始的，只有这样一直行动下去，才有可能实现目标。

刘先生：好的，我努力去做。

【预后】

刘先生逐渐摆脱了社交恐惧的困扰，基本不在意在别人面前紧不紧张了，不刻意躲避别人了，人多人少都自然了，不为此而痛苦了。刘先生朋友不多，亲戚走动多了一些。半年以后帕罗西汀减到每天 20 mg，一直服药，社会功能、生活质量得到改善。

【病例讨论】

刘先生是个非常好面子的人，在多年前还处于青春期的时候，被同学说了长得老，这是很丢面子的事，从此就特别怕人家说自己老之类的话，所以见人就紧张，越紧张就越不愿见人（精神交互作用），认为自己真的长得不好看，比较老（思想矛盾），越是不与人交往也就没有人说自己老，就越是想躲避与人交往，排斥与熟人在一起时的紧张（受容性低下），注意力经常关注自己是不是紧张、接触的人是生人还是熟人、怎样躲避与人交往（注意固着），因此社会交往有困难，社会功能和生活质量受到影响（身体社会功能低下），陷入被束缚状态。即使经过住院和心理治疗也没有得到改善，难点就是没有打破被束缚状态。我们的治疗是首先把在别人面前或多或少有点紧张甚至是有些脸红的现象正常化，就是说这些现象是正常的，是不需要去排斥的，也不需要进行特殊治疗。如果自己特别紧张、过度紧张，那就吃点可以控制焦虑紧张的药，但是如果一直把这个现象当做是不正常的，那么即使药物治疗改善了这个症状，但是一旦减药或者停药就又会出现上述症状的复发。而把这个症状正常化，症状一旦被控制以后，再次出现时他已经知道这是正常的现象，不需要去排斥，那么就不容易引起精神交互作用，也就不那么容易出现症状反复。所以让患者理解这个正常化理论对治疗社交恐惧十分重要。其次，既然已经知道了见人紧张或不紧张都是正常的，那就不能再排斥见人，只要不排斥见人、不躲避见人，见人时该做什么就做什么，就可以提高受容性，关注的焦点就不需要放在分辨见到的人是陌生人还是熟人，不需要刻意躲避见人，受容性会进一步提高。而应该关注的是见到人时说什么话，办什么事，关注点转变了，就会切断过去的精神交互作用，注意固着在见人就紧张的状态也会逐渐改善，那么过去见人就紧张想躲的状态就会越来越减轻，形成良性循环。随着以往症状的逐渐减轻，那么服药剂量减少，对药物的心理负担也会减轻。对这样的患者，没有必要对其过高要求，因其特别好面子，所以一定要经常鼓励，才有益于症状改善。要让他明白，即使还是或多或少地见人不自然或者紧张，也一定要切记这是正常的，这是使自己保持形象、不冒冒失失地说话而有失体面的一个有益的感觉，不需要特别去在意，更不需要去除这种紧张。另外就是朋友不多，也不能说自己就不正常。想增加朋友就需要努力，多少朋友都顺其自然也没什么不好，自己不是什么显贵，不能指望别人去主动与自己交朋友。多去参加社会活动，多去为别人着想，慢慢就会获得别人的好感，好感多了就会成为朋友。按照上述方向指导，而不是怎么去给患者壮胆，或者不断地加药，这样往往不能收到明显效果。

（李江波）

第三节　强迫症门诊森田疗法应用案例

张先生，男，24岁，研究生2年级，控制不住地胡思乱想半年。

【相关病史】

张先生已经恋爱2年，这期间和对象恩恩爱爱，感情甚好，经常住在一起。8个月前因疫情原因，俩人很少见面，学校也不能去。无聊之际他在网上找人聊天，有个女孩与自己聊得很投缘，有一天觉得是不是自己爱上她了，这么一想不禁吓出一身冷汗，这不是出轨吗？自己开始责怪起自己，于是向对象坦白，说这些天放假无聊，在网上找人聊天，只是解解闷，没有别的意思，乞求对象原谅。对象说只是网上聊聊，又没有见面，不能算出轨，没有埋怨他的意思。他见对象这么大度，先是松了一口气，然后就觉得对象为什么对这件事看得这么淡呢？是不是她也有这样的事，才会这么坦然呢？越想越觉得不对劲，反复询问对象有没有也找男人解闷、暧昧之类的事，也要向自己坦白。这种重复的询问，让对象哭笑不得，每次都是矢口否认。对象越是否认，张先生越是觉得这里面有事，于是经常与对象吵架，非常烦恼。其实他也觉得对象不会是那种人，可是又控制不住自己不想这件事，一想就生气。到某医院心理科求治，诊断为强迫症，给予氟伏沙明每早2片，奥氮平每晚1片，服药3个月效果不明显来诊。查体：无阳性体征。实验室检查无异常；心理测验：SCL-90中度强迫、偏执，其余轻度。EPQ神经质。诊断：强迫障碍。处置：舍曲林100 mg每天早饭后1次，奥氮平5 mg每天晚饭后1次。

【首次森田疗法治疗】

医生：你现在主要的困扰是什么呢？

张先生：控制不住地想对象是不是外面有人了。

医生：你认为她外面有人吗？

张先生：我也不确定，但是我越想越觉得好像她外面有人了。

医生：你想和她分手吗？

张先生：不想分手。我想和她好。

医生：既然想和她好为什么不对她好些呢？看看怎样做才是对她好呢？

张先生：现在想不出来怎样做。

医生：既然想和她好，就凡是对她好的就去做，对她不好的就不去做，就不能老是怀疑她，老是和她吵架。

张先生：控制不住地这么想，憋不住就问了，搞搞就打起来了。

医生：你愿意这么想吗？

张先生：我控制不住地想，我也不希望她真有这个事。

医生：既然你也不愿意这么想，既然你也不希望她真有这个事，既然这个事还不确定，那不如先放下这个事。因为有一个事是确定的。

张先生：什么事是确定的？

医生：你现在控制不住自己的想法是确定的。每一个正常人都是可以控制住自己的，自己已经控制不住自己了，这不是一个小事。

张先生：那怎么办呢？

医生：先把对象的那些不确定的事放下，即使想去想清楚这件事，也不围绕这件事去想去做，因为还有更重要的事要做。

张先生：什么更重要的事？

医生：先去解决你自己控制不住自己的事。

张先生：怎么解决？

医生：每天去慢跑、快走，训练自己，慢慢变成可以控制住自己。

张先生：跑不动怎么办？

医生：那就快走，或者跑一跑，走一走。

张先生：就这些吗？

医生：还有就是对对象好一点，因为你说不想和她分手，希望和她好好相处下去，那你就这样做。你对她好，她一定能感觉到的。

张先生：好的。

【1周后复诊】

医生：这周你怎么过的？

张先生：跑了几次步，给对象做了一次饭。

医生：了不起。看来你是对医生的建议听进去了。

张先生：我还是控制不住地想怎么办呢？

医生：你明知道自己想的事不确定是吧。

张先生：是的。

医生：既然明知道不确定，就不去管想的事，即想归想，做归做，做你该做的事，你说给对象做点饭，出去跑跑步，准备上学时该做的事，这都是对的。我们每个人都会想归想，做归做的，比如，美国我还没有去过呢，我想去美国，但是虽然想了，没去，还是在这里上班。这就是想归想，做归做。

张先生：这个星期虽然和对象吵架少了，但还是吵了一次。

医生：吵架少多了说明你还是有进步了。

张先生：这周我应该怎么办？

医生：还是上次我说的那些，只不过在时间上、数量上扩大。你是不是想好得快点呢？

张先生：是的。

医生：你明知道自己想的事不确定是吧。

张先生：是的。可是我还是控制不住去想怎么办？

医生：不是去控制，而是去选择。

张先生：选择什么呢？

医生：在胡思乱想控制不住时去选择干与这件事不相干的事情，比如去健身，去打扫房间，去做家务都可以。

张先生：我也这么做了呀。

医生：你虽然也做了一些，但是还不够。比如你想买一台电脑，4000元一台，你每天都交了10元钱，1周后你来取电脑了，你说已经交钱了，但是为什么拿不到电脑呢？

张先生：钱不够。

医生：就是为了你想收获的东西，你所付出的还不够。如果想尽快收获，那就多多地付出就可以了。

张先生：好的。我知道了。

【2周后复诊】

医生：这周你是怎么过的呢？

张先生：这周对象生病了，我做饭，收拾卫生，跑步，每天都跑。每天做了好多事。

医生：你的那些控制不住的想法怎么样了？

张先生：好多了，好像不怎么想了。不像以前那样了。

医生：太好了，看来你的付出没有白费。

张先生：是的。

医生：你打算下一步怎么办？

张先生：马上开学了，我打算上学去了。这么长时间以来耽误了不少事情。

医生：太好了，即使上学了，还是要做到想归想，做归做，每天坚持慢跑，药还是要坚持吃的。

张先生：好的。

【预后】

上学以后实验顺利进行，与对象关系完全和好，每月复诊 1 次。3 个月后舍曲林减到每日 75 mg，奥氮平减到每晚 2.5 mg。巩固治疗。

【病例讨论】

张先生是一名研究生，平素学习生活是比较紧张的，而且还在恋爱之中，就显得整个生活是比较忙碌的。在疫情这个特殊事件的背景下，一段时间不能去上学，连对象也很难见到，这种情况下，有时找人聊天也是可以理解的。可是聊着聊着，随着接触增多，张先生对对方产生好感，误认为这是爱情，是背叛，是出轨（思想矛盾），越想越觉得对不起对象（精神交互作用），于是向对象坦白、道歉，没有想到对象很宽容，认为只是聊天算不了什么。对象的宽容使张先生产生了误解，认为对象也有类似的问题（思想矛盾），于是追问对象，对象越是不承认，他就越是觉得其中有问题，他越是怀疑对象（精神交互作用），对象越是生气与自己吵架，他越就生气，非常排斥万一对象会发生外遇（受容性低下），就像自己不知不觉中喜欢别人，于是整天想着这件事，控制不住地胡思乱想（注意固着），学习学不进去，什么事都不想干（身体社会功能低下），陷入被束缚精神病理状态之中。曾经服氟伏沙明治疗，效果欠佳，原因是没有打破被束缚精神病理。张先生虽有多疑症状，但是要求治疗，虽怀疑对象，但是并非妄想，自己也知道并不确定，而不是坚信不疑，只是控制不住自己去想，属于强迫症状。为了干预这个强迫思维症状，我们没有从分析对象不太可能有外遇或者分析张先生认为对象有外遇的想法不成立这方面入手，而是避开他纠结的话题，建议张先生放下那些还无法确定是有还是没有的事情，去解决已经肯定有的控制不住自己的强迫症状。得到他认可以后，建议他增加运动，多做对对象友好的事情，这样可以改变精神能量的流动方向，容易改善目前的强迫思维。虽在开始阶段他仅仅是适当地做了一些医生指导的事情，但在医生的不断鼓励下，这些事情做得越来越多。做的事情转变了，关注的目标就转变了，因此切断了精神交互作用。他还做了对对象好的事情，得到对方的好感，双方关系修复，对对象的疑虑消失，受容性提高，注意固着在对象是否有外遇的状态改善，恢复了正常的生活，被束缚精神病理被打破。这种情况下，抗抑郁药舍曲林改善情绪和强迫思维的作用以及奥氮平改善认知功能的作用也更容易发挥出来，情绪和强迫症状也随之改善。

（李江波）

第五章 森田疗法在心理咨询中应用案例

第一节 森田疗法网上心理咨询应用案例

一、强迫症案例

小王，男，36岁，已婚，大学学历，党员，已工作8年。

【病情介绍】

小王是矿区工人的儿子，父亲是挖煤工，父母都比较忙，记忆中从未精心照顾过自己。父亲是大学学历，对子女的期望也高，但他的脾气不好，除了训斥，从未表扬过自己。小时候的印象是家里没有太多温馨的氛围，经常看到哥哥被父亲打骂（不管对错），父亲对自己稍稍好点。整个矿区的人员是从全国各地来的，矿区治安不是很好，电影《古惑仔》的帮派斗殴场面经常会在身边上演，对此自己甚是恐惧，就感觉自己跟小草一样没有人照管，好像自生自灭也不会有人在意似的，同时讲义气是自己从小就学会的"品质"。1999年技校毕业（混的）后，开始了人生的工作旅程。自己的适应性很强，为人诚恳，吃苦能干，与同事相处得很好，但也慢慢发现工作中的一些不公平，有些同事因为文凭高而工资待遇比自己高很多，但实际他们的能力并没有比自己强多少，这个时候小王便起了重新学习的念头——通过成人高考进入高校取得文凭。2002年毅然休假闭门在家复习了半年文化课，这半年很是艰苦，一边紧张地复习，一边焦虑：如果考不上怎么办？考不上还要回到原来单位上班吗？那多没面子，会被人笑话，等等。其间有时题目背不出来还会打自己的脸。虽然最后顺利通过考试，但由于大脑长期处于紧绷状态，也没有及时调节心情，最后身体状态崩溃了，出现失眠、注意不集中、看书看不进去等神经衰弱症状，吃中药调理了很长时间。在校的几年生活并不轻松，自己是班长，在学习各门功课的同时还要管理整个班级并完成班主任交待的各项工作。因为自己的岁数比同学们都大，所以对事物的看法与同学们有些差异，和同学们没有共同语言，因此又产生了情绪上的困扰，会感到很郁闷，又没地方发泄，大概第一个学期就产生了奇怪的念头。开始是想到口臭就会联想到读技校时有个要好的同学说自己嘴巴臭，自己就不敢靠近同学说话，口水很多。后来，又想到看书是不是会变成书呆子，联想到书呆子的那种软弱、无力感，于是自己就不敢看书，但是又不得不看书，在读书时内心非常矛盾和冲突。后来在路上看到教导处的老师就主动打了招呼，但感觉老师没有理自己，于是想是不是自己哪里做错了，内心纠结。最后，又联想到阳痿，男人最害羞、最难以启齿的事情，当时在打篮球，如果球没有碰到篮球框，有的同学会说怪话"阳痿了"，自己心里就咯噔一下。自己感觉不能再这么胡思乱想下去了，于是就交了女朋友，想通过谈恋爱转移注意力，但这个想法还是去除不掉，活得痛苦，有时候甚至会想把自己阴茎割掉总不会想了吧，等等。2006 年毕业了，工作后自己才慢慢地好转，强迫思维暂时没有了。其间小王经历过一些事情，包括父母年纪大了每次电话都督促早点结婚；自己和有过婚史、有小孩的女人谈恋爱，父母坚决反对，不得已俩人还是分开了，这件事使自己很痛苦。2012 年，小王再次谈恋爱，由于压力和不良作息，有一天下午突然闪过一个念头——"如果阳痿怎么办"，这种念头从此便又重新多起来。这是怎么回事呢？自己上网查了许久才知道这是强迫思维。看过森田疗法、内观疗法的书，其间上述症状好好坏坏，反反复复。小王结婚后生了一个女儿，父母还想让他再生一个孩子。现在二孩放开，有一次在和妻子谈到二孩的时候，突然脑子紧绷，下意识地想到下半身，使得下半身也紧张起来，不舒服的感觉立刻又来了。

【主要症状】

表现为记忆力差，注意力不能集中，看书不久大脑就会觉得疲惫，有头晕的感觉，想睡觉。工作比较懒散，没有干劲，没有目标，有时一天下来做不了几件事情，就觉得太浪费时间了，工作效率很低，也很无奈。强迫思维，比如看到漂亮的女孩子就会不自觉地想起下半身，总想自己得了阳痿怎么办，于是就紧张起来，痛苦不堪。这期间好像会有"心瘾"，一定要逼迫自己想到阳痿才罢休。一走到超市或人多的地方大脑会有暂时缺氧的感觉，头晕，胸闷，下意识地紧张。脚踝因打篮球受伤多次，几年都没有好，也一直郁闷着，有时负重或走路多了，受过伤的脚就会痛，心情很低落，爱发脾气，这样会连累亲人。

【发病基础】

性格敏感多疑、胆怯懦弱、性格内向、做事犹豫不决、自卑等。

【心理咨询经过】

发病 10 余年后小王了解到笔者所在的心理咨询机构，并与机构建立了心理咨询关系，选择了 1 年咨询模式（远程咨询）。他对机构的心理咨询理念和康复案例认同，也非常相信笔者，这样在建立咨询关系之前就已经有充分信任的基础了，为后面的心理咨询成功获得良好效果起到关键的作用。

心理咨询开始后的最初 2 次，主要是收集小王的病史资料，进行森田疗法的个案概念化，同时用了房树人投射技术和意象对话技术。在咨询过程中我们让小王详细讲解了森田疗法的起源、森田正马博士自己的康复经历，让小王建立起康复信心，接着后面让他按照心理咨询师指导的方法去不断去实践，带着症状去体验生活，在生活中去理解和感悟"顺其自然，为所当为"的核心理念。

【心理咨询过程中的工作要点】

（1）建立良好的咨询关系，信任是康复的前提。以笔者自己的康复经历为模版，让来访者建立起康复信心，并按照笔者康复的方法一步一步地做下去。

（2）森田疗法理论的导入。指导来访者关注现实生活，切断关注现有的强迫症状所引起的精神交互作用。没有意义的念头出现时采取不理、不应对的方法，最关键的是此时去寻找自己更该干的事去做。

（3）康复三要素的分享：①去病化，不要总把自己当作患者；②努力做到像普通人一样去生活；③立即行动起来，投入到有意义的生活中去，而不是围绕怕在转，做事不是为了去除症状，而是为了更好地生活，这样反而能有利于去除症状。

（4）1 年时间里，心理咨询师长程的陪伴、支持与鼓励，使来访者从中不断获得行动的动力，从不愿行动，到被动地行动，到主动地行动，到形成一种自觉地行动，从行动中获得无穷的力量。

（5）让来访者制订未来 10 年人生规划并鼓励其从现在开始去执行这个计划。

（6）在运用森田疗法实践过程中，来访者遇到困难和疑问时，及时在心理咨询中帮助解答，并鼓励他坚持在康复的道路上走下去，防止知难而退。

（7）让来访者按照每周生活、作业安排表的计划去完成作业。从笔者和其他应用森田疗法康复成功的康复者那里得出的康复经验表明，在康复过程中总是有事可做、生活充实起来非常重要，这也是符合森田疗法所提倡的为所当为的原则。心理咨询进行到后期，当来访者已经有很大进步时，不满足于现状，让他继续写出自己10年的人生规划，分为短期1年，中期3年和长期10年的人生规划。周安排表就是10年规划的一个基本单元，当把每周的计划完成了，完成4周就是1个月；完成1个月的计划，1年的计划就完成了1/12；继续下去，那么1年的计划也就陆续完成了；每年的计划完成了，一年一年持续下去，10年的计划也就实现了。虽然这是理论上的计划，但这样的作业坚持下去能让来访者总是有生活目标，有事可做，知道每天在做什么，有方向感，改变过去的迷茫状态，改变过去以情绪为主导行动的状态，树立森田疗法所说的目的本位。同时通过1周的安排表，了解来访者每天做了哪些有建设性意义的事情、哪些事情落实了、哪些时间是用在了症状上面。在心理咨询中还会与来访者就这样的周安排表做详细的交流，从而鼓励与督促来访者坚持做下去。

【患者自我总结】

我是一个具有十几年强迫思维的患者。我在一个小康家庭里长大，爸爸脾气暴躁对我影响较大。回想我的成长过程，好像从没有得到积极的鼓励和正面的回应，相反经常"沐浴"在毫无理由的训斥和家暴中。小的时候哥哥经常在我前面被打，不管好坏。我就这样从小战战兢兢地成长起来，性格懦弱，不敢挑战权威，小心翼翼，生怕会做错什么。1999年技校毕业，我就去水泥厂上班了，其间我强烈感受到没有文凭带来的待遇差别，于是2002年初毅然辞去工作回家准备高考，在家全身心投入学习，复习了整整5个月，每天除了吃饭、睡觉之外全部是在看书学习。同时伴随我的是深深的担忧和焦虑，如果考不上大学是否我的整个人生即将无望，坠入深渊。每天精神高度紧张，我丝毫不敢有松懈。天道酬勤，不负众望，由于我的努力我终于考上了理想的大学，当我看到分数的那一刻，我既没有兴奋也没有放松更没有欣喜。现在回想起来，如果当时我要去休闲旅行一下，或让自己放松锻炼一下也许就会好多了，但我只考虑到得把英语补一补，于是整天强迫自己背英语单词。终于，有一天我被自己搞崩溃了。记得那一天我早上起来，感觉大脑胀胀的，像是戴着紧箍咒，书也看不进去了，连电视都看不进去，我当时不知道自己怎么了，只知道自己情绪很低落、悲观。我考上了大学为何高兴不起来？于是我到了县城的中医院就诊，配了一个星期的中药，老医生当时对我说，吃药的日子里不要去看书、看电视，让自己的心情变得好点。于是我不得不放松自己。就这样我的状态有所好转，但性格变得有点古板，做事还是一如既往地要求十全十美。由于这期间耽误的几年，入大学时我年纪稍长，被推荐为班长，我全心全意地为班级服务，赢得老师与同学的信任，但可能由于我的年纪还有社会上的经历与这些小同学有代沟，我不屑与他们交心，内心感到很孤独，也很无助，情绪低落。渐渐地我发觉自己的想法有点奇怪了，我经常去图书馆看书，但有一天傍晚突然出现一个念头：看书看多了会变成书呆子？我的神经一下子紧张了起来，怎么会有这样的念头？我怀着不安与忐忑的心情度过了一段时间，但我的症状慢慢地加重了。我记得这期间我不断在想，怎么也控制不住这个念头，但书每天都得看，一看书那些念头又会出来："成了书呆子怎么办？"有天晚上睡觉前我一直在想这个问题，突然全身发冷汗，大脑涨得很厉害，看看周边的同学一个个睡得那么香，我在想我是不是得了神经病啊，我很害怕。于是我找到班主任谈心，她建议我去看看心理咨询师。我找到学校的心理咨询师详细谈了我的情况，她建议我要打开自己心结，向前看，开导了我一番，可我还是不知道所以然。我的强迫症状从总是觉得自己口臭又泛化到怕变成书呆子，又从口臭泛化到怕阳痿，不好的念头不停地转，想到什么就害怕什么，使内心产生冲突，整天处在惊恐中。

大学毕业我开始找工作，工作上的繁忙加上注意力的转移，我的症状慢慢地消失了一段时间。可能由于压力和不良生活习惯，有一天下午突然我的强迫念头又出来了，当时感觉思维在穿梭着时光翻转，不良的情绪全部一幕幕闪现在大脑中。不过这次与以往不同，我没有在意它，症状来了就来了，我该干什么还是在干什么。有时症状影响比较大，我就增加一些运动时间，慢慢形成每天都运动的习惯，这也是得以保持我这些年强迫症状的消失、精神状态良好的原因吧。我经常打篮球，想通过剧烈运动把强迫思维给打回去，但是事与愿违，我的脚踝扭伤了，这可怎么办啊，屋漏偏逢连夜雨，焦急中想到既然是现在无法运动，那我自学心理课程不就好了吗，这是我目前可以做的事情！于是我学习心理学知识，计划考心理咨询师。篮球运动不方便那就换成游泳。功夫不负有心人，在2014年我通了国家二级心理咨询师考试。为了不断提高心理学知识水平，我报了很多心理大咖的课程，也多次参加心理学术大会，其间我的强迫思维并没有彻底消失，总是断断续续地出现。我开始觉得应该好好找心理机构系统地把我的问题解决一下，于是我就找到了钟老师，通过在钟老师这里的一年的长程心理咨询，我体验到心理咨询的神奇疗效，我的心结被一点点打开，焦虑感一点点缓解，我感觉到被理解、被接纳、被呵护。我按钟老师的指导去实践，加上个人的努力，一点点从过去那种强迫症状的泥潭中走了出来。对于强迫症状，我没有去战胜它、排斥它，相反我不再去关注它的有无，等于接纳它了，去承受它偶尔出来调皮几下，不再主动去在意它，不主动围着这些没有意义的想法去做事，而是去做我手上的事，这可能是成功的关键，即按照"顺其自然，为所当为"的原则去生活，去做事，我已经和它融为一体了。结果是它对我没有什么影响了，我的生活恢复了往日的平静，生活中做了这么一点调整，就让我少走了很多弯路。

回望一路走来的心路历程，我百感交集，其间有彷徨，有艰辛，有恐惧，也有绝望，但现在感到更多的是由此升腾的生命内在的希望与喜悦。所有的心理问题并不可怕，它都是人生对自己的一份考验，若能找出其背后的含义，它便会促使自己遇到更好的缘分，它便是自然馈赠给我的礼物！希望我的经历能对与我有同样经历的人有所帮助。我们要有这样的一份认知和觉醒，强迫思维并不如想象中那么可怕，只要心怀向上的、向好的精神，积极接纳，正确应对，相信必将收获身心康健的自己。

二、强迫症伴社交恐惧症案例

（一）案例 1

杨先生，男，35 岁，未婚，个体小型企业老板。

【病情介绍】

杨先生从 12 岁开始，就经常担心自己家里门会不会没有锁好，如果没有锁好，小偷进来了怎么办，还担心自己的课本会不会被同桌偷走等。15 岁开始他经常手淫，有时一天几次，后来被母亲发现了，并被打骂，感觉到这个事是不好的，后来母亲把这个事告诉父亲了，再次受到父亲的严厉训斥，并吓唬他说如果再这样做就打死他，当时杨先生非常恐惧。

他 10 多年前一次开车差点出车祸，以后每次开车都提心吊胆，生怕开车会撞到人，每次停车后都会多次检查车子上有没有血迹、被撞到的痕迹；同时担心自己的车轮胎被别人放气，担心这样上高速后自己的车爆胎，导致生命危险；担心自己的手机被别人翻阅，或担心手机里面有一些自己的隐私会被上传到网上，然后别人借此威胁自己；与别人说话稍微发生点争执，就担心别人会不会报复或陷害自己，因此不断去给别人道歉并求得别人保证不会伤害自己，甚至有时与客户之间发生这样的事，还会给客户赠送公司产品，以求得自己安心。除了上述强迫症状外，还有一部分社交恐惧表现，如对视恐惧，感觉到自己的视线就像激光一样会伤害到别人，害怕别人看到自己内心有什么不好的想法，还有余光恐惧，感觉到自己的余光会影响到别人，甚至都想到把自己的眼睛给扣掉。

【过去心理咨询经历】

杨先生 20 年来到过全国各地 20 个左右的医院就诊治疗，近 5 年来在网络上陆续看了 10 多家心理咨询机构，自觉还是没有康复。

【初遇笔者】

去年 2 月底杨先生在网上发现笔者心理咨询机构的个人博客，看到一个治疗成功的案例与自己很像，不论是"病程"还是症状的多样化都比自己还要严重，因此杨先生好像绝望中看到一丝希望，主动与笔者取得了联系。

【心理咨询经过】

杨先生因过去治疗经历较多，这些年药费加上心理咨询费用花费 10 多万元，为了治疗不惜重金，担心治不好。经过第一次与杨先生电话交流，杨先生对我本人产生了极大的信任，同时对康复再次有了信心。选择了一年内定期咨询模式，经过首次近 60 分钟的免费评估和交流，笔者得知杨先生过去在进行心理咨询的过程中还是有一定的康复基础的。

当时首次在电话中笔者就与杨先生说，他这么多年来进行了无数次心理咨询，效果都不理想，使他对心理咨询失去了信心，也不再抱有康复的希望了。前面的每个心理咨询师也都给过他希望，但最后都没有实现，这是他对心理咨询失去信任的一个非常重要的因素。这时笔者有两个猜测，面对这样的咨客朋友，要么对方康复得是非常快，要么是非常慢，当笔者把为什么会这样解释给杨先生听时，他表示赞同笔者的观点。

为什么杨先生 20 年的严重强迫症伴社交恐惧症，经过 3 个月的治疗就痊愈了呢？

1. 建立自信

其实我在与杨先生建立咨询关系之前的电话交流中已经感受到他非常自卑，在心理咨询过程中他的房树人画及他的成长经历也证明了这点。他的这种自卑既是强迫症、社交恐惧症的根源之一，也是阻碍康复的一绊脚石，这种不自信已经影响到他的方方面面了，当然也包括他对康复的不自信，因此一定要帮他真正建立起自信，尤其是对康复的信心，这非常关键。只有让对方看到康复的希望，对方才有动力去执行心理咨询师布置的作业。在心理咨询过程中一定要把当事人这种对康复的信心激发出来，这是迈向治愈的第一步。

具体建立自信的方法有：

(1) 咨询师本人的康复经历分享给来访者，来访者听到咨询师本人亲身经历的患病体验，并分享如何一步一步走向康复的过程。

(2) 让现有康复者现身说法，或者让来访者看已经康复的来访者写的康复经验或者听康复录音等，让杨先生感觉到除了心理咨询师本人是康复者外，还有其他很多与自己一样的病友也都在心理咨询师的帮助下康复了，从而让他对康复产生更大的信心。

(3) 成功日记。记录自己做成功的事，如过去不想做、不愿意做但是生活中需要做的事，现在开始去做，每做完一件事时记录一次，目标是记录 100 件。记录之后，每天需要翻阅看一次，增加印象，以此发现自己做成的事越来越多，这样的目的本位也会让杨先生看到自己虽然有很多症状，但也是可以成功完成很多事情的。

(4) 咨询师录制针对性的催眠录音给杨先生，让他想像自己已经完全康复的状态。这样的想像越逼真越好，让他感觉到自己就是一个普通人，并不是因所谓的强迫症而严重影响了生活，这些影响在普通人那里或多或少也是有的，只是没有像杨先生这样明显而已。

2. 自控力的训练

这是笔者所在心理咨询机构《强迫症与社交恐怖症系统心理咨询方案》第 7 版中新增加的 1 个模块，这个模块经过 3 年的案例跟踪研究发现对强迫症患者康复有极大的帮助，因此在 2013 年 5 月 1 日正式加入到最新版强迫症心理咨询方案当中。

笔者所在心理咨询机构这些年总共为 800 多例强迫症、社交恐惧症案例提供心理咨询，真正那些康复得非常好的，或者说已经痊愈的案例，往往与他们在康复过程中自控力的提高有非常大的关系。其实在心理咨询过程中不管是采用认知行为疗法、森田疗法、内观疗法还是自我康复治疗，自控力对一个人的康复至关重要。这种重要性不但体现在心理咨询上，还体现在平时生活中如目标的实现、管理收支、克服拖延症。而在最新版的强迫症心理咨询方案中自控力这个模块对杨先生的影响很大，按他自己的话来说：他平时的生活是一团糟的，若不是父母给他留一些积蓄，他可能都会无法生活下去，可想而知他当时的境况有多差。

增强自控力方法之观呼吸（专注呼吸）

专注呼吸是一种简单有效的冥想技巧，它不但能训练大脑，还能增强自控力。它能减轻压力，指导大脑处理内在的干扰（比如冲动、担忧、欲望）和外在的诱惑（比如声音、画面、气味）。首先，在椅子上安静坐好，闭上眼睛，在呼吸的同时在心中默念"呼""吸"。几分钟后就可以不再默念了。当你发现自己有点走神的时候，重新将注意力集中到呼吸上。这样的操作方案一开始每天做 5 分钟，持续 1 周时间，1 周后上调到 10 分钟，再 1 周后上调到 15 分钟。

在咨询过程中自控力模块可以让杨先生很好地完成每次的心理咨询作业，同时也帮他的生活变得有条理，让他在这个过程中感觉到自己可以变成另外一个全新的自己。过去想要改变自己以为根本无法做到，通过自控力的训练，杨先生做到了。

3．作业的指导策略

以往杨先生一直围着怕在转，控制不住地反复去排除恐惧，越是这样就越恐惧。森田疗法是让来访者对恐惧症状顺其自然、不予关注，而做到为所当为，指导他一步一步地去做有建设性意义的事情，比如锻炼身体、做家务、工作、学习。通过这些活动，改变关注的对象，改变精神能量的方向，从而达到改善恐惧的效果。可是以往杨先生的治疗经历显示他对治疗的抵抗很强，他一方面想治好自己的症状，另一方面显示出无意识的抵抗，以至于求治了 20 家左右的医疗机构，可是每次都没有系统地完成治疗，当然无法取得疗效。如果一开始就按照森田疗法理论直接指导他进行作业疗法，很可能被抵抗而难以实施，如果出现这样的局面，那还是等于零，而无法从零走向一，并一步一步走下去。于是笔者发挥榜样的力量，去克服他的抵抗，因笔者自己也曾有过 15 年严重的强迫和社交恐惧症状。他了解到笔者的康复过程，从中找到与他相似之处，无形中就拉近了二人之间的距离，这对咨询的深入进行，最终达到良好的效果非常重要。心理咨询效果的出现又可促进心理咨询师与来访者之间的良好关系。在心理咨询过程中笔者花了 3 次咨询时间与他交流探讨我在康复过程中做了什么，现身说法让杨先生明白哪些是可以做的，哪些是不能做的，这样可以避免一些弯路，同时笔者自己以一种榜样的力量在影响着他，这也可以让他看到康复的希望，从而树立起康复的信心，这样信心让他很愿意为自己的康复而努力，那么康复只是时间的问题了，所谓方向对了不怕路远。

4．康复过程中几点操作

（1）把强迫症的标签去掉。虽然自己知道患强迫症，也确实影响了自己的生活，但是为了尽快康复，在现实生活中还是要把自己当成普通人来看待。打个比方，一本书普通人需要 5 天时间看完，强迫症的人因症状的影响可能需要 7 天时间看完，只多 2 天时间完成看书的目标，而部分强迫症的人以为自己得了强迫症就无法看书了，另外一些追求完美的人认为自己一定要 3 天就看完这本书，最后目标没有完成，再次加重了自己的挫败感。而把自己当成普通人就是一方面不能因自己患强迫症就什么事都不做了，另一方面不要以为自己比普通人还要厉害。如果你天天认为自己是一位强迫症的人，遇到不开心、做事不成功都把原因归结到是因为患强迫症，最后强迫症对你的影响就会更大。而每天把自己当成一名普通人，那么别人能做的事，我也可以做，有时只是需要花费的时间和精力不同而已，这是一种积极的生活态度，对于疾病康复具有重要的意义。很多强迫症的朋友们总是感觉到因自己有强迫症，现在最主要的目标就是要把自己的"病"给治好，每天都围绕治病这个事在转，最后的结果就是症状加重了，别的事什么也没有去做。一定要把自己当成普通人，并不是"病人"的身份，虽然症状带来焦虑痛苦和社会功能的影响，但并不是什么都不能做。而笔者在康复过程中就把自己当成普通人或是痊愈者去做生活中应该做的事情，如学习、打球、看电影、谈恋爱、旅游和工作，虽然有时做得不够好，但最后也做到了。这种达成目标的成就感，再次告诉自己并不是什么都不能做。

（2）强调珍惜时间、注重当下，不要等完全康复了再去行动，从现在开始去行动更好，按照心理咨询师要求的去做有建设性意义的事。很多强迫症的朋友，明白了康复的道理或者经验，但就是在拖延或者不去行动，认为懂了道理就等着康复，这也是一个误区，懂了只是 0，一步一步向目标行动了，才是 1、2、3……乃至百、千、万、十万、百万……天上不会掉馅饼，不付出就不会有收获，有了康复的理论基础后，就需要立即开始把行动投入到生活中去，只有在生活中去体验和行动才能真正走出强迫症泥潭。

5. 催眠疗法与森田疗法的整合

在整个森田疗法实施过程中，有建设性意义行动的实施是最关键的。这说起来简单，做起来难，坚持下去更难，如果不能坚持下去，效果就不容易出现，或者出现了也会再消失，这样的行动需要不断获得动力，所以不断鼓励就是一个获得动力的重要方式，关注他每天干什么了，哪些是要继续干的（工作、运动、娱乐、家务等），哪些是不应该干的（生活不规律、不爱出门、不愿与人交流等），逐渐使其行为方式转变到正能量方面来。同时希望经过催眠疗法的加入，达到放松、增加自信、提高自控力的目的。经过测试，杨先生对催眠敏感度较高，因此在心理咨询过程中共做了 8 次催眠，同时录制了 2 个催眠个性化录音，主要是加速康复进度，丰富作业内容。多数的作业内容是各种身体活动，如运动、家务等，但是体力是有限的，所以增加催眠的作业方法，非常适合缓解疲劳，增加进一步作业的动力。通常是让他每天至少听 2 次，一次是在早上听，另一次是在晚上睡前听，还可以在作业累了的时候听，坚持至少 21 天。

【患者自我总结】

不管心理病魔有多么可怕，不管心理病魔有多么严重，请要相信一定是可以走出来的。正如老师平时在心理咨询过程中多次对我说的：过去不等于未来。我感觉到钟老师不但是一名心理咨询师还是一名激励大师，在咨询过程中老师的那种激情，那种对生活的热情深深地影响了我！

【随访结果及总结】

6 年后对杨先生进行随访，杨先生说，他现在的事业做得很好，已经结婚并且有了 2 个孩子，一男一女，自己的身心状态也不错。结束心理咨询后的这 6 年时间里，他在生活中也遇到过一些不顺心的事，烦恼也在所难免，痛苦时，就会想到钟老师心理咨询中与他说过的话，就出去多跑跑步，多运动运动，多干点事情，甚至有时难受也会去我们网站上看看一些康复文章，看看笔者推荐的一些书籍，很快就可以调节过来，总体还是非常不错了。

（1）杨先生病程有 20 年之久，经过 3 个月集中心理咨询，他理解了森田疗法的精髓，切断了精神交互作用，脑里大量的强迫思维和杂念随之减少，非常想消除杂念的状态改善（受容性提高）。3 个月的咨询成功地让他明白了这些强迫思维与杂念是不需要与之对抗的，使他学会与之共存，不去理睬它，而是按照老师的指导去投入建设性意义的生活。虽然这样做开始时很焦虑，很难受，但允许它存在，该做什么就做什么，过一段时间，这些焦虑、恐惧、杂念得不到关注，就等于"怕"得不到精神能量的支持，就不知不觉地减少，对自己没有什么影响了。看来允许担心和害怕存在是短暂的痛苦，如果不断排斥它则会长期痛苦。杨先生终于明白一个是短痛，一个是长痛，选择短痛，接纳怕的症状，放下对怕的排斥，治愈目标就慢慢开始实现了。他通过行动摸索出了经验，通过行动改变了过去的不正确的思维。

（2）这 3 个月的咨询，使他由过去总是围绕死的恐怖行动，转变为围着生的欲望行动，等于激活了杨先生生的欲望。有自己的事业，每天充实的工作生活，这对杨先生也是非常重要的。想起他曾经在强迫症患病期间，甚至都不工作了，每天用大量的时间在与强迫症状进行斗争，去分析各种没有意义的事情，想去消除无法消除的担心害怕症状，这就是精神能量的内耗。而把这种能量运用在他的生活、工作与学习上，就做到了能量方向的转换，精神能量转到有建设性意义的事情上来，强迫症状失去能量支持自然失去了存在的条件，这期间目的本位不断增加，情绪本位就会相应减少，进一步支持精神能量向着有意义的目标投入，形成良性循环。

（3）生活中难免出现不顺或烦恼，偶尔出现一些自己不愿接受的事情或身体不适症状也是正常的。他接受了这个观点，等于把这些偶尔出现的问题正常化了，而不像过去那样对这些小问题过分排斥。避免再次陷入精神交互作用当中，也就避免了因小事引起以往的症状复发。

（4）虽然杨先生有时还会感觉到有自卑感，但可以接纳它，不再为自卑而烦恼了，而是不断通过努力工作建立自信，他已经完全恢复了社会功能，达到了心理咨询目标。

（二）案例 2

小阳，男，28 岁，未婚，大学学历，工作 6 年，单亲家庭，跟随母亲长大。

【病情介绍】

小阳 8 岁的时候父母离异，一直跟随妈妈生活，小学和初中成绩中等偏上，妈妈也不太严管他，那时候过得很快乐、很开心，他也比较活泼，有很多朋友。小阳性格偏内向，从小容易脸红，但他并没在意这些，直到上了高中一年级，有一次班里调了位置，他旁边的男同桌经常在上课的时候吃东西。开始小阳没有特别在意，一段时间以后就开始介意了，有时还会有意无意地咽下口水，发出吞咽的声音。小阳觉得要是咽口水被别人听到声音那就不好了，很尴尬，显得自己嘴馋，很难堪。但只要同桌吃东西，他口水就多，还得忍着不咽口水，搞得自己嘴里口水越来越多，又不好下咽，因为害怕口水咽下去就会发出吞咽的声音，被别人听到会很难为情。就这样他搞得自己上课时很紧张、狼狈，甚至出现了脸红。小阳听说当时的数学老师是学过心理的，所以觉得她更容易看出来自己紧张脸红。小阳不想这样又没办法，逐渐演变成上课抬头看黑板就容易脸红，一开始只是在上数学课时才这样，而后是上所有课时都这样了。注意的焦点转到害怕自己脸红以后，咽口水的事反而没什么问题了。这种脸红让小阳很在意。有一次他在家里一边走一边思考，突然发现自己走路的时候，每踏出一步，眼镜好像都会轻微抖动一下，觉得自己走路时脸好像都在抖，于是就开始恐惧了，觉得这样太难看了，于是就去在意这些，越想越紧张。虽然理智告诉自己走路时那些抖也是很正常的，但想到了就是会觉得很不舒服。即使是在上课，小阳想到走路的事也会出现紧张，结果就变成不论上课还是出门都容易脸红紧张了。于是他的社交恐惧症状就这样全面开始了。当时一直连续好多年都是非常抗拒这种症状，找各种方法去解决这个问题，结果是无用的，反而各种念头反复出现，困扰自己，比如总是控制不住地想：人家不紧张，可自己很紧张，别人肯定看出来了，那应该怎么做？类似的想法多了，时间一长就固定了下来，想到这些小阳会更容易紧张，但是又控制不住地去想它，这种控制不住去想的感觉很难受。这样的情况一直持续到现在。小阳在工作期间也接触了很多理念，应该说道理都懂，可真正紧张了还是觉得无法接受、无法容忍紧张脸红，以前他还会去暗示自己，比如"让它紧张，我就是应该紧张的，接受"，但后来又觉得这些暗示都是错的，也不可能每次紧张就一直在心里说暗示语，太累，况且说了还是无法解决紧张问题，后来就不去说任何暗示语，想那些问题就去想，不告诉自己应该怎么做，就算脑子里出现了那些想法，即使为此紧张、烦恼，也就让它那样。这样过了一段时间，上述情况逐渐向好的方向发展。不过最近 1 个月又出现新的问题，就是经常去想一些以前根本不在意的情景，如果控制自己不去想，那又是在控制了，所以就不控制，这样想的东西又变多了，而且小阳觉得就算自己不为情景想象而烦恼了，还会有别的东西来烦自己。小阳认为自己的状态时好时坏，虽然现在的症状比以前好很多，但心里还是在意这个紧张的，经常为强迫观念而烦恼，总是一定要把问题想清楚才安心，感觉这个比社交恐惧还要痛苦。现在他想彻底解除这个问题，不想再拖，于是他找到了笔者，期望能够帮他解决症状的困扰。

【现在的状况】

小阳工作 6 年以来，从事纺织面料业务工作，要下各个相关工厂。困惑是害怕表情紧张、脸红，并因此引起强迫观念。现在的情况时好时坏，且母亲不理解这些症状。

【发病基础】

性格敏感多疑，过分追求完美，在乎别人的评价，胆怯懦弱，性格内向，做事犹豫不决等。这些在森田疗法被称为疑病素质，是产生神经质症状的基础。

【心理咨询经过】

小阳与笔者心理咨询机构建立咨询关系，选择了 1 年半（18 个月）的咨询

（远程心理咨询）。他对我们的心理咨询理念和康复案例认同，也非常相信笔者本人，这样在建立咨询关系之前就已经有充分信任的基础了，为后面的咨询效果起到关键的作用。

心理咨询的最初 2 次，主要是收集小阳的病史资料，进行森田疗法的个案概念化，同时用了房树人投射技术和意象对话技术。在心理咨询过程中笔者详细讲解了森田疗法的起源、森田正马博士和笔者的康复经历，让小阳有了很大的康复信心，接着后面让他不断去实践，去带着症状体验生活，在生活中去理解和感悟"顺其自然，为所当为"的核心理念。

【心理咨询过程中的工作要点】

（1）建立良好的心理咨询关系，信任是康复的前提。以笔者自己的康复经历为模版，让来访者建立起康复信心，并按照笔者康复的方法一步一步地做。

（2）森田疗法理论的导入。由每日关注身体变化，如口水吞咽、余光等，转变为注重学习森田疗法理论，切断关注对象与感觉症状的精神交互作用。

（3）康复三要素的分享：①去病化；②像普通人一样去生活；③立即进行有意义的行动。

（4）1 年时间长程的陪伴、支持与鼓励，从中不断获得行动的动力。

（5）制订未来 10 年人生规划并鼓励去执行计划。

（6）在运用森田疗法实践过程中，遇到困难、疑问及时在咨询中帮他解答，并鼓励坚持在康复的道路上走下去，防止知难而退。

（7）周安排表的作业，是从笔者和其他康复者的经验中得出的。在康复的过程中每天有事可做，这一点非常重要，这就是森田疗法所说的为所当为。让他写 10 年人生规划的作业，分为短期 1 年、中期 3 年和长期 10 年的人生规划，周安排表就是 10 年规划的一个基本单元。当把每周的计划完成了，那么 1 个月的计划也就完成了，每个月计划都完成了，那么每年的计划就完成了，那么 10 年的计划也就一步一步完成了。虽然这个是理论上的，但这样的作业能让来访者有事可做，知道每天在做什么，有方向感和明确的目标，这也是森田疗法说的目的本位。同时通过一周的安排表，了解来访者他们每天做了哪些有建设性意义的事情，哪些时间是用在了症状上面。在咨询中还会与来访者就这样的周安排表做详细的交流，从而鼓励与监督来访者坚持做下去。

（8）一周活动安排

星期一：早上 7 点 30 起床，8 点 20 到公司，9 点公司全体员工开会，10 点结束后开始看书，看到 11 点 20 吃饭，12 点 30 随公司车子去工厂办事，下午 14 点 30 回公司，请假转 2 次公交去装修的房子那边看装房门和门套情况，到那边 15 点多，之后发现踢脚线颜色发错问题，就去找那老板，最后协调结果勉强接受。17 点 30 离开装修房坐公交回家，18 点 30 吃完晚饭后上网到 19 点，与老师交流到 19 点 45，之后开始锻炼身体到 20 点 15 去洗澡，20 点 45 洗完出来，网上看电视到 21 点 30，看书看到 23 点，然后写日记，之后睡觉。

星期二：早上 7 点 40 起床，8 点 30 到公司，看了 30 分书，到 9 点随领导去工厂验货发货，到下午 14 点 30 结束，15 点 10 分回公司继续看书，到 16 点 45 去楼下饭店给老板搬酒，17 点 15 到家，吃晚饭，上一会儿网，到晚上 18 点 25 出去打牌，23 点 30 玩完，吃夜宵到 24 点回家，做锻炼到 0 点 30，然后洗澡睡觉。

星期三：早上 8 点起床，8 点 45 到公司，看书一直到中午吃饭，之后听歌睡会儿午觉到 13 点 30，继续看书做题目，到下午 16 点 40 下班，到家吃晚饭，上网看新闻，然后网上看电视到晚上 19 点 30 起来锻炼。到 20 点去洗澡，洗完后上网写老师布置的作业。然后再上一会儿网到 23 点睡觉。

星期四：早上 7 点 30 起床，在公司一天无事，一直在看书做习题，到下午 16 点半下班回家。上网到晚上 20 点与老师交流，之后锻炼身体，洗澡，再上网看会儿电视到 23 点睡觉。

星期五：早上 8 起床，8 点 45 到公司，一直看书到下午 16 点 30 下班，晚上吃过饭后 18 点半和朋友出去打麻将，24 点回来，身体锻炼 15 分钟，然后再洗澡，差不多凌晨 1 点睡觉。

星期六：早上 8 点 10 分起床，9 点到公司后领导吩咐去新华书店买油性水笔，买好 10 点 30 回到公司，看书到 11 点 30 吃饭，睡午觉到 12 点 40，与同事坐公交去乡下工厂，下午 15 点多回来，直接去装修房子那边看了看，17 点回家，晚上上网到 19 点 30，陪朋友去商场买衣服鞋子，20 点 30 去足疗馆足浴，23 点到家，上网看电视到凌晨 1 点睡觉。

星期天：休息，上午 10 点起床，上网，吃过中午饭后看书到下午 15 点，睡觉到 17 点起来吃饭，上网到晚上 20 点开始锻炼身体，20 点 30 洗澡，21 点 05 洗好，上网到 21 点 30，之后看书到 23 点 15 睡觉。

【患者自我总结】

1. 心理咨询第 3 周反馈

从开始心理咨询到现在，在受钟老师指导将近 20 天的时间里，总体情况应该说还是不错的。虽然以往的症状有时难免会发生，但没那么在意了，也不再多花时间去思考，基本上是顺其自然地生活着，虽然时常会因一些烦恼的事而焦虑烦躁，但能够在较短时间内调整过来，没有出现大的困扰，可能与这段时间工作、生活上的压力减小也有较大关系，所以在以后压力可能增大的情况下是否会有大的烦恼和反复，仍需要时间来检验。这期间我每天都坚持锻炼身体20～30分钟，也就是在家做做俯卧撑和举哑铃，收到很好的效果。这样的锻炼到现在差不多1个月，胃口和消化明显要比以前好，体重在这个大热天也重了近2斤，不仅如此，锻炼身体还有个好处就是可以使心情舒畅，确实不错，我会一直坚持做下去。还有在这段时间里我开始对心理学书籍感兴趣，经常在闲暇时间看这些书。我的时间观念比以前有了很大改观，虽然对时间安排还不是很细、很紧凑，但脑子里已存在这种意识了，我对时间也比较珍惜，觉得每天的时间还是不太够用，每天似乎没做多少事。这些改变与钟老师这段时间以来的指导也有很大关系，真诚感谢钟老师的细心指导。现在还是个开头，现在看来这个开头是比较不错的，在以后的疗程中希望老师能再对我的症状加以细致分析指导。

2．心理咨询1年时的总结

通过1年时间的系统心理咨询后，困扰我10多年的强迫和社交恐惧的情况终于达到基本康复状态，我不再为以往的症状所困扰，生活充实，连我自己都感觉很神奇。我越来越热爱心理学，在我康复后不久，就全身心投入心理咨询的学习、培训，并通过了国家心理咨询师的考试，参加到可以帮助他人的心理咨询工作中，并且能够适应现在的生活。我能达到今天的状态与钟老师的悉心指导是分不开的，在此我十分真诚地向钟老师表示感谢。钟老师不仅帮我从强迫和社交恐惧中解脱出来，还是我进入心理咨询这项职业的引路人和导师，在钟老师所在的心理咨询机构从事心理咨询工作的几年间，我有机会真正地成长为一名称职的心理咨询师，老师对我的帮助和恩情我会永记于心。我在无锡创办了自己的心理咨询机构，已专职从事心理咨询工作7年，是2家咨询机构的主任心理咨询师。过去10多年的苦难历程，虽说历尽艰辛，也并没有白费，它不仅让我与以前的症状告别，而且让我的心灵不断成长和蜕变，改变了我的人生轨迹，这笔浓厚的精神财富将让我终身获益！

（钟庆芳）

第二节 森田疗法咨询室心理咨询应用案例

在森田疗法咨询室进行的以森田疗法为主要基础理论的心理咨询，不是以网络为媒介，是心理咨询师与来访者面对面交流的一种心理咨询方法。

一、孕妇失眠案例

张女士，34岁，公务员，结婚7年，怀孕6个月。

【病情介绍】

张女士结婚后一直不孕，治疗5年后终于怀孕了，自己和家人非常高兴，高兴之余又担心出现意外，一直处在焦虑中。1个月前开始出现失眠，逐渐加重，近2周基本不能入睡，到过多家大医院求治，医生都说失眠这么严重只能用药物治疗，但是怀孕期间不宜服药，医生又不给开药。张女士既想治好失眠，又怕吃药可能会影响腹中胎儿健康，很是纠结，失眠的问题愈发严重，几乎整夜睡不着，白天什么也干不下去，昏昏沉沉，有时白天睡很长时间，这样一来晚上就更睡不着了。她听说森田疗法可以治疗失眠，所以来尝试一下。

既往史：张女士年轻时和婚后都出现过几次短暂的失眠、抑郁和焦虑。

90项症状检核表（Symptom Check-list-90，SCL-90）检测发现，抑郁、焦虑、强迫、精神病性等几项都是中度。

【心理咨询经过】

1. 第一次心理咨询

通过交流笔者得知张女士性格内向、敏感多疑、消极悲观、文静、认真，是典型的森田神经质特征。笔者将森田疗法"顺其自然，为所当为"的理论做了有针对性的详细解释，让她知道睡眠是一个自然而然的事情，越是想睡觉而担心睡不着就越是难以入眠，越是关注睡眠的问题就越会睡不着，如果我们不要太在意睡眠的问题，实在睡不着就暂时不睡了，找点有意义的事情做，推迟1~2小时再睡，哪怕推迟到晚上11点睡也不要紧，这样就不会那么焦虑，到了该睡觉的时候就会困倦，反而有益于入睡。

经过这样讲解以后，为了检验张女士是否理解了心理咨询师的话，要求她写下日记，她写道：

我的失眠问题看来是因为我太关注、太害怕、太排斥睡不着导致的，所有人都或多或少可能会有一些睡眠问题，甚至名人、伟人和心理专家也可能会有过睡不着的时候。既然这样，有就有吧！睡不着就睡不着吧！没有大不了的，其实也不能将我怎么样，有的人睡眠不好几十年也没有怎么样，依然该工作还是工作，该怎么生活还怎么生活。今后我也想尝试去增加一些身体活动，即使怀孕也不一定天天不动就好，考虑如何搞好饮食营养平衡、如何休闲，在森田疗法专家的帮助下，我一定能够彻底好起来，像正常人一样睡觉。

看来张女士对笔者的讲解基本理解了。最后，笔者告诉张女士今晚如果不困就不上床，不着急睡，多读读自己写的感悟。

2. 第二次心理咨询（2天后）

张女士这次来的时候心情轻松了不少，说："按照您的指导，如果睡不着就不着急上床睡觉，一遍遍地读感悟，泡泡脚，听听歌，这样一来对失眠的焦虑减轻了不少，下半夜好像迷迷糊糊地睡了一会。这是这几个月以来没有过的情况，太好了。"（由于减少了对睡眠的关注，打破了精神交互作用，有利于放松心情，反而有助于睡眠）。张女士又说出了两点担心焦虑的问题：一是对孩子能不能顺利出生的担心；二是妇产科医生说高龄产妇容易出危险。

看来张女士负向思维很明显，笔者不围绕患者关心的睡眠问题讨论，而是给她灌输正向思维，并且让其记下日记：

现在医学很发达，定期做产检，多数情况下不会出现大问题，出现问题的孕产妇还是极少数，或者说只是万一情况下才是可能出问题的，但为什么我们要活在"万一"里面，活在"一万"里不是更好吗？没有问题的可能性是大的，我们活在可能性大的一边不好吗？只要坚定信心，孩子会很健康地生出来，而且会聪明健康、活泼可爱的可能性是很大的。孩子将来会叫爸爸、妈妈，会哭会闹，会唱会跳，上幼儿园，老师会很喜欢，上小学成绩很优秀，上中学也许还会当班长，将来还可能考上名牌大学。要是这样憧憬未来，也许心情完全不同。目前高龄产妇很多，某医院有个医生50岁还生了一对健康的双胞胎女儿。"我的条件肯定比她好，所以生个健康的孩子的可能性更大。"就像这样每天训练自己的正向思维，向这些好的方面思考。

结束时叮嘱他的老公中午吃完饭就带她去公园去散步，一天2～3次都可以，一次不超过1小时，慢慢地散步，累了可以随时休息，休息几次都可以。

3．第三次心理咨询（间隔2天）

张女士来的时候情绪不好，因为昨晚又是一夜无眠，想了很多恐惧的事情。例如：如果孩子不能顺利出生，老公要和她离婚怎么办？因为之前婆婆就说过类似的话。了解张女士的问题后，笔者单独与她老公交流，指导她老公怎么应对妻子的担心害怕。当夫妻二人再次面对面坐下时，丈夫亲自问清楚妻子担心的事情以后，丈夫首先表示理解，并抱着张女士说："这几年为了能生个孩子，你付出太多太多了，我心里也很过意不去，觉得很对不起你，让你吃辛苦了，今后我一定会好好爱你，我坚信你能将肚子里的孩子顺利生下来。"张女士听了老公的肺腑之言很是感动，心中压着的大石头一下子就放下来了。接下来笔者引导张女士在日记中写下了感想：

通过和张主任的交流我明白了睡觉的事其实掌握这几点就行了。一，相信自己能睡着，一定能睡着；二，如果想到担心、害怕和不开心的事情就不要理它，去干点力所能及的家务事，听听歌，散散步，累了就休息，休息时继续训练"想轻松愉快的事情"；三，晚上窗外有什么噪声也不去理睬，10点以后上床睡觉，睡不着还可以自己或者让老公帮忙按摩头部；四，生活中有什么担心的事情就说给老公听；五，睡前泡泡脚，可以起到放松心情、促进血液循环的作用，对睡眠是有好处的。

建议张女士在晚上一两点还不困和焦虑时就让老公陪着在屋子里或院子里散步，有点累了就回去睡觉。

4．第四次心理咨询（间隔3天）

张女士见面就说这两天睡觉时好时坏，比之前有些进步了，毕竟还有好的时候了。张女士又说出一些困惑，如害怕胎动，担心孩子保不住，担心自己的不良情绪会影响到老公，怕得抑郁症。对此笔者又做了一些引导，之后她又写下日记：

一，我原来很怕胎动。现在我了解到胎动说明孩子保持某个姿势感觉不舒服，就想活动活动，这是好事情，说明孩子在健康生长，这样我就放心了。二，担心孩子保不住是我对孩子的牵挂，害怕出现什么问题，是爱孩子的表现，这没有错，只是仅仅担心不是爱孩子的最好方法，能为孩子做的事很多，我可以在这方面多想想办法。三，担心自己的不良情绪会影响到老公。老公是个健康的正常人，他完全有能力不受到我的影响。他还会帮助我，让我好起来的，即使有什么事情发生，还会有森田疗法心理专家呢！我没有必要担心，我会顺利生下孩子的。四，原来我怕做噩梦。现在我知道了梦可以释放焦虑的情绪，帮助我减压，对我是有好处的。五，原来我很怕得抑郁症。现在我知道这只是我的负面想法而已，其实抑郁症根本不是那么容易发生的，我没有必要在意这些想法。六，原来我有过不想要孩子了的想法。这是因为我那段时间睡不着，太累了，才出现这种想法的，只是想想而已，我是不会不要孩子的，怀孕那么辛苦很多孕妇都会产生这样的念头的，没有什么大不了的。"

写完后笔者让张女士读了 10 遍，她感觉轻松了不少。

5. 第五次心理咨询（间隔 **4** 天）

张女士说最近一直按照咨询师的建议在做，多想好事，多读日记，多散散步，多做家务，老公也配合得很好。睡眠有了一些改善，心情也好了一些，感觉有了希望，只是还时不时出现一些焦虑。倾听完张女士的诉说后，笔者告诉她："你要第一次做妈妈了，可能心情很复杂，有兴奋感，有期待，有担心，有不安，这都是正常的现象，对于正常的事是不需要很在意的，重要的是你现在应该怎样面对即将出生的孩子，现在应该做些什么准备，每天应该做些什么对今后有好处，想到的就去做，等等。"之后她写下日记：

过去孕妇怀孕能喝上稀饭就很不错了，坐完月子很快就要下地干农活。我现在什么吃的喝的都应有尽有，科技也很发达，医疗条件也很好，也不用担心难产的问题，比她们幸福多了，条件比她们那时要好一千倍、一万倍，简直是天壤之别。看来我的担心害怕都是自己想出来的，今后我争取不再去关注那些让我焦虑的事情，而去多想，特别是多做一些开心快乐的事情，多做积极有意义的事情，瓜熟就会蒂落。现在我相信腹中的孩子一定能顺利出生。如果是这样如愿以偿，我一定是非常高兴、自豪，我要向全世界大喊："我有孩子啦！我做妈妈啦！我是世界上最幸福的人！"

最后笔者建议张女士还可以经常到亲戚家走动走动，让生活充实起来。

【案例讨论】

本例来访者入睡困难，又无法服用镇静催眠药，而且希望短程快速解决失眠问题，不希望拖得太久，期望越高越使失眠加重，又不能不处理，所以才决定寻求心理咨询帮助。为了尽可能地减轻焦虑，以促进睡眠的改善，12 天内一共密集地进行了五次系统的心理咨询，张女士的情绪逐渐平复下来，从几乎整夜失眠的状态，到晚上能睡 5 ~ 6 个小时，睡眠较前有比较明显的改善。之后又通过电话和微信交流，笔者指导了几次，并督促其多做力所能及的家务和事情，多为孩子出生后的养育做些准备，减少关注负面思维和负面信息。她的情绪越来越好，睡眠也随之逐渐地恢复相对正常状态了，几个月以后顺利生下了一个6斤多的可爱宝宝，一家三口过上了幸福生活。

　　人们产生心理问题的原因大多是经过不良生活事件的刺激后，没有及时引导、处理和调整不合理的思维、行为，因而产生了恐惧、排斥和过度关注某一心理症状的状态，反复关注症状（如失眠）或感觉（如躯体不适），使之不断地被强化，形成了精神交互作用，最终形成心理问题、心理障碍，甚至精神疾病。人生不如意事十之八九，困难、曲折、坎坷和不如意时常出现，人人都可能会被焦虑、害怕、郁闷、失眠等问题困扰。而所有健康快乐的人都是即使遭遇这些不良情绪影响，也不过多在意，朝着既定生活目标努力前进，将精力用在做有意义的事情方面，也就是森田疗法所倡导的核心思想"顺其自然，为所当为"，最终上述症状就不会成为烦恼，而自己成为了所希望成为的人；正常人生活中有明确的目标，在遇到打击和挫折后能够及时放下，坦然面对、接受和顺应，并且能够适当地去做一些力所能及的事情，这样一来上述问题就不会成为问题。孕妇在怀孕期间一定会产生各种不适的感觉，呕吐、恶心、食欲不好、心情不好等，有时睡不着也是在所难免的，怎样去应对至关重要。如果不过分在意这件事，觉得这是大家都会面对的问题，今天没睡好，明天晚上会困倦的，往往明后天就会睡好的。这样看待这个问题，焦虑情绪就不那么容易增加。如果遇到1～2次失眠后，就刻意过分关注睡眠，排斥失眠，反而会加重失眠。既然我无法对抗失眠，那么我就不关注睡眠，不对抗、排斥这些靠自己的排斥不能解决的问题，而是做一些该做的事情，比如准备孩子的衣服、用品，适当锻炼身体等，即对失眠顺其自然，对即将当母亲为所当为，这样就切断了精神交互作用，提高了对失眠的受容性，减轻被束缚状态，反而有益于睡眠改善。

　　日记疗法：通过写日记可以宣泄自己的不良情绪；还可以写一些积极正面的语句去减少对负面信息的关注，更好地达到调整负面思维的效果。来访者不可能出现困惑后随时与心理咨询师交流，通过写下自己当时的感受，再与心理咨询师当面交流，心理咨询师可以更加具体地指导和批改。通过日记可以清楚地看到来访者一天的生活状态、行动内容，心理咨询师指导来访者运用日记也是一种心理咨询中的操作方法，鼓励其正确的行动和生活方式，这方面花费时间和精力增多，就等于错误的行动和生活方式所花的精力减少，这样有益于一直以来围绕死的恐怖行动的状态，逐渐转变为围绕生的欲望行动，通过行为的改变达到预期目标。

二、性功能障碍案例

李先生，25 岁，已婚，大学毕业 4 年。

【病情介绍】

李先生结婚 1 年 3 个月了，至今无法与妻子圆房。新婚夜，当客人散尽后，李先生一想到要与妻子发生夫妻生活既兴奋又紧张。也许是由于太紧张的缘故，夫妻生活未能顺利进行，这如同五雷轰顶，他实在难为情，独自盖了一床被子，背对新婚妻子就睡下了。这一夜他忐忑不安，半梦半醒将就了一晚。以后每次都想努力把这件事办成，越想办成越不行。日子一天天地过去了，妻子就觉得丈夫不太正常了，也做了一些努力，吃了一些中药，可是收效甚微。妻子一气之下回娘家不回来了，还让人转达要与李先生离婚。李先生的父母知道情况后着急了，赶紧送儿子到医院，医生检查后说没有发现器质性疾病，就建议去看看心理医生。

原来李先生之前喜欢一个同班的女同学，有一次在该女生家，两人有了性冲动，想尝试一下，刚要开始，女生的父母回来了，恐慌中李先生急忙逃了出来。后来他又谈了 2 次恋爱，每次都是当爱情发展到高潮时想进行性生活却不成功，对方就埋怨他，结果 2 次恋爱都不欢而散。妻子知道了这些，虽然不太高兴，但知道了这是一种心理障碍，于是为丈夫寻求心理援助。

【心理咨询经过】

1. 第一次心理咨询

笔者知道了李先生性功能障碍的发生经过，又了解到李先生清晨勃起和自慰都是正常的，告诉李先生专业医院的检查是可信的，他的性功能问题属于心因性的问题，是因为第一次性经历受到了惊吓，出现了对性生活紧张恐惧的心理，一出现紧张恐惧就不能正常完成性生活，这种恶性循环使问题越来越严重。每次性交时越是怕自己不行就越紧张（精神交互作用），这样就真不行了，自己懊恼，妻子脸色也不好看，这样自己就更不行、更怕下次性交也还是不行，恐惧感随之加强，就没办法办这事。为了切断这种一进入性生活就紧张恐惧的恶性循环，降低恐惧感，让他知道需要以平常心看待夫妻间的性生活，紧张就紧张，兴奋就兴奋，不需要对抗紧张或恐惧。不是等着不紧张、不恐惧了才可以进行性生活，是紧张就紧张、恐惧就恐惧，一步一步先增进感情，拉高想要进行性生活的热情。两人注意力不是集中在性方面，而是互相爱抚，这个阶段时间长点不要紧，可以先不进行性交，只是进行上述活动，反复多次以后，慢慢地就会自然地水到渠成，恢复正常性生活了。李先生了解了这些道理，顿感信心满满、热血沸腾。笔者又要求他把学到的夫妻性生活方法写出来，一遍遍地想，在单独的房间内反复地大声朗读。慢慢地李先生的恐惧感减轻了，信心增强了，想要试试。笔者劝他暂时不要马上进行性生活，只是按照上述方法反复训练，慢慢把性欲提高起来，反复多次，自然会成功。

2．第二次心理咨询（间隔1周）

针对李先生很重的自卑感进行了训练，笔者让李先生写出自己身上10个优点，5个过去引以为荣的事例，再写出自己的理想目标。李先生写出来的10个优点分别是英俊、诚实、善良、爱看书、助人为乐、孝顺父母、有事业心、同事关系融洽、擅长书法、心细。5个过去引以为荣的事例分别是：小时帮助奶奶做家务受到父母赞扬，小学三年级当过语文课代表，四年级数学考过全班第一名，高中书法比赛获得过全校第二名，考上自己喜爱的大学。理想目标是：近期希望能生一个可爱的宝宝，远期事业有成让家人因自己而骄傲。写完又让李先生读了10遍，这样一来李先生觉得自己还是挺优秀的，对未来也充满了信心。

3．第三次心理咨询（间隔1周）

这次让李先生和妻子一起来了。笔者先单独与李先生的妻子交流（有女助手在场），再次告诉她李先生只是心理问题，身体生理方面是正常的，通过系统的心理咨询以及妻子的配合，一定可以达到令夫妻双方都满意的结果。还告诉她应该怎样对待丈夫，夫妻生活怎样配合，改变因丈夫这方面不行对他的冷漠和指责，为了能让丈夫快点好起来，一定要设法对他温柔些。她接受了指导以后对李先生说了很多鼓励和理解的话，夫妻二人边说边亲密拥抱，让李先生很是感动，并保证回去后按照笔者的指导去做。

4．第四次心理咨询（间隔1周）

李先生的夫妻性生活已经可以进行了，虽然还是有些不尽如人意，但从不行变成能行，这本身就是一个巨大的成功。笔者告诉他做什么事都是一回生，二回熟，需要慢慢积累经验，慢慢体会、磨合，就会变得越来越如意了。至于夫妻生活中如何交流，如何处理一些具体问题，不是每个细节都需要别人教的，这样也很难为情，可以在生活中不断摸索。大家都是这样过来的，不是等什么都会了才开始有满意的性生活，而是通过不断摸索就会不断地获得满意，开始的不安或者焦虑都是可以在今后的不断改进中逐渐平复的。

通过10个小时的心理咨询，李先生夫妻的性生活基本达到了正常状态。1年后李先生的妻子怀孕了，如愿生下了宝宝。

【案例讨论】

人生第一次结婚，对于性生活有些紧张完全可以理解，即使有失败也是可以理解或者有情可原的，总结经验，慢慢就会改善。而害怕失败、拒绝失败、排斥失败，接下来就更容易紧张，反而更容易失败。不能去接受或放下对这些负面事件的关注、排斥，整日生活在痛苦和黑暗里，最终只能加重痛苦。森田疗法强调顺其自然，在这件事上就不一定强求最初就很顺利，而是不断总结经验，不断摸索，允许失败，充实生活，注重生活理念，提倡接受或放下不能改变的事情，如一进入状态就焦虑，越焦虑就越害怕。自己改变不了这个状态，就去在增进夫妻感情上下功夫，感情的升华，爱情的火花会爆发出难以抵挡的力量，向这个方向去努力的同时，不围绕性生活会不会失败的事情转。除此之外，在夫妻关系和双方怎样对待这件事的态度方面，二人要设法达成共识，才有益于增进双方的感情，反而使双方在对待这件事时放松下来，逐渐达到水到渠成的目的，森田疗法对本例性功能障碍采取如下策略。

1. 无条件地接纳或放下一切无法改变的事

人生在世经常会遇到我们无法接受的事，如亲人死亡、失恋、性生活失败等，一想到这些事就会害怕、内疚、自责和陷入各种各样矛盾乃至痛苦之中，一提到要接纳这些事，许多人会毛骨悚然，痛苦万分，然而排斥、对抗这些事，有时结果会更糟，而接纳有时意味着放下，放下对失败的自责或者痛苦，选择更有益的行动方案，以改变目前的局面。怎样选择才对？选择放下对这些事的排斥和自责，才是明智的选择，也就是接纳和放下这些已经发生、存在的实事，这样就不会整天生活在焦虑之中了，可以心平气和地、理智地看待和处理一些问题了，反而易于解决复杂的事情。

2. 逆向思维，反其道而行之

人都有顺向思维的习惯，遇到问题按照这种思维习惯去解决，比如生意人想赚钱就把商品卖得贵一点；觉得自己有病就到各大医院看病。这样做有时是可以的，但不是所有情况都可以的，东西卖贵了就卖不出去了，这样时间长了商品积压会导致亏损；觉得自己有病就去就诊，查不出来病就到其他医院查，可是有时自己觉得有病和实际上真患病不是一回事。来访者根据自己的经验去考虑事情或者做事情，这其中有些考虑的不一定正确，有些按照正向思维去做事不一定能解决问题，所以难以走出困惑。比如正向思维是性生活不行，就越想行，其结果反而是性生活不行，而逆向思维是不去在意它，如果这次不行，又能怎么样呢？不在意它反而放松了心情，打破了上述精神交互作用，下次总结经验，再试也许就行了。森田正马先生当年就是出现了各种痛苦的症状，越是想解决就越是解决不了，反而更加痛苦，最后彻底放弃了解决，把精力放在努力学习方面。由于精神能量方向投入到学习方面，各种症状得不到能量支持，反而得到了解决。这就是逆向思维的经典案例。

3．运动

"生命在于运动"。适当的运动有利于增强体质，放松紧张的情绪，缓解压力，有益于调解自主神经紊乱，恢复大脑功能，帮助药物治疗提高疗效。心随境转，运动还可以将注意力由内转向外，起到改善注意固着、切断精神交互作用、提高受容性、改善行为、调解情绪的作用。不仅运动，还有各种生活活动同样可起到上述作用。传统的住院森田疗法需要经过四个期，就是绝对卧床期、轻作业期、重作业期和社会复归期。除了第一个期是卧床休息外，其他三个期都是让人动起来，专心投入到各种活动之中，通过各种活动，朝着每天的目标努力，切断了以往关注症状导致的精神交互作用，提高了症状受容性，改善了注意固着状态，自然而然地打破了固有的思维和行为模式，最终改善了症状，得到了自己想要得到的结果，成为了正常的人。患心理疾病的人往往什么也不想做，这种时候如果按照发病期间原有的生活轨迹继续下去，原有症状往往越来越重，转变生活状态有益于目前症状的改善，而生活中最容易的是走一走、活动活动，以此为起点，逐渐扩展活动范围，有益于精神能量的方向转变，从而改善心理症状，改变性功能问题。

4．积极思维

森田疗法中生的欲望、目的本位和行动本位都是让有痛苦症状的人树立积极意义的思维和理想目标，通过投入有建设性意义的行动转变过去那种一直关注负面信息的思维和行为模式，训练积极的思维方式。多关注积极健康、幸福快乐方面的信息，才有动力朝着人生目标去努力，这样容易形成良性循环，越做越好，最终才能走出困境，实现自己的理想。最后康复成为正常人，甚至转变成优秀的人。所以积极思维本身就具有治疗意义，把思维引导到这方面来是治疗心理障碍的一个重要方法。有性功能问题的人往往整天想的都是负面信息，看不到事物的正面信息，对人生迷茫，甚至觉得未来一片黑暗，生活在自卑和痛苦里，从而裹足不前，碌碌无为，最终可能成为有心理问题和心理障碍的人。

5．性技巧的指导

对于性生活存在的问题给予适当指导。通过指导提高性生活的技巧，提高自信心，从而改变以往容易失败的状态。

（张建军）

第六章　经典住院森田疗法应用案例

第一节　躯体形式障碍经典住院森田疗法应用案例

汪先生，33岁，军人。

【现病史】

患者于15岁时因中考压力大反复纠结学习上的某一个问题，有时感到胸闷、呼吸不畅，半年后自行缓解，故未引起注意。高中时学习压力大，出现前额胀痛、胸口闷，到综合医院求治，医生按鼻窦炎、近视治疗不见好转。又觉心脏难受、心慌、心悸、胸闷、早醒、醒后感到心跳加快、焦虑紧张、坐立不安、有种莫名的担心，故休学半年，症状减轻后继续上学。参加工作后多次反复，去各个医院就诊，曾服用中药、西药和接受心理治疗，但达不到满意的效果。32岁时工作压力加大，出现关注一些无意义的文字、反复纠结、睡眠质量下降的情况，上述躯体不适加重，不能坚持工作，用森田疗法理论自我调节有所减轻。为了更好的疗效，反复要求住院治疗。以"躯体形式障碍"收住院。

【既往史】

无重大躯体疾病史。

【个人史】

行三，曾有2个哥哥，幼年夭折。父亲多在外地工作，很少管家里的事。母亲性格急躁，从患者小时候开始常说身体不舒服之类的话，持续了15年，但对患者非常溺爱，很少让患者做家务。患者性格：内向，认真，好强，爱面子，感觉细腻，追求完美。6岁上学，一直学习成绩比较好，高中毕业考上军事学院，毕业后一直在部队工作。27岁结婚，育有一子，体健，妻子性格开朗，好强，主管家里大小事务。

【家族史】

除了母亲曾有躯体不适自愈外，父母二系三代其他成员无精神类病史。

【体格检查】

未发现明显身体异常。

【精神检查】

在妻子陪同下步入病房，意识清，接触好，检查合作，举止得体，未查出幻觉妄想内容，思维有条理。情绪焦虑，主要是格外关注自己的躯体不适感觉，遇事爱纠结，为此而苦恼，对工作生活没有了兴趣。对父母有埋怨，对妻子不热情。有自知力，求治心切。SCL-90 结果：躯体化、强迫、焦虑为重度，偏执、恐惧为中度。

【治疗过程】

患者自愿不使用药物治疗。

1. 卧床前期准备

（1）从交流过程发现他对父母有意见，而自己说起来又含糊其辞，对妻子的态度不热情。为了更全面地了解他，就让他用 2 ~ 3 天时间写成长日记，并和大夫讨论如何建立良好的医患关系。

（2）每天坚持跑步和参加科室里的集体活动，做一些辅助检查，确定身体健康。认识新朋友，和病友协商为自己买饭事宜，为绝对卧床做准备。

（3）通过观察和评估，发现他适合经典森田疗法。依据如下：①患者性格内向，认真，自卑，要强，好面子，感觉细腻，追求完美，具有疑病素质；②存在认知偏差，对父母有埋怨，认为自己的病是父母造成的，埋怨妻子在家强势；③病程很长，注意力过分关注自己的症状，对生活没有兴趣，需要打破精神交互作用；④受过部队训练，有一定的毅力；⑤给予介绍森田疗法绝对卧床注意事项后愿意接受，求治心切，没有自杀观念。

2. 绝对卧床期

独自呆在一个房间，不开灯，除了吃饭、洗漱、上厕所，一律在床上躺着，由护士送饭。大夫每天查房一次，鼓励患者坚持下去，了解一下卧床的情况。患者在卧床第 1、2 天多是休息状态，心情波动比较小。第 3、4 天想起一些事，烦恼多起来，吃饭少，去厕所次数增多，在医生鼓励下坚持卧床，偶尔体验到烦恼之后的突然轻松感。第 5 天想的事减少，觉得有些事想明白了。第 6 天几乎没事可想，想起床，但做事愿望不强烈，第 7 天在查房时强烈要求不躺着了，干什么

都行。（卧床 7 天）

收获：心身得到休息，对焦虑、躯体不适等症状开始容忍和接受，体验到了烦恼即解脱，激发了生的欲望，想做事就是精神能量流向生的欲望。

3．轻作业期

起床后整理个人和房间卫生，对为他买饭的病友表示感谢，对接账务。尽量少说话，可以读书、看报、做手工、绘画、户外散步，不做剧烈活动。写日记、总结卧床体会和每天的活动情况，不写症状，大夫每天批改日记。在这个过程中，患者心里很想读书、看报、做手工，但做不下去，"无聊的感觉"很多，为此烦恼，对说话、运动的渴望越来越强，2～3天就自觉地和大家一起说话，活动量也逐渐增加。（1周）

日记批阅：有"无聊的感觉"很好，说明你是一个正常人，只有觉得无聊了才会用行动改变。

4．重作业期

每天坚持6点起床，整理个人卫生后出去跑步、吃饭。开始每天跑1000米，每3～4天增加200米，根据自己的体力适当调整。早饭后整理病房卫生，8点10分开始晨读，之后进行绘画、做手工、踢毽子、跳绳、打乒乓球、种花、浇花、炊事活动、帮病友买东西等。每天晚上坚持写森田疗法日记，第二天大夫通过日记对做得好的地方给予鼓励，并纠正认识误区，一起讨论明天的活动计划。

住院期间行为变化：整理卫生工作循序渐进，逐渐增加。开始只整理自己的房间，逐渐增加擦一遍走廊的扶手，再增加打扫医生办公室、为主任办公室贴壁纸，最后增加擦一遍病房所有房间的门。

晨读：一开始不好意思读书，逐渐可以大声读书，住院后期可以担任病房读书会主持人。

手工制作：开始参加作业时不喜欢、不想干，逐渐可以在别人带领下学习折纸。经过10余天作业以后，作业的主动性、积极性明显提高。

收获：自信心不断增加，忍耐力不断增强，学会了关心病友，理解家人，懂得了感恩，能投入地看书、看电视了，体验到了处理现实生活的成就感。日记中写道："不断反思了自身在认知和行为上的误区偏差"，"带着难受尽力投入到活动中"。

5．社会复归期

在工作和家庭生活中继续体验克服困难的快乐，体验"顺其自然，为所当为"的真谛。

【疗效】

一共住院 50 天，出院时不再关注躯体不适症状，不再反复述说躯体不适，睡眠良好，精神状态大有改善，能够适应社会生活。

出院 1 年半后随访：没有再反复出现躯体不适症状，工作积极，帮妻子做些家务，妻子对丈夫的状态很满意。

【讨论】

在发病之初，患者仅有一些胸闷、呼吸不畅的症状，在整个的病程检查中并未发现有重大的器质性疾病，未予关注，逐渐自行缓解。后来在压力大的情况下产生各种躯体不适，在完善欲过强性格的影响下，容不得身体有一点不适，认为自己可能患了重大疾病（思维偏差），这使得他的紧张、焦虑越来越重。在持续的、不由自主的关注症状过程中，这些症状不断增强（精神交互作用），为了消除症状，反复就诊于各大医院，企图用药物治好躯体不适（受容性低下）。采用各种治疗方法，仍没有取得好的效果，其原因一是患者没有器质性疾病的基础，二是没有打破患者的被束缚状态，即没有打破思想矛盾，没有切断精神交互作用，患者一直和自己的症状做斗争。患者一直高度关注自己的躯体不适，对工作、人际关系、生活方面很少关注（注意力固着），不愿与人交流，不愿意干家务。精神能量都流向了自己关注的躯体不适方面，使躯体不适感不断增强，所以以往多次治疗不能治愈。患者通过住院进行的经典住院森田疗法治疗，从打破被束缚精神病理入手，通过绝对卧床 1 周，提高了做事、活动的欲望。这等于激活了生的欲望，放弃了与症状做斗争（受容性提高），放弃了围着死的恐怖进行的各种行动，比如过度关注躯体不适、不断检查身体、不工作、不做事，不去排斥症状，按照医师说的去做，将注意力放在了锻炼身体、恢复工作方面，那么注意与症状的交互作用就逐渐被切断，关注症状减少，躯体不适感也会减轻，以往觉得自己患了重病的念头就会改变（思想矛盾改善）。随着围着生的欲望行动的增多，经常关注的事情改变，注意固着、身体社会功能低下等被束缚状态就逐渐改善，焦虑、紧张等情况也会得到改善。在上述症状显著改善以后，逐步帮助患者改善负向思维。患者人际关系方面的问题也得到了很好的改善，社会功能也恢复得越来越好。

治疗开始时让患者充分地倾诉自己的问题，医者要有足够的耐心倾听，表示深度理解，给予情感支持，相互信任。在治疗过程中医护尽量多陪同患者一起活动，看到进步的行为及时鼓励，给予希望。就事论事，不讲大道理，共同体验"帮助别人，快乐自己"；强化"利他"心理，淡化"吃亏"心理，强化建设性的活动，淡化症状。把学术用语变成生活用语，"对待症状，晚上像看电视一样观察它，白天漠视它"，把人和症状分开，治疗"人"的问题，不关注"症状"，从而达到"让症状顺其自然，让人为所当为"的目的。

（马秀青）

第二节　焦虑症经典住院森田疗法应用案例

一、案例 1

赵先生，32 岁，设计师。自幼性格外向、开朗，学习成绩较好，大学在自动化控制专业学习，毕业后自学计算机编程，工作要强，认真负责，深受领导赏识。

【现病史】

患者 1 年前春节饮酒后感到一阵心慌，开始没有在意，以后时常会想起自己喝酒后心慌的事，有时觉得自己不应该去想这些无关紧要的事情，但控制不住。3 个月后，患者取图纸时又感到一阵心慌，心想自己工作时不能再心慌了。结果越告诉自己不能心慌越适得其反，慢慢做别的事情也开始心慌，和领导说话觉得心慌，就连坐公交车之类的小事也觉得心慌。一想"总心慌要是突然死了怎么办"就觉得浑身不适，肌肉紧绷。于是一有时间就到各大医院检查，寻医问药，结果全身查个遍也未查出病来。注意力越来越难以集中，越想集中精力，出现的杂念也会越多，觉得周围的噪声也越来越多。患者整日觉得心烦，坐立不安，浑身不适，但又描述不出来具体是哪里不适，经常出虚汗。来访前 1 周在紧张或心慌时出现恶心，从未呕吐过，但已经影响到了日常生活。想到母亲有焦虑症史，经过一番思想斗争后主动要求心理调整。门诊以"焦虑症"收住院。

【治疗过程】

医患一起分析他的性格特点（仔细，认真，要强，追求完美）和发病机制（偶然事件—注意力越来越关注这个不适感觉或负性事件，逐渐注意固着于此—症状加重并泛化）。患者不愿用药物，选择用经典住院森田疗法治疗。在 2 天的准备工作期间，医生给他详细讲解了卧床期间的注意事项以加强治疗信心。

1．绝对卧床期

他的体验是：卧床期间身上所有的症状都出来了，心慌、紧张、恶心、出虚汗等。"你的鼓励对我很重要，我都按你说的不去排斥和对抗这些症状，看症状能持续多长时间。开始发作 10 多分钟就减轻，后来几秒钟就消失了，卧床最后 2 天想让它们出来都不出来了。有一次心慌发作出现濒死感，硬是坚持忍住没出来找医生，大约 15 分钟突然就消失了。还有一些平时不愿面对的事现在都想清楚了。平时觉得工作不累，但是晚上上夜班挺不情愿，一有事就着急，平时不上夜班时领导也会打电话叫我去单位处理电路的事，去也是不情愿的，不去觉得不好，为此而烦恼，这可能是我生病的一个原因。还有我母亲也有这个病，也是我的一个心病。"好不容易 7 天卧床结束了，原本不爱动的患者，现在很希望出来活动活动，做点事情。(7 天)

2．轻作业期和重作业期

分别制订了作业计划，患者打扫卫生、读书、看报、做手工、绘画、户外散步、不做剧烈活动、写日记，按计划表行动，如果有主动想做的事可以先做。每天把自己做事的体验写下来，第二天大夫批改日记并和患者一起讨论他的进步，制订下一步作业计划。不断增加作业量，在原有活动基础上参加病房集体文艺、体育活动、讲演会等。在此过程中，患者自信心逐渐增加，心情改善，处理事情的应变力也增强，还帮助别的病友找工作。在作业过程中对待症状的方法：如果白天出现惊恐发作症状，不要理睬，继续多做事，尽力把精力集中在做事上，晚上出现症状也是不予关注，进入反复深呼吸训练即可。

3．社会复归期

患者一边进行各种康复训练活动，一边处理自己的工作和家庭事务。

【疗效】

住院以后患者惊恐发作次数逐渐减少，4 周时症状消失，住院 37 天痊愈出院。半年后随访，患者出院后一直没有出现惊恐发作，还帮母亲调节情绪，母亲按照他的经验调整生活方式以后逐渐药量减少，状态很好。5 年后随访，患者一直很好，惊恐障碍没有复发，自觉比病前的心态还要好，其间还介绍好几个患者来本院就诊。

【讨论】

赵先生爱面子，完善欲强，工作认真，深得领导赏识。对自己不规律的上夜班感觉有压力并有抵触情绪，但又不好意思提出来。当他第一次酒后心慌时，开始关注自己的心脏，越关注越容易出现心慌发作，担心身体健康，经常回想心慌的事，不断关注躯体不适。当再次出现心慌时认为自己不应该心慌，并想控制心慌，认为可能是患了心脏疾病（思想矛盾），越控制心慌，越容易心慌（精神交互作用），非常排斥心慌，过度检查，大量服药（受容性低下），把精力都放在控制"心慌"上（注意力固着），结果越怕心慌出现就越紧张，症状就越多，形成了被症状束缚的状态。不打破精神交互作用和被束缚的状态，就不容易取得理想疗效。分析自身性格特点和发病机制，减轻了患者的担心害怕。在绝对卧床期，鼓励他不故意排斥症状，排斥症状反而加重症状，把人和症状分开，放下对症状的关注，这些有益于打破精神交互作用，反而减少了恐惧感，减轻被束缚。7 天卧床，激活了他生的欲望，激发了他想要做事的欲望。从轻作业期到社会复归期，不断地加强作业量，不问症状，只管行动，并在批改日记时给予鼓励，制定下一目标，实现了精神能量方向的转换，由以往精神能量注入死的恐怖，转变为注入生的欲望。这样提高了自信，锻炼了毅力，进一步减轻了被束缚状态，打破精神交互作用，同时陶冶了情操，改善了疑病素质，从而达到不用药物而"自愈"的状态。

二、案例 2

梅女士，34 岁，个体老板，性格外向、开朗、急躁、爱面子、非常要强、追求完美。中学毕业后与人一起做生意，工作能力较强。

【现病史】

患者 1 年前因生活不顺心急性起病，开始主要表现为入睡困难，一晚上只能睡 2～3 个小时，有时彻夜不眠，整日胡思乱想，想得越多心里越烦躁，严重时坐立不安，不知道如何是好。逐渐出现做事犹豫不决，遇事先往坏处想，有时因为一件微不足道的小事就心烦意乱，不愿意见人，有人到家里玩时也懒得招呼别人，不愿意到热闹的场合去；浑身不适，食欲不振，总觉得胃部胀痛，怀疑自己患了大病，就到多家综合医院就诊，反复做各种检查，均未查出异常。当地医院给予"阿米替林 25 mg 一天 2 次、氯硝西泮 2 mg 一天 2 次、阿普唑仑 0.4 mg 一天 2 次",服药后病情有所好转,日常生活可以维持,但不能集中精力去做事,应对事情的能力下降。断药就会马上睡不好觉,觉得很累、前途无望,心情悲伤。自己做生意赚钱少一点就很着急,认为能力也不如以前了,内心自卑,不如别人,连一件小事也做不了主。在家时也心神不宁,常觉得头痛、浑身痛、疲乏无力,有时会觉得胸闷、憋气。对很多事情漠不关心但又放不下,固执己见,任性,稍不顺心就会发脾气,与丈夫多次争吵,影响了夫妻感情。经朋友介绍来本院就诊,以"焦虑症"收住院。其性格特点(急躁、自卑、爱面子、非常要强、追求完美等)和症状特征(失眠、焦虑、抑郁、疑病、躯体不适等)符合森田神经质症,又无自杀观念。于是给予经典住院森田疗法治疗。

【治疗过程】

患者强烈要求不使用抗焦虑、抗抑郁等药物治疗。

1. 绝对卧床期

卧床开始前 2 天,她觉得卧床就能治疗很是享受,这份安静让自己"终于可以好好歇歇了"。可是从第 3 天开始她在床上辗转反侧,有时很烦恼,哭泣,喝水、上厕所次数增多。第 6 天早上查房,她几乎是在哀求:"大夫,我不想再卧床了,我很想干活。我平时最害怕蛇了,现在你让我玩蛇都行,只要不让我躺着就行。"

2. 轻作业期和重作业期

结束绝对卧床期后,她不顾轻作业期、重作业期限制,在病房里,主动找活干,几乎不需要别人去分派任务,每天扫地、打扫卫生,甚至打扫厕所,帮助病友。她多次说:"卧床后太想干活了,干活的感觉太好了。"看书、看报,积极参加患者娱乐活动,每天忙忙碌碌,说时间过得很快。

【疗效】

患者住院 15 天后,入院时的症状消失,痊愈出院。出院后患者将日常生活料理得很好,对于生意也很有信心。1 年后因家务事不顺心,病情出现反复。主要表现为夜间睡眠差,做噩梦,思虑过多,为将来担忧,紧张、害怕,觉得很烦恼,内心痛苦。再次住院,重新体验"绝对卧床 7 天",卧床的经过几乎与第一次一样。卧床 7 天以后,想干活和身体活动欲望被激发出来,马上就主动投入干活和身体活动中,积极参加科室组织的各项活动,称"什么都不怕了,总想干活的感觉真好"。这次住院 10 天就症状消失而出院,回去工作了。10 年后随访,一直心身状态良好，再未复发。

【讨论】

梅女士性格开朗，爱面子，完善欲很强。当她不顺心时就出现失眠，越睡不着就越烦躁，逐渐出现恶性循环（精神交互作用），越是焦虑、失眠，就越想排除这些症状，胡思乱想，关注负面信息（注意固着），什么也不做（社会功能低下），每天都想着消除症状（受容性低下），反复检查、服药。结果越努力症状越多（焦虑，抑郁，疑病，躯体不适等）（精神交互作用），注意力还是固着在这些负面情绪上。情绪更坏，与家人争吵，使整个家庭都卷入她的负面情绪中。她陷入被束缚状态，症状越来越重，无法自拔。通过绝对卧床，她逐渐体会到什么也不干，每天只是躺在房间里反而比什么都痛苦，压力更大。7天的绝对卧床使她产生了强烈的想干活的想法，激发了生的欲望。她参加各种作业活动（建设性活动），使精神能量方向从一直注入死的恐怖转为注入生的欲望，激活了生的欲望，围绕生的欲望行动了起来，突破被束缚状态，精神交互作用也随即被打破，症状受容性提高，注意不再关注以往的那些负面信息，所有的症状也逐渐烟消云散。第二次绝对卧床，又成功地激活了生的欲望，加深了对生的欲望之体验，正能量的行动随之增加。精神能量一旦转到生的欲望的行动，焦虑症状随之减弱并逐渐消失，而且她学会了在忙碌中消除生活中的烦恼，提高了抗压能力，故症状未再出现反复。

（马秀青）

第七章 改良和非经典住院森田疗法应用案例

第一节 改良住院森田疗法应用案例

一、焦虑症案例

患者兰某，女，45岁，大专学历，在职教师。因"头晕、紧张不安，伴躯体不适2年，加重3月"于2018年10月27日入院。丈夫伴诊，患者本人及丈夫介绍病史。

【现病史】

患者自述病史，丈夫补充。患者大约2年前无明显诱因下出现头晕、心慌、身体多处不适，病后曾到某军队医院就诊，诊断不详，服用氟哌噻吨美利曲辛片等药物治疗，病情缓解，能正常工作。3个月前因听到有人意外死亡的消息后开始紧张不安，担心自己也会意外死亡，又开始感觉头晕、心慌，总觉得有一股电流从手指尖传到心脏，感觉麻麻的，全身发软，夜间睡眠差，不能听到或看到有关"死"的事情，否则会紧张不安。在家会把刀都收起来，怕自己用刀伤害自己，在教室走廊总要扶着走廊的墙壁走路，怕自己倒下去。患者病后到某三甲医院门诊就诊，行心脏血管造影等各项检查，结果显示未见异常，考虑焦虑障碍，予口服盐酸度洛西汀肠溶片治疗。服药后患者总觉得不适，烦躁不安。后患者又到另一所区医院住院治疗，诊断及治疗不详。病情无明显好转，无奈之下再次到笔者所在医院求治。鉴于以往门诊治疗时患者找理由抵抗，收入开放式病房住院治疗。门诊拟焦虑障碍收入精神科。

【既往史】

既往史无特殊。

【个人史】

适龄上学，大专毕业。平素性格开朗，追求完美。

【家族史】

家庭成员关系和睦。现家庭经济状况一般。家中无精神病遗传史。

【精神状况评估】

意识清晰，衣着整洁，接触好，问答切题，思路清晰连贯，无幻觉妄想。存在明显焦虑情绪，对死亡恐惧、紧张不安，称在家自己将所有刀都收起来，怕自己拿刀伤害自己，在教室走廊总要扶着墙走路，怕自己倒下去，感到心慌、心悸，躯体不适较多，总觉得有一股电流从手指尖传到心脏，感觉麻麻的，全身发软，夜间睡眠差。情感反应协调，自知力存在。社会功能受损。

【心理测试】

社会功能量表提示有社会功能缺陷；抑郁自评量表有轻度抑郁症状；焦虑自评量表有中度焦虑症状；SCL-90有中度躯体化、强迫症状、人际关系、焦虑、恐惧，轻度抑郁。根据患者的病史、临床表现，符合《国际疾病分类第十次修订本》（International Classification of Diseases，Tenth Revision，ICD-10）中精神与行为障碍分类的临床描述与诊断要点，诊断：焦虑障碍。

【实验室和辅助检查】

血电解质、空腹血糖、肾功能、心肌酶、免疫球蛋白、补体、血液流变学检查、血常规、风湿两项、胸部正侧位X线检查、经颅多普勒超声（transcranial Doppler，TCD）、颈部血管彩超、甲状腺彩超、腹部彩超、泌尿系彩超均示正常。

【诊疗过程】

1. 药物治疗

口服草酸艾司西酞普兰片系统治疗，渐增至10 mg/d，劳拉西泮片2 mg/d治疗，治疗过程中未见明显药物副作用。

2. 改良住院森田疗法治疗过程

相对卧床期：入院后第1周，每天晚上加上中午休息时间保证卧床达12小时，由专业治疗师向患者讲解森田疗法"顺其自然，为所当为"的原理，引导患者把注意力放在当前的事情上，根据患者的病情特点以督促和鼓励的方式指导患者完成每天的作业，如参加交朋友小组、集体森田疗法理论介绍（包括森田疗法的历史、基本理论、治疗方针，向患者解释森田疗法的目的、意义和操作方法），并于结束相对卧床期治疗时，让患者写下本期治疗体验，医师指导并批改治疗体验日记。通过本期的治疗患者确立目标，保持安静，解除身心疲劳。其重点在于解除患者精神上的烦闷和苦恼。在此期间，患者可能产生各种各样的想法，有时还呈现比较痛苦或烦闷的状态，但要对这些痛苦和烦恼不关注、不躲避，该参加什么活动还是参加什么活动（比如参加交友小组、学习小组、写日记），痛苦或烦闷反而在不知不觉中逐渐减弱乃至消失，逐渐感到神清气爽。这就是森田疗法的所谓"烦闷即解脱"的含义。此变化有助于患者认识到某种情感出现以后如果不去故意干预，它是可以自动平复的，它自有变化规律。在此期间，治疗师除监督患者按此期的各项要求去做之外，一般不围绕有关患者焦虑、恐惧症状的问题反复讨论。

轻作业期：1周，通过前面的"无聊"期，促进患者自发行动，引导其应用森田疗法理论指导日常社会生活实践。根据病情特点以现场指导为主要方式，鼓励患者最大限度发挥社会功能主动参与各项康复训练，保持夜间睡眠 7～8 小时，此期间安排轻作业内容，白天鼓励自发性参加作业活动，如日常生活的照料（照料自身和适当帮助他人）、工娱治疗、手工艺（如折纸、拼图板、制作超轻黏土等）、绘画、书法、读书会（探讨森田疗法书籍阅读后的感受）、音乐疗法、瑜伽、打扫卫生、广播操、跑操、放松操等。并于本期治疗结束写下治疗体验，治疗师指导并批改体验日记。根据患者的病情特点推荐阅读森田疗法相关书籍。通过轻作业的完成患者认识到不关注症状、坚持行动与症状减轻之间的关系，从而接受症状，使之自然淡化，旨在提高症状受容性。通过本期各种作业治疗，患者逐步改善注意力总是关注负面信息、围着死的恐怖行动的状态，切断精神交互作用，提高症状受容性（即减少对焦虑、恐怖的排斥）。在这一时期，治疗师要指导患者一天除 7～8 小时的睡眠外，一律不得躺在床上，要连续参加各种活动，行动时不要考虑干什么对病有利、怎样做才能减轻苦恼等，而是学会不论干什么事情，必须尽快着手把工作干起来，并且要坚持下去，不断克服困难去实践。此外，要指导患者以顺其自然的态度对待症状，不要自己去测试病情、自己去寻找治疗方法。治疗师每次与患者交流时不反复询问症状与病情，当患者反复倾诉其症状及苦恼时，尽可能将其正常化，如正常人紧张时也会心慌，焦虑时也会躯体不适，恐惧时也会紧张、害怕等，尽可能采取淡然的方式应对，以减少对这些本来是正常现象的过度关注，注重鼓励患者去做有意义的行动。

重作业期：1 周，深入实践森田疗法治疗作业和康复技能训练。医生根据病情特点指导患者制订日常社会功能训练的安排并有计划地实施，在此期间仍不反复关注、过问症状，只让患者努力参与各种作业。持续轻作业期作业种类，此期劳动强度、作业量逐渐增加，并增加智力游戏、思维拓展训练、自信训练、乐器演奏、个人才艺表演、健身器材锻炼（具体针对个人制订相应的体育计划）、太极拳、舞蹈、大合唱、跳绳、趣味夹篮球、根据病房特色设置的农疗院作业（除草、种菜等）、与他人合作的集体游戏（如拔河比赛、两人三足比赛）、乒乓球、羽毛球、气排球等训练项目。各种作业交替进行，生活充实。患者于本期治疗结束时写下治疗体验的日记，治疗师指导并批改日记。通过本期治疗，患者体验完成工作后的喜悦，培养作业的持久力和忍耐力，反复体验成功的喜悦，树立生活的信心和勇气。在这之中学会对症状置之不理，进一步将精神活动能量转向外部世界。此期仍须指导患者以顺其自然的态度从事劳动和各项活动，帮助他们以此为基础体验工作和症状减轻之间的关系。上述方式可帮助患者将注意力一直围绕排斥怕的各种行动，转向各种现实生活实践的活动，在不断强化有建设性意义行为的同时，淡化关注和排斥负面信息导致的负性情绪。

社会复归期：1 周，为患者出院做准备，指导患者回归社会环境，恢复社会角色。持续重作业期作业内容，而且延长作业时间。分小组进行生活适应训练，治疗师指导其制订今后生活计划（如海报制作、家庭理财预算拟表、家庭角色扮演）。此期间患者参与模拟社会与生活功能训练（如人际关系或社交礼仪训练），外出购物，接受出院康复指导，进行治疗总结及体会交流，参加治疗感悟分享汇报等活动。进行团体讨论培养患者的社交技能，组织自娱自乐的文艺演出、乒乓球、气排球等小型比赛，以巩固上述成果，并让患者写治疗体验的总结，治疗师指导并批改。通过本期治疗，患者在工作、人际交往及社会实践中进一步体验顺其自然的原则，为回归社会做好准备。

【治疗效果评价】

患者住院 27 天，患者接触好，焦虑、恐惧情绪缓解，担心、顾虑消退，躯体不适感消失。睡眠恢复正常，患者对自身疾病有正确认识，能够掌握良好的应对技巧。抑郁自评量表无抑郁症状；焦虑自评量表无焦虑症状；SCL-90 中躯体化、人际关系、抑郁、焦虑、强迫因子下降明显，都达到了正常值。患者经治疗后达临床治愈出院。

【讨论】

本案例在焦虑障碍治疗中，在门诊治疗时之所以没有成功是因为患者过度关注自身和外界的负性信息，关注负性信息与随之产生的负性情绪、感觉不断进行精神交互作用，导致焦虑、恐惧等症状不断加强；患者还对抗焦虑、抗抑郁药物治疗的负面影响格外关注，导致服药以后有一点不适反应就立即终止治疗，寻求身体治疗，身体治疗无效又会增加对自身疾病的错误认识。实施改良住院森田疗法，目的在于打破这种精神交互作用，把患者关注的焦点从负性信息、躯体不适转变到增强体质、健康快乐地生活方面。在治疗之初即向患者讲授改良住院森田疗法理论，使其认识到负性情绪与躯体症状并非实质性病变所致，过度关注或担心就容易形成注意与躯体不适感或与负性情绪之间的交互作用，这是导致躯体不适症状、负性情绪加重或治疗效果不好的重要原因，转变其错误认知、总是关注躯体不适感或负性情绪状态，帮助患者逐步改变独处或者什么也不干的状态，将注意力重新放到周围环境上来，放到各种生活实践中来，以切断精神交互作用，减少对焦虑、恐惧的排斥，提高对症状的受容性，打破被束缚精神病理状态。让患者体会人生哲理，并驱动其自觉行动意识。随着认知模式的转变，打破其心理治疗阻抗，引导患者正视自身状态，学会与负性情绪和躯体症状"和平共处"，做当前该做的事情，削弱或消除负性情绪与自卑感，在积极健康的行动中平复心境，转变精神能量的运行方向到生的欲望的行动中，逐步改善以往的症状和社会功能。

二、器质性疾病伴抑郁障碍案例

患者隆先生，男，66岁，高中文化，退休职工。因脑梗死后情绪低落，头晕、心慌、睡眠差 1 月余入院。儿子伴诊，患者本人及儿子介绍病史。

【现病史】

患者自述及家人补充，患者大约 2 个月前出现半身不遂，诊断为脑梗死，及时在当地医院住院治疗，康复效果较好。出院后患者开始觉得心慌、头晕、四肢乏力，逐渐变得不开心，动作慢，无精打采，做什么都力不从心，对什么都不感兴趣，反复出现想死的念头，但未有具体自杀行动，夜间睡眠差，无法正常入睡。曾到当地医院门诊就诊，予口服盐酸文拉法辛缓释片 75 mg/d、右佐匹克隆片等药物治疗，效果不明显。家人见其病情加重，为求进一步治疗，陪同前来就诊，门诊拟"脑梗死共病抑郁障碍"收入院。病后饮食一般，睡眠差，大小便正常，体重无变化。

【既往史】

既往有高血压及糖尿病病史，目前服药治疗，病情尚稳定，无昏迷及抽搐，无肝炎、结核病及其他传染病。否认有肾病、系统性红斑狼疮病史，无药物滥用及依赖史，无手术史及高热史。预防接种按计划进行，未发现有药物及食物过敏史。余系统回顾未见异常。

【个人史】

在家排行第三，出生并生长于当地，母孕期正常，足月顺产，幼年期生长发育良好。适龄上学，高中毕业后在当地就职。平素性格开朗。无特殊爱好。发病前后无重大精神创伤，无疫区居住史，无毒物接触史，无冶游史。

【家族史】

父母两系三代无自杀、酗酒、癫痫史。父母不是近亲婚配，家庭成员关系和睦。现家庭经济状况一般。家中无类似疾病患者。

【体格检查】

体温 36.6 ℃，脉搏 86 次 / 分，呼吸 20 次 / 分，血压 150/86 mmHg，心肺腹检查未见异常，神经系统检查未见异常。

【精神状况评估】

意识清晰，衣着整洁，接触可，问答切题，病史中存在明确的抑郁及焦虑情绪，患者明显焦虑不安，称对治疗无信心，担心病治不好，对什么都不感兴趣，自我评价差，对未来无望无助，情感低沉，主动求治，自知力部分存在，社会功能受损。

【心理测试】

SCL-90 总分 237 分，社会功能缺陷筛选量表（Social Disability Screening Schedule，SDSS）总分 9 分。

【实验室检查和辅助检查】

血型 O 型；药物滥用筛查示阴性；大小便常规、血电解质、空腹血糖、肾功能、肝功能、心肌酶、免疫球蛋白、补体、凝血七项、风湿两项、TCD 均示正常。血常规示白细胞 $5.3×10^9$/L，红细胞 $4.19×10^{12}$/L，血红蛋白 91 g/L（↓），补充诊断轻度贫血。白细胞比容 0.33；心电图示窦性心律，左室高电压，T 波改变。脑电图示轻度不正常，未见有异常放电。

【入院诊断】

脑梗死共病抑郁障碍；高血压；2型糖尿病。

【诊疗过程】

入院后完善相关辅助检查，颈部血管彩超示双侧颈总动脉内中膜增厚并粥样斑块形成；甲状腺彩超示甲状腺左叶混合性结节；泌尿系彩超示前列腺增生症及局部钙化灶。明确诊断后制定以下治疗方案。

1．药物治疗

草酸艾司西酞普兰片系统治疗，渐增至每日15 mg，劳拉西泮片改善焦虑及睡眠治疗，盐酸曲唑酮片每晚25 mg治疗，安脑片治疗，阿司匹林肠溶片及阿托伐他汀钙治疗。自备二甲双胍片及硝苯地平缓释片治疗糖尿病及高血压。

2．改良住院森田疗法治疗过程

相对卧床期：1周，每天保证卧床达12小时，由心理治疗师向患者讲解森田疗法"顺其自然，为所当为"的原理，引导患者不把注意力放在心情和身体不适的感觉上，而是放在当前应该做的事情上。根据患者的病情特点（不爱动、什么也不想干等），督促和鼓励患者完成每天力所能及的事情，参加交朋友小组、集体森田疗法理论学习会，学习森田疗法的历史、基本理论、治疗方针、目的意义和操作方法等，同时阅读关于森田疗法的书籍，并于结束一期治疗时，让患者写下本期治疗体验，医生对日记进行指导并批改。本期的治疗使患者了解并确立正确的生活目标，保持安静，解除身心疲劳。其重点在于解除患者精神上的烦闷和苦恼。在这期治疗过程中，患者的原有症状不可能一下子消除，可能还会有各种各样的想法，可能还有一些痛苦，但不能关注这些症状和围绕症状采取任何排斥措施，只要不去理睬和关注它，随着治疗的进行，痛苦不会永远持续下去，而是会在不知不觉中消失，随之感到神清气爽。这就是森田疗法提到的所谓"烦闷即解脱"的含义。此变化有助于患者认识情感是不能由意志去否定和排除的，它有一定的自然变化规律。在此期间，森田疗法心理治疗师除监督患者按此期的各项要求去做之外，一般不与患者围绕病症反复讨论。

轻作业期：2周，引导患者应用森田疗法理论指导日常社会实践活动。根据该患者病情特点以现场指导为主要方式，鼓励患者主动参与各项康复训练，保持夜间睡眠7~8小时。此期间安排轻作业内容，白天鼓励患者自发性地参加作业活动，如：日常生活的照料（照料自身和适当帮助他人），可交替参加的娱乐、手工艺（折纸、拼图板、超轻黏土制作等）、绘画、书法、读书会（分享森田书籍阅读后的感受）、音乐疗法、瑜伽、打扫卫生、广播操、跑操、放松操等活动。并于本期治疗结束让患者写出治疗体验，由治疗师指导并批改。根据患者的病情特点推荐阅读森田疗法相关书籍。本期治疗让患者逐步恢复体力，通过前面的"无聊期"，促进其自发性行动的动机。较轻作业的完成使患者认识到不关注症状、坚持身体行动与症状减轻之间的关系，从而接受和放下症状，使之逐渐自然不被在意。在这一时期，治疗师指导该患者一天除 7 ~ 8 小时的睡眠外，一律不得躺在床上，要连续地按照医师指导去做相应的活动。行动时不要考虑干什么对病有利与否、怎样做才能减轻苦恼等，而是不论干什么事情，必须迅速着手去做，并且要坚持下去。此外，指导他以顺其自然的态度对待症状，而不是自己去测试病情和排斥症状。治疗师和患者双方都不刻意关注症状，当患者总是不停地倾诉其症状及苦恼时，采取淡然的方式应对，注重鼓励患者行动。

重作业期：2 周，深入实践森田疗法治疗作业和康复技能训练。根据病情特点指导患者制订日常社会功能训练的安排并有计划地实施。在此期间医生仍不需要过多关注患者症状，只让其努力去参与各种活动。持续第 2 期作业内容，此期劳动强度、作业量可以逐渐增加，并可以增加智力游戏、思维拓展训练、自信训练、乐器演奏、个人才艺表演、健身器材锻炼（具体针对个人制订相应的体育计划）、太极拳、舞蹈、大合唱、跳绳、趣味夹篮球、根据病房特色设置的农疗园作业（除草、种菜等）、与他人合作的集体游戏（如拔河比赛、两人三足比赛）、乒乓球、羽毛球、气排球等训练项目。患者于本期治疗结束时写下治疗体验，治疗师对其体验的日记进行指导并批改。通过本期治疗，患者体验完成工作后的喜悦，培养作业的持久力和忍耐力，反复体验成功的喜悦和成就感，树立生活的信心和勇气。在这之中学会对症状置之不理，顺其自然，进一步将精神能量转向外部世界，使精神活动消耗在上述有意义的活动之中。在此期间，患者积极参与上述活动的同时，自然形成了对于症状不关注、顺其自然的态度，通过从事劳动和各项活动，体验有意义的活动增加和症状减轻之间的关联。上述方式帮助患者将注意力由自身转向外界，在不断强化建设性意义的行为的同时，体会和理解"人类心理不被束缚的自然状态"。

社会复归期：1 周，为患者出院做准备，指导患者回归社会环境，恢复社会角色。持续第 3 期即重作业期作业内容，而且可以适当延长作业时间。分小组进行生活适应训练，治疗师指导其制订今后生活计划（如海报制作、家庭理财预算拟表、家庭角色扮演）。此期间患者参与模拟社会与生活功能训练（如人际关系或社交礼仪训练)、外出购物、出院康复指导、治疗总结及体会交流、治疗感悟分享汇报等活动。进行群体讨论培养患者的社交技能,组织自娱自乐的文艺演出及乒乓球、排球等小型比赛,以巩固上述成果,并让患者写治疗体验的总结,治疗师指导并批改。通过本期治疗,患者在工作、人际交往及社会实践中进一步体验森田疗法提倡的"顺其自然,为所当为"的原则,为回归社会做好准备。

生活发现会:许多已经康复出院的患者多次利用复诊机会来医院参加以康复患者为主体的集体学习会(生活发现会),交流学习各自实践森田疗法的感受和体会、经验与教训。参加者互相启发、支持、鼓励、帮助。新会员在集体学习过程中向老会员述说自己的苦恼,老会员根据自身战胜疾病的体验给予指导和帮助。新会员学习老会员的经验,老会员帮助和指导新会员努力克服困难去行动。通过学习及团体活动,已经从疾病中解放出来的老会员在帮助新会员的同时,也进一步加深自我洞察,并发挥自己的能力,继续完善自己。通过系统学习森田疗法理论,领悟并努力实践,参加活动者从疾病中解脱出来,更加建设性地工作和生活。

【治疗效果评价】

住院 45 天,经药物对症治疗及心理行为及森田治疗 6 周后,患者汉密尔顿抑郁量表(Hamilton Depression Scale,HAMD)评分、SDS 评分、SCL-90 评分达到正常值。患者接触好,情绪稳定,饮食、睡眠及大小便正常,精神症状明显改善,达临床好转出院。

【讨论】

脑梗死后抑郁症的发病往往与患者容易关注负性信息有关,患者情绪悲观,5- 羟色胺、去甲肾上腺素失衡,且脑梗死疾病致使神经递质功能降低,这些可能是导致脑梗死共病抑郁症的部分原因。脑梗死共病抑郁症发生率随年龄增长而升高,主要原因是患者由于身体部分肢体功能降低,产生绝望、焦虑等心理,对治疗脑梗死缺乏积极性。脑梗死导致的身体障碍已经发生,无论是痛苦还是懊恼,都无法改变当前的事实,如果对此不能释怀反而会不利于康复治疗。森田疗法认为,脑梗死病症已经发生的事实无法改变,"顺其自然,为了改善现状而去为所当为"是基本原则。做现在情况下对疾病康复有利而能做的事情,使患者从内心接受已经患脑梗死的事实,放下对其极端排斥(因为极端排斥不但不能起到任何作用,反而增加负面反应),这样可以减少自我精神交互的作用,进而降低对疾病的排斥导致的压力和负面反应。通过一步一步的作业疗法,患者减少了对脑梗死的关注，增加了康复信心，提高了受容性，减轻了被束缚状态，有益于改善脑梗死后继发的负性情绪，同时有利于肢体功能的康复训练顺利进行，尽可能地改善身体功能，记录日常生活及感受可使患者注意到自身变化，下意识地调节心理状态，并激发自身生存欲望，尝试进行适当的工作与活动，实现自我价值并从中获取生存乐趣，改善患者情绪，这就是为所当为。森田疗法治疗器质性疾病伴发的抑郁障碍可打破患者思想矛盾和精神的交互作用，使患者注意力由内向外转化，明显减轻患者抑郁程度，提高患者生活质量。

三、强迫症案例

患者王某，男，17 岁，高三学生。

【主诉】

控制不住用余光看人 2 年余，加重 2 个月。

【现病史】

患者自述 2 年前无明显诱因开始出现用余光看人，同学说他不正眼看人，有些怪怪的，像个"屌丝"。患者也觉得这样看人不好，便有意识地控制不用余光看人。最初尚能控制，对学习生活影响不大，因此未去医院就诊。近 2 年来用余光看人的行为越来越频繁，越来越不受控制，并感到痛苦难过。最近 2 个月加重，控制不住地用余光看人，症状反反复复出现，影响学习生活，为此感到非常痛苦。为进一步治疗，发病 2 年后来医院求治。门诊拟"强迫障碍"收入开放病房住院治疗。发病以来睡眠差，饮食一般，大小便正常。无发热、呕吐、昏迷现象。

【既往史】

无头部外伤和高热、抽搐、昏迷病史，无特殊传染病，无吸毒等精神活性物质使用史，无药物过敏史，预防接种史不详，系统查询无特殊可记。

【个人史】

足月剖宫产，生长发育正常，家里兄弟 2 人，有 1 个弟弟；高中文化，学习成绩一般；从小父亲对患者要求严格，做事情常小心翼翼，胆小、自卑、内心敏感；无吸烟饮酒嗜好。

【家族史】

父母健在，非近亲婚配，姨妈患有"精神分裂"，两系三代无自杀、酗酒、癫痫及近亲婚配史，否认家族有遗传性及传染性病例。

【体格检查】

体温 37.1℃，心率 84 次 / 分，呼吸 20 次 / 分，血压 136/70 mmHg，身高 171 cm，体重 60.0 kg。心肺腹检查未见异常，神经系统检查未见异常。

【精神检查】

意识清，接触主动，表情痛苦、焦虑，问答切题，未引出幻觉、妄想症状，话语不多；存在明显的焦虑情绪，表现为容易紧张、担心，自卑，缺乏信心，存在少量抑郁情绪，无自杀观念，情感反应尚协调。社会功能受损，夜眠差，表现为难入睡、易醒；存在强迫行为，控制不住用余光看人，为此内心极为痛苦。交谈时低头不敢看人，未发现有兴奋、木僵及怪异行为。自知力存在，求治欲望强烈。

【心理测试】

抑郁自评量表有轻度抑郁症状；焦虑自评量表有中度焦虑症状；SCL-90 有重度强迫症状，中度人际关系敏感、抑郁、焦虑症状；强迫量表显示存在明显强迫思维行为。

【实验室检查和辅助检查】

ABO 血型为 A 型，Rh 血型为阳性（+）。血常规、尿常规、大便常规、大便隐血试验、大便寄生虫镜检、电解质、空腹血糖、肝肾功能、血脂、心肌酶、补体、免疫球蛋白、淀粉酶、血流变、风湿二项、血播四项、凝血七项、甲功五项、性激素六项、乙肝两对半基本正常。性激素：PRL 1203.00 mIU/L，余项正常。心电图：窦性心律，电轴中度右偏。甲状腺、颈部淋巴结、颈部血管、心脏、腹部、泌尿系及妇科彩超未见异常。TCD、胸部正位片、头颅 + 蝶鞍区 CT 平扫未见异常。脑电图：轻度不正常，未见病理波。

诊断结果：根据患者病史、临床表现及 ICD-10 精神与行为障碍分类标准，诊断为"强迫障碍"。

【诊疗过程】

1. 药物治疗

口服盐酸舍曲林，渐增至 200 mg/d，丁螺环酮片渐增至 15 mg/d 抗焦虑。治疗过程中未见明显药物副作用。

2. 改良住院森田疗法治疗过程

相对卧床期：7 天，患者刚入院的前 3 天几乎不愿意离开病房，主要担心自己的眼睛总是用余光看人，怕会再引起非议，因此特别紧张、焦虑。由森田疗法心理治疗师向患者讲解森田疗法"顺其自然，为所当为"的原理，引导患者把注意力放在当前卧床阶段，思考真正烦恼的根源。治疗师督促和鼓励患者与其他病友共同参与森田疗法理论课程，交朋友，进行森田疗法基础理论和操作方法、阅读森田疗法专业书籍的阅读疗法治疗、森田疗法理论介绍（森田疗法的历史、基本理论、治疗方针等）等的集体学习。根据患者的病情特点，通过督促和鼓励的方式指导患者每天晚上写下当天治疗体验日记，心理治疗师次日批改日记并指导患者。通过本期的治疗，患者了解自我苦恼的根源。余光是我们人类的一种正常的生理功能，有余光存在说明我们很正常，但是平时正常人是不在意余光的存在的（正常人对正常的事都不是很在意），过多关注余光的存在才会给自己造成困扰。学会面对现实、接纳自我，才能缓解现在的苦恼。这样对待余光就是在运用"顺其自然，为所当为"的理念，即不把排除余光或控制余光作为目标，而去做自己该做的事情。这样做反而可以帮助解除自我精神上的烦闷和苦恼。

轻作业期：10天，引导患者应用森田疗法理论指导日常生活，进行社会功能实践。根据病情特点以现场指导为主要方式，鼓励患者最大限度发挥社会功能，主动参与各项康复训练，保持夜间睡眠7～8小时。此期间安排轻作业内容，白天鼓励自发性作业，每天早上森田疗法心理治疗师带领患者做广播体操、清扫大院落叶；每天傍晚患者自行30分钟快步走。推荐阅读森田疗法相关书籍，掌握森田疗法基本理论知识和学习一些森田疗法的格言。每周由治疗师安排7次集体轻作业内容，如手工艺、绘画、书法、读书会、音乐疗法、瑜伽、放松操等。每天晚上坚持让患者写下当天治疗及自发作业体验日记，治疗师次日批改患者日记，并根据日记反馈内容、患者的情绪状况及日常表现结合轻作业期目标进行进一步指导。心理治疗师根据患者的病情特点及本周表现，向患者分享一些强迫症患者运用森田疗法改善强迫状态的成功案例，使患者获得信心，不再过多关注自我的情绪和症状，将注意力逐渐从关注余光转移到关注日常病房的作业方面，解放自我的被束缚感。鼓励患者在治疗期最后一天的课堂上与其他患者互相分享彼此的日记体会。通过这段时间的治疗，患者的表情较前自然，目光没有像之前那样总是出现躲闪、逃避。通过本期治疗，患者逐步恢复体力，生活主动性已有提高；能基本理解不以情绪主导行动（不情绪本位），以实现目标为行动准则，将注意转向当下现实生活当中。

重作业期：7天，深入实践森田疗法治疗重作业和康复技能训练，在轻作业期基础上增强作业难度及强度，以进行强度体验。集体课程增加太极拳、智力游戏、思维拓展训练、自信训练、个人才艺表演、与他人合作的集体游戏（如两人三足)、拔河比赛、气排球等训练项目。有意安排该患者作为组织者进行病房集体活动的安排和组织工作,在活动过程中更多地体验自我放松,不要受余光束缚,与大家一起享受快乐时光。根据病房特色设置的农疗院作业,即每天给院子里的花卉浇水、除草,集体种菜等体力劳作,使患者体验每天劳作的乐趣。患者每天晚上能坚持写下当天治疗体验日记,心理治疗师每天批改患者日记,通过日记鼓励患者的正确行动,指导患者进一步的行动方向。通过本期治疗,患者体验完成工作后的喜悦,培养作业的持久力和忍耐力;反复体验成功的喜悦,患者的自信心也越发增强,并能树立生活的信心,自卑也有所改善。

社会复归期:6 天,为患者出院做准备,指导患者回归社会环境,恢复社会角色。持续第 3 期作业内容,而且延长作业时间。分小组进行生活适应训练,指导制订今后生活计划。此期间患者参与模拟社会与生活功能训练(如人际关系和社交礼仪训练),外出购物,出院康复指导,治疗总结及住院体会交流,治疗感悟分享汇报等活动。进行群体讨论,培养患者的社交技能及组织能力。患者继续坚持晚上写下当天治疗体验日记,心理治疗师每天指导并批改患者日记。出院当天患者能够与病友进行出院前的森田疗法治疗体验分享。本期治疗培养患者主动性和协调性,及适应外环境的能力;培养"顺其自然,为所当为"的生活态度,实现"目标本位"的行动目标。

【治疗效果评价】

患者住院治疗 30 天后病情达临床治愈出院,自述"已能正常与他人交谈,不再担心控制不住用余光看人的问题,焦虑情绪明显好转,无抑郁情绪,夜眠好。能将注意力和精力放在学习上,学习效率提高很多。"主管医生和森田疗法心理治疗师观察到王某平时能主动与病友、医护人员沟通交流,表情自如,面带微笑,与人交流时能自然地直视对方。平时在病房能主动看书学习,表情轻松自然。

【随访】

森田疗法治疗师在患者出院 1 年后电话回访,了解到患者在医生指导下服用药物半年多后,已停用药物,但继续学习森田疗法知识,运用森田疗法知识来调整日常生活中的情绪和行为。生活中偶尔因为一些生活事件引起一些情绪波动,患者也能带着不安的情绪生活、学习,并且学会了转移注意力,将主要精力投入学习当中,调整好了自我状态。出院 2 年后随访,患者情绪稳定,精神状态好,睡眠好,与人交流正常,基本不存在强迫思维,考上大学,顺利开始更高阶段的学业。

【讨论】

强迫障碍的治疗往往比较困难，其自动缓解或痊愈的可能性很小。该患过度关注余光的存在，对此十分排斥，一直希望消除余光，却无法实现。余光本来是人的一种正常功能，无需消除，我们运用改良的住院森田疗法治疗该病，目标不是真正消除余光，而是改变患者过度关注和排斥余光的状态，改变生活态度，关注生活内容。本案例中，阶段性的社会功能训练，促使患者注意力转向现实生活之中。循序渐进地作业疗法，切断了精神交互作用，提高了症状受容性，使患者认识到了原来的错误认知，打破了被束缚状态，激发了生的欲望，并付诸建设性的行动之中。引导患者正视自身状态，学会与负性情绪和躯体症状"和平共处"，做好当前该做的事情，削弱或消除负性情绪与自卑感，在积极健康的行动中平复心境，逐步回归家庭和社会。

(张 玲)

第二节　非经典住院森田疗法应用案例

非经典住院森田疗法是去掉卧床期，直接进入作业期的住院森田疗法。这样可以缩短住院时间，简化住院流程，也不需要住院后安排特殊卧床的单间病房，按照森田疗法的理念指导住院患者的行动贯穿整个住院期间，以达到使患者打破被束缚精神病理状态、加快症状的改善、恢复社会功能的目的。

一、惊恐障碍案例

患者唐女士，49岁，某工厂职工。生活中的她外向、善良、急躁、好面子，喜欢唱歌，当过播音员，也曾在宣传队工作过。但比较胆小，30岁时丈夫有一次外出学习，只有自己和儿子在家，打雷时吓得和儿子抱成一团。

【现病史】

4年前因单位改制，唐女士面临下岗，开始出现失眠，晚上想睡却睡不着，睡不着又觉得身上很疲劳。想到父亲患有心脏病，非常担心父亲的身体，感到非常紧张，出现口干、出虚汗、心慌的症状，觉得自己马上就要活不成了。去综合医院就诊后做心电图提示为心肌缺血，给予相应治疗后好转。之后她常想到这次心慌去医院的场景，每次都立刻感到心里很紧张，又出现心慌。有时也会无故觉得紧张、心慌、出虚汗，每次发作 2 ~ 20 分钟自然缓解，严重时打 120 电话去医院看急诊。每次去综合医院就诊，医师给予安定类药物后也会得到缓解，有时 120 急救车到她身边就会缓解。多家综合医院就诊，治疗效果均欠佳。曾于某医院诊断为"更年期综合征"，唐女士不喜欢此诊断，再次到该医院就会出现心慌、口干、出虚汗等症状，并且反复上厕所，严重时双手颤抖，走路不稳。自己一个人不敢待在家里，要有家人陪伴。有时不做任何治疗就会好转，心情好时从不发作。也曾找省内外多个精神科专家治疗，给予"美利曲辛、文拉法辛、氟西汀、氯硝西泮"等药物治疗，治疗后有改善，好转后能够出去玩，自己也敢待在家里了，由于担心副作用反复自行停药。又去找多个中医服中药 1 年，仍会出现心慌、紧张等症状，严重影响日常生活。在医生和家人劝说下同意住院治疗，诊断为惊恐障碍。

【体格检查】

无异常。

【实验室检查】

无异常。

【精神检查】

意识清，接触可，容易焦虑，经常胡思乱想，恐惧再次发生心慌、惊恐发作，无情绪低落，个人生活自理。

【诊疗过程】

给患者详细分析了她的性格特点、发病原因和发病机制，介绍森田疗法的治疗原则和实施过程，她对吃药比较抵触，选择住院森田疗法的作业疗法治疗。

轻作业期：在第一周轻作业计划中，白天让患者参加晨读，看书报，做手工，听音乐，打扫卫生，吹口琴，做保健操，学打乒乓球等活动；晚上除了写森田疗法日记，把每天做事的过程感想记下来之外，还要分阶段记录自己的成长经历，平时遇到事情的一些处理方法。完成当天的作业后睡觉，睡不着出现胡思乱想时不要控制想法。白天有护士和病友带着她参加作业。晚上她常因为失眠、紧张找医生聊自己的病情，也不管医生是不是值班。医生没有和她反复聊病情，而是和她讨论日记内容，鼓励她的进步，分析她处理事情的特点。医生发现她平时对家人的做法不满意就选择压抑自己和冷处理，在外人看来美好的家庭却很少有有效的沟通，这也是发病的隐患。于是在作业中增加与家人有效沟通的练习。随着作业量的逐渐增加，她的耐力、自信也在提升。10天后开始帮助别人，晚上找医生的次数和时间也在减少。

社会复归期：住院半个月后进入社会康复期，患者每天早上到医院，在医生查房后回单位工作，第二天再来医院找医生批改日记，聊自己的进步和对症状的态度。就这样住院20多天就出院了。

【治疗结果】

患者出院后坚持每周复诊1次，找医生述说自己的生活和困惑。问："马医生，人要是没有痛苦该多好啊？！怎样把痛苦去掉啊？"答："人要是没有痛苦怎么能知道什么是快乐呢？你得感谢痛苦才行啊。"半夜睡不着觉时向医生哭诉的现象在出院后消失。1年后患者退休，医生建议她培养一种爱好，她开始学习柔力球，虽然知道比赛可能会紧张，仍参加团队比赛，成为当地体育协会的一名老师。10多年过去了，未再吃药，还帮助了许多人走出心里困惑，带领周围的人打柔力球、太极拳。她感慨道："马医生，当初是你的耐心救了我，我经常半夜给你打电话，你都不生气。""刚开始对你的依赖很重，你说话很管事，后来对你的依赖就减轻了，现在我完全自立了，再也不用半夜给你打电话了。"

【讨论】

唐女士性格要强，胆小，爱面子，具有疑病素质。单位改制为失眠诱因，担心自身健康，经常往负面想，越是这样越是担心和紧张，躯体不适感觉越是增加（精神交互作用），她无法接受这些躯体不适症状（受容性低下），到处检查、求治，把自己的大部分精力都集中在消除症状上，结果越想消除紧张、心慌症状，就越关注这些症状，注意力越固着在躯体不适症状上，恐惧感就越加深，心慌等症状也越严重，形成精神交互作用的恶性循环。入院后通过工作人员帮她分析发病机制及多年治不好病的原因，介绍森田疗法特点，她提高了治病的信心，减少了对疾病的恐惧。在工作人员带领下，完成不断增加的作业量，把精力从关注情绪、症状转移到每天的行动上，从而减少对症状的关注，逐步打破精神交互作用，提高了自信。20多天后在自信心提高到能主动带着症状做事时，患者出院，坚持日常工作生活。出院后坚持行动本位，定期复诊。在1年后培养了爱好，此时精神能量进一步从自身转向外界，从注入死的恐怖转向注入生的欲望，焦虑、恐惧、失眠等症状也随即消失，患者社会功能恢复，远期预后良好。

（马秀青）

二、强迫症案例

患者高女士，25岁，某高校在校研究生，性格内向，善良，追求完美，父母都是大学教授。从小非常聪明，父母为让她好好学习，把所有的家务都包了，她从小到大没有自己洗过衣服。几乎每次考试都是年级第一，从小学至研究生都未离开过父母，也很少与同学们一起玩。

【现病史】

近5年以来患者经常遇事反复询问旁人，反复确认，还会反复考虑为什么这样，想明白了再做另一件事，否则其他事情无法进行，有时为了想事情连厕所也不去，并反复锁门、洗手等。她自己也知道这样做不好，就是控制不住，十分烦恼。研究生2年级以来，每年都请假3～4个月，到上海、南京等大医院治疗。诊断为强迫症，曾用氯丙咪嗪、帕罗西汀、氟西汀、舍曲林等。治疗3～4个月后病情好转就继续上学，但是回家后症状逐渐加重，然后继续治疗。患者父母从网上看到森田疗法，来本院就诊。医生问患者会干什么，她回答"只会学习"。2004年入院后经过三级查房诊断为难治性强迫症，给予改良森田疗法治疗，不用药物。

【体格检查】

无异常。

【实验室检查】

无异常。

【精神检查】

意识清，接触可，强迫思维、强迫行为，社交能力差，生活自理能力差。无情绪低落。无幻觉妄想。

【诊疗过程】

患者对药物治疗比较抵抗，但对作业治疗愿意配合。给予改良住院森田疗法治疗，不进行绝对卧床期，直接进行作业治疗，医生讲明森田疗法的中心思想，并分析患者的性格特点，要求父母不陪护患者住院，减少患者对父母的过分依赖，患者父母非常配合。护士按制订的生活、学习计划，督促患者做事情，从学习洗衣、打扫卫生、浇花、喂鸟做起，并教她绘画、打乒乓球、打篮球、跳绳、踢毽子，让她唱卡拉 OK、每天坚持组织读书会。由于患者英语很好，就让她每天给医护人员和其他患者讲英语 30 分钟。医生在日记中不断指出她的进步和优点，鼓励她多做好事，帮助别人。

【治疗结果】

经过 3 个多月医患的共同努力，患者自信心大大提高，与医护人员及病友交流很好，生活能力、人际交往能力、做事能力都有所提高，症状也不知不觉地消失。出院前医生告诉患者父母一些注意事项，父母也答应在生活中遇到各种问题时不再包办代替，进一步锻炼她的生活适应能力、独立生活能力等。目前患者院外适应生活良好，已参加工作。

【讨论】

高女士有完善欲过强的性格，极端追求完美，十分害怕搞错一点事情，怕出现一点失误（这也是一种思想矛盾，其实"怕"失误不一定不失误，"不怕"失误也不一定失误）。为了使自己怕的事情不出现，她就反复地询问、检查、洗涤等（受容性低下），用来消除自己的恐惧（怕）心理，可是这样做仍消除不了自己的怕，就更加把劲反复重复动作（精神交互作用），症状就越来越重，精力多放在防止出错、强迫症状上（注意固着），兴趣爱好减少，不想找工作，除了学习以外，其他什么也做不了，逐渐出现做事效率低下，作为一个学生连学习都不能进行下去了（社会功能低下）。患者不仅存在强迫行为和强迫思维，还存在被束缚状态，打破这种被束缚状态是治疗强迫的关键。给予改良森田疗法，从作业疗法入手，不断训练生活能力，培训各种做事方法。这一过程改变了以往每天专注于排斥"怕"而做事的状态（改善注意固着），逐渐改变了关注的内容，改变了做事的内容，也就改变了精神能量运行的方向，等于对强迫症状顺其自然；而去做该做的事（为所当为），不再排斥和关注症状，等于切断精神交互作用，提高了症状的受容性，放弃了思想矛盾。"怕"是人应该有的情绪，不需要去特意消除。通过改善以往的行动模式和行动内容，不断改善生活质量，在提高身体社会功能治疗中不断修正自己的负向思维和过强的完善欲，不断建立和增加有意义的兴趣爱好，充实生活，改善生活质量，逐步打破被束缚状态，强迫症状就会逐渐消失。

（马秀青）

三、社交恐怖症案例

患者小黄，男，28岁，在家里帮父母做小生意。

【主诉】

社交紧张，脸红、出汗、恐怖伴口吃13年。

【现病史】

患者从小说话有些口吃，初三时有一次上课被老师点名起来回答问题，当时心情十分紧张，自觉满头大汗，满脸通红，回答问题时说话不太利落，有些结结巴巴，坐下后仍觉心慌紧张，特别担心同学笑话他。这件事过后，患者只要去学校就紧张不安，害怕和同学、老师交谈，不愿参加各种社交活动，最害怕脸红和出汗会被人笑话，逐渐容易脸红、出汗，慢慢就不愿意上学了，勉强念到高二就退学了。步入社会后患者经常对着镜子锻炼说话，逐渐口吃有些好转，但仍然严重恐惧和回避社交活动，怕脸红、出汗让自己出丑，只能在家里经营的小卖店干活。因为对人恐惧，所以连看心理医生都不敢去，而是在网络上查阅信息。可患者实在是痛苦，再三思虑后，终于鼓起勇气到医院就诊。

【体格检查】

无异常。

【实验室检查】

无异常。

【精神检查】

意识清，求治心切，无幻觉、妄想，焦虑，对脸红、出汗、人前讲话恐惧，多回避这些场合，社交受到影响。

【诊疗过程】

第一次诊疗：

医生：（第一次见到他，给人印象显得有些紧张、局促，微汗，但客气而有礼貌。听小黄讲述了以上自己的经历和困惑）这些年你真不容易呀！

小黄：（流泪了）这么多年我没有给任何人讲过这些苦恼，怕丢人、怕别人不理解。

医生：你从小是什么样的性格呢？

小黄：从小内向。父亲比较严厉和固执，很少和自己有感情上的交流，经常批评我这也不对那也不对。不知是不是这个原因，我总是不够自信，非常要面子，比如小时候和别人下棋输了，就会难过得哭泣。

医生：你目前最困惑的是什么？

小黄：和别人说话总是尴尬、脸红和出汗，如果和别人说话不尴尬、不脸红、不出汗就好了。这件事让我痛苦了好多年，我真是没用呀。

医生：可以理解，看起来你真的是很痛苦呀。你在什么场合最容易尴尬、脸红和出汗呢？

小黄：在人多的场合发言或者在陌生人面前最容易出现，并且还有些口吃。这是我最头痛的事。

医生：如果你站在一群小孩子面前发言或者面对一个收破烂的人你也会尴尬、脸红和出汗吗？

小黄：这种情况下，我应该没有多大问题。

医生：为什么？

小黄：（笑着说）我比他们强，表现差点也没关系吧。

医生：你希望在比较重要的人面前表现好些，却出现了相反的情景，而在无所谓的人面前却能够淡定，这是怎么回事呢？

小黄：是呀，我也觉得纳闷呢，要是反过来就好了。（思考片刻）越在意就越无法淡定吧。

医生：一般人在重要的人面前讲话或者出席十分重要的场合就不会紧张吗？

小黄：也应该有点紧张吧，但人家表面上根本看不出来，而我面红耳赤，满头大汗！丢人呐！

医生：是呀，你是好像比别人严重得多。但既然一般人在上述场合也有一些紧张，那么看来这是正常现象，只是程度不同而已，是吧？比如一般人见了领导，就会马上站起来迎接，说话小心翼翼，看起来也有点紧张。如果领导来了一点都不在意，还是跷着二郎腿，看起来很放松，其实这样显得没有礼貌，好像不太尊重领导，那就麻烦了是吧？初中时你在课堂上被提问时感到尴尬的经历，让你感到特别不自在，觉得自己不应该这样，自己太没有用，从此就惧怕再次出现这样脸红的症状，越是讨厌和害怕这个症状，就越注意自己会不会脸红，结果这件事就深深地刻在脑海里了，就像特别想忘掉一件尴尬的事，努力去忘掉，却总是挥之不去，注意力和症状互相促进，形成恶性循环，是这样吗？

小黄：对对，您分析的太对了。其实这些我也想过，也都懂，但是就是控制不了自己。

医生：其实你懂了就是迈出了第一步。既然懂了就没有必要对抗上述脸红的症状了，也不需要控制自己，而是需要选择，去选择你此时此刻最应该干的事，比如说你一紧张就口吃，越紧张就越想快点把话说完，你说话速度太快，就可能抢在思维的前面了，出现一些不流畅的现象难道不正常吗？你所认为的口吃现象是不是还可以理解为说话着急导致的呢？尝试一下领导讲话的速度怎么样？

小黄：（笑了，思考了一下后点头）我不需要控制脸红，而需要选择控制一下语速更好些，是吧？

医生：是的，选择控制一下速度，对你的口吃会有帮助。你性格上比较要强、要面子，害怕别人笑话、瞧不起，是吧？其实这是希望别人认可，不是坏事，是有上进心的表现！

小黄：是这样的呀，我很怕别人不认可我，怕看出来我脸红、出汗。

医生：脸红、出汗大概代表没面子吧。

小黄：是这样的，太没面子了，太尴尬了，让人笑话。

医生：你想过没有，如何让别人尊重我们，认可我们，我们应该做什么。如果你脸不红，或者有办法让你的脸白了，就有面子了吗？就会受到尊重吗？

小黄：（很认真地思考了一段时间）是呀，我不脸红了，就很有面子了吗？有本事了才会有面子的呀。可我实在顶不住了，甚至放弃了高考，在为症状痛苦纠结，没有去努力学习工作，没有争取到真正的面子呀。

医生：你领悟的真是准确呀。当你在某个领域有了成就，是否就很有面子了，而且很自信了呢？自信的人还在乎脸红或者其他缺憾吗？

小黄：（站起来略显激动地与医生握手）医生，我知道该怎么做了，谢谢您！您没有为我解决脸红的问题，但给我指明了根本性的方向问题。无论怎样，我不应该逃避了，脸红不管它了，去做可以争到面子的事吧！

药物治疗：给予抗抑郁药物帕罗西汀每天 20 mg。向患者解释，用药和心理调整之间并不矛盾，药物可以帮助情绪相对平稳下来，有益于进行实践和行动。随后，医生听取了小黄接下来的行动计划，并建议他每日记录森田疗法行动日记，2 周后复诊。

2 周后复诊：

小黄：（面部表情紧张且沮丧）我失败了！我没有完成日记，刚开始几天信心百倍，开始用心做事，制订了学习计划，甚至主动找人交谈，但是巨大的紧张感和脸红又让我陷入了过去的怪圈里。我感觉森田疗法肯定能帮我解决好自己的问题，但恐怕需要进一步的帮助，我不知道该怎么办了。我想请求住院治疗怎么样呢？

医生：你已经在这么难受的状态下开始努力行动，并且取得了一些小的成绩和经验，真是了不起。所谓的暂时失败是很正常的，很多问题的解决不是一蹴而就的，成功需要坚持！医生同意你住院治疗。

我们并没有安排绝对卧床期，直接进入作业疗法，有药物的帮助，借助心理科这个医护患共同体的资源来帮助和影响他。住院后的前3天，小黄多躺在床上睡觉，从不去找医生和护士，怕麻烦别人，大概也是逃避和人交流，查房时总说自己很好。医生常在下午邀请小黄在活动室打乒乓球，小黄有点基础，医生看到小黄输了球就会脸红，偶尔赢了球就难掩喜悦心情。医生与小黄成了球友，开始和小黄开玩笑："你要是比赛赢了我，就达到出院标准了！"小黄开始把心思用在练习打球上，刚开始拿着拍子把球打在墙上练习，几天后他勇敢地和不少患者一起交流打球体会，在乒乓球台一天到晚总能看到他的身影。

十几天过去了，小黄球技飞速提升，竟然连续赢了医生几局。围观的人较多，倒是医生有点不好意思地脸红了，当众表述了自己输球后的尴尬感受，大家都笑了起来，轻松幽默的氛围使小黄很放松、享受，医生的言传身教使小黄体会到尴尬也是失败时应该表达出来的一种情感。

住院20多天后，小黄开始适应群体生活了。他主动帮助护士扛输液架以及做一些其他力所能及的工作，和其他患者一起打牌，并在读书会上主动发言，讲自己的亲身体会，向病友宣传学习森田疗法的体会和对理论的理解。

医生准备为全院医护人员做森田疗法技能培训前半小时，征求小黄意见："是否愿意参加培训？我很希望你能发言，谈心得体会，以帮助大家更好地学习森田疗法。"小黄犹豫后表示同意，面带紧张。小黄对森田疗法的理解和实践非常到位且口才不错！让小黄经历即使紧张、恐惧也做好该做的事的体验。

发言前小黄有明显的紧张感，但发言时思维清晰，理论联系实际，很快紧张感褪去，演讲十分精彩，台下掌声非常热烈！医生调侃地说："给你的掌声比给我的掌声大多了"。大家哄笑，这时的小黄笑得很开心，自信感油然而生。

住院1个月了，医生笑着对小黄说："球赛赢我了，演讲得到的掌声也比我大，你可以下山了，为师不留你了。"

【治疗结果】

患者脸红恐惧症状消失，住院1个月后出院，出院半月后打来电话，说在一个汽车 4S 店找到了工作，适应良好，决心搞出点成绩，偶尔紧张，但能接纳，不会特别在意和逃避！又过了 3 个月，小黄专程赶来医院看望医生，说自己努力钻研业务，工作敬业，汽车销售业绩在店里名列前茅！他还说未来是人工智能的世界，将来想往这方面发展！

1 年后，医生电话随访了小黄。他说药物已经停用，为实现梦想，辞去了汽车 4S 店的工作，专程去学习自动化管理技术半年。毕业后应聘到一家大型企业做自动化技术工作，工作适应良好，得到领导和同事的赏识！

【讨论】

该患者过于好面子，好钻牛角尖，过于在意别人的看法，过度关注出汗、脸红、口吃。通过注意和脸红、口吃之间的精神交互作用，这些症状越来越重。患者的注意力完全固着于脸红不红、口吃不口吃的症状上，他越排斥这些症状，反而越排斥不掉，就越苦恼，自然会一直处于所谓的痛苦之中！在他的认识中，这些是异常的、被别人瞧不起的，所以他一直想尽办法排斥这些症状，却无法排除，就更加苦恼，陷入多层次的恶性循环中。门诊森田疗法开始以后，他对自己发病的过程有了一些了解，然而对于医生指导去付诸行动有一定困难，又急于改善，所以不能快速收到效果，改为住院治疗。在住院过程中，患者找到了突破口，以集中进行乒乓球训练为行动方向，勤学苦练，球技提高很快，同时帮助护士做一些力所能及的工作。这些活动，改变了关注的方向，使患者的价值观、人生观、世界观得以改变、重塑，性格也开朗了很多，应了那句话"行动转变性格"。这些行动同时切断了注意与脸红感觉之间的精神交互作用，改变了认知，减少了对脸红、出汗的排斥，即提高了受容性，改变了注意固着于脸红、口吃、出汗的状态，打破了被束缚精神病理状态，激活了生的欲望，精神能量不再支持脸红、口吃等症状，而是支持去做有意义的事情。患者出院以后很快投入工作，而且进一步去学习一门技术，树立了正确的人生前进方向。对于以往症状的顺其自然、自己为所当为的结果使生活变得越来越好，社会功能越来越完善！

（张勤峰）

第八章 森田疗法应用案例督导

第一节 网上森田疗法心理咨询师小组案例督导

近几年来学习森田疗法的专业人员越来越多。很多心理咨询师提出，理论学习机会容易找到，而对实践中怎样分析疑难案例、怎样运用森田疗法去解决疑难案例缺乏经验，所以邀请有经验的森田疗法专家进行定期的网上案例督导活动。下面是本书主编亲自主持的督导案例介绍。

一、恐惧艾滋病案例

赵女士，30岁，博士学历，在某企业工作，父母是高级官员，有1个妹妹，妹妹已婚。恋爱2年余。

【案例介绍】

1. 既往经历

来访者既往无服药史，也没有心理咨询史，大学期间有选修过心理学。来访者从小就是一个非常听话的乖孩子，受到亲朋好友们的喜爱。父母管教非常严厉。大学以前来访者的学习成绩比妹妹好。上了大学以后，妹妹交了男朋友，大学毕业以后，妹妹选择工作并结婚生子，来访者则继续深造完成博士学业。大约5岁时偶尔触及生殖器感觉到快感，便养成了手淫习惯。初中前1周一两次，其间被外婆发现过一次，遭到呵斥，停止过手淫约2个月。从初二开始至高三手淫1周3次。大学期间频率降低，并且在大二得知这种行为被称为手淫，有些罪恶感，便开始尝试控制自己不再触碰敏感部位，但偶尔还是会进行一下。

2. 来访者初来时咨询目的及状态

来访者语气非常平稳，描述自己存在一定的心理问题且恐惧艾滋病，本以为自己可以抗过去，后来发觉靠自己过不去。2年前来访者还在学校读书的时候，有一次坐飞机回学校，航班晚点，只能留宿机场附近的城郊普通酒店（用她自己的话说，就是当地农民自己改造的房子做的酒店，感觉安全系数不高）。第二天早上起来，来访者发觉门好像没有锁，轻轻一拉门就打开了，她急忙检查财产没有任何损失，并开始怀疑自己是不是被性侵了（来访者还是处女），继而担心自己可能被感染艾滋病。事后她觉得没有什么特别的不适，但还是怀疑附近的人会偷偷溜进来给她注射不知名的、能让人丧失意识的药物，然后对她进行性侵犯。来访者后来进行过多次艾滋病检测，都为阴性。但她又开始担心自己在进行艾滋病检测期间，有注射HPV疫苗及其他的行为可能会影响检测的准确性。来访者多次查阅中外艾滋病研究文献想得到具体的答案，均未果。想到万一自己感染了"绝症"，势必会连累家人和男友，感到内心痛苦，无法自拔，遂前来寻求专业帮助。她特别担心的是，至今没有和男友发生过性关系，万一结婚准备行房时男友发觉自己因"被侵犯"而不是处女，甚至导致对方感染艾滋病等后果该怎么办。心理咨询师曾建议她去医院做处女膜鉴定和是否遭受过性侵鉴定，被她委婉拒绝。谈及艾滋病感染可能性的分析时，心理咨询师能明显感觉到来访者的情绪有明显变化。

3．来访者咨询目标

（1）希望通过心理咨询师在艾滋病防治领域方面的经验分析，判断她所担心的问题有没有可能出现，判断她是否存在感染艾滋病的风险。

（2）希望通过和心理咨询师的沟通，坚定自己没有被性侵犯的信心，降低强迫思维频率。

（3）希望完全改掉自己手淫的习惯，能够接受和男友有更亲昵的行为。

（4）希望懂得一些心理学方法，以便自己能够较好地学会管理自己的情绪。

4．既往心理咨询情况

心理咨询师第1～3次咨询主要是梳理恐惧艾滋病的原因。来访者小学时接受过艾滋病教育，对这类疾病有点害怕。她作为一个乖乖女似乎距离这个疾病非常远，根本没有任何可能患上这个病。但是她又觉得人生过程中没有绝对的安全，所以平时比较小心，有一定的洁癖。她在坐飞机留宿离机场旁边酒店的时候觉得服务人员看起来就像古惑仔，有一种身份不认同的感觉。第二天来访者早上醒来发现门没有反锁好，一拉就开了，说明自己睡觉时别人是可以轻松进来的，因此受到惊吓。之后虽然查实财物没有受损，但来访者开始担心是否被恶意性侵犯，导致处子之身不复存在，甚至可能被传染了艾滋病，这样一来结婚以后艾滋病就可能传给自己的男友，她也担心可能在日常生活中传给自己的父母。通过认知行为和社会心理学分析，心理咨询师和她探讨分析了这种可能性（叙事疗法），再就艾滋病病毒无法被检测出的各种可能性做了讨论，这些都证明赵女士担心的事情发生的风险极小，她表示认可，焦虑状态有所下降。第 3 次咨询后半段，咨询师还特别指明了她恐惧艾滋病只是一个表面原因，最主要的还是深层次背后的问题，这个可能和其成长史中的一些压抑点有一定关系。她表示第 4 次咨询时可以谈谈自己的成长史，其中包含她自己的秘密。

第 4 次咨询来访者重点描述了她从 5 岁开始的手淫史，以及在其中产生的体验。心理咨询师指出，通过触及敏感部位获得快乐感是一种方式，得到强化后，形成习惯，一旦压力增大就通过这种方式放松。来访者长大后知道这种方式是手淫，产生一定的罪恶感，也有可能在潜意识中会担心过度手淫导致身体损害，认为自己不是一个好女孩。

第 5 ~ 8 次咨询来访者谈到了家庭。她的父母是高级官员，爷爷对父母的管教和要求非常严格，父母对自己两姐妹管教也很严格，从小就不许在外过夜，哪怕是很晚也必须归家。上大学以后父母也会经常打电话询问是否晚上在寝室。大学期间曾经交往过男友，和他一起出去旅行，中途两人有裸身拥抱和接吻，但当男友想进一步发生性关系时，她强烈反抗，最终因此分手。来访者平时工作量较大，上班期间不会穿任何偏性感的服装。来访者认为自己比较自卑，觉得能力不强，对自己要求较高，有完美主义倾向。第 6 次咨询时来访者告诉心理咨询师自己将于国庆期间成婚，情绪有点焦虑，担心结婚后自己被"性侵"和"被感染艾滋病"的事情被男友知道。此处用了认知行为疗法和放松训练。

第 9 次咨询距离来访者结婚还有半个月左右的时间。她有一点想逃婚，询问心理咨询师有没有可以推迟婚期的办法。心理咨询师建议既然这一步迟早都要面对，又为何逃避，反而增加烦恼。既然各方面工作都准备好了，就去面对。心理咨询师建议来访者继续进行正念学习和练习，并且和她探讨了婚后还有哪些事情可以做。在距离其结婚还有一两天时间时，她预约了第 10 次心理咨询。但第 10 次咨询临时调整到 1 个月后。结婚当天来访者给心理咨询师发短信，表达她的焦虑情绪，咨询师回复："加油，你将由此而蜕变。"婚后 1 个月时，预约的心理咨询未如期来访。

【希望督导的问题】

（1）如何系统地用森田疗法来进行这个案例咨询呢？

（2）自从结婚以后，赵女士就没有再来进行心理咨询了，这是说明其焦虑暂时缓解，还是说明其恢复了呢？

【李江波督导】

这个来访者由于家庭教育等因素，性格极其追求完美，既对向上发展有极高的追求，又对患病或违反伦理红线、父母意愿十分恐惧；既有对性的本能的强烈需求，又觉得手淫非常不好，有这个"毛病"就意味着自己是"坏女人"（负罪感）。在这个背景下，以一次机场宾馆住宿没有锁好门的事件发生为契机，她对自己是否被性侵产生怀疑（思想矛盾，即认知的偏差），之后越想越害怕，越想越紧张（精神交互作用），使自己可能被性侵的想法越来越强烈且不能被排除，被性侵的可能性在她这里就变得越来越大了，使她产生非常明显的焦虑，反复回忆和求证后，对可能患艾滋病的认识越来越偏激，就好像自己已经真的被性侵了，好像真的患了艾滋病一样，为此而恐惧。在完美主义性格背景下，来访者无法接受这样的事实，不断检查是否患艾滋病，即使每次检查不能证明已经感染了艾滋病，也不能安心，还是反复咨询、讨论这种可能性（受容性低下），别人说不可能有这种可能性，她也不相信，还是不断地查这方面的报道、论文，不断谈论这方面话题（高度关注，注意固着），学习、生活受到一定程度的影响（身体社会功能减退）。由此可见她产生了被束缚精神病理状态，这种状态使她很难逃离恐惧。但是就是在这种情况下，她还顺利完成博士课题，取得博士学位，顺利工作，说明她社会功能损伤不严重，这也为她的问题解决奠定了一个好的基础。通过9次咨询，一定程度地减轻了她的焦虑、紧张情绪，提高了生活质量（虽仍有很多焦虑和疑虑，但可以谈恋爱结婚），但是仍没有消除对是否已经被性侵、是否可能患艾滋病的疑虑和对艾滋病的恐惧。所以她即使要结婚了，婚前准备很忙，仍然在婚前预约了第10次心理咨询。但是第10次没有来，推迟到婚后，又没有来。一种可能是虽然婚前疑虑重重，但由于忙碌就没有时间顾及这事了；本来打算婚后来做心理咨询，但婚后一切疑虑随着婚姻的幸福感而冲散了。另一种可能是她结婚后原来的情况更不好了，所以又到其他的地方求治去了。但是前者可能性大些，因为婚前预约的心理咨询只是被推迟了，如果是情况很不好，她对咨询效果很不满意，那她就不是推迟咨询而是可能直接不来了。

从森田疗法角度来解决这位来访者的问题，不是设法证明她没有受到性侵而使她安心下来，不是单纯围着怎样使她相信没有被性侵这个问题转。由于她是完美主义者，只要不能彻底排除被性侵的可能性，她就一直不会安心，那么这个问题就难以彻底得到解决，所以我们尝试使用逆向思维的方法，反过来，先肯定地回答她"你有可能在这次发生的未锁门事件中被性侵"，"甚至恰巧对方有艾滋病使你被传染了艾滋病"。这种说法与她的担心一致，她一定又惊讶又恐惧，好像找到了她最害怕出现的、最坏的、最不愿接受的答案，又好像找到理解她的知音，有一丝欣慰的同时害怕得更加厉害。这个时候咨询师就可以反问她："这个可能性有多大呢？"听到这个疑问后她又会从万丈深渊里突然看到一丝曙光，她会思考起来："到底可能性有多大呢？"咨询师可以告知她："从到现在为止我们掌握的证据判断，那种可能性只是万一，你说对不对呢？"她迟疑后会同意这个答案的，因为这个答案比刚才那个答案舒服多了，安心多了，也可信多了，估计她愿意接受。咨询师可以接着说："好，既然是万一的可能，那么说没有被性侵的可能性是9999了，1在这个数字面前太小可以忽略不计吧，那没有被性侵的可能性就近似一万啦。"让她思考一下，接着说："为什么不活在一万里面，而愿意活在万一里面呢？活在哪一方面更有利呢？"这样帮助她扩大视野十分重要，她原来沉浸在自己的推理中，无法看到其他的可能，而众多心理咨询师或者检验人员也是围着会发生性侵的可能性反复讨论——"结论都是绝无可能"。如果她要是能相信这个推论，就不会有这一系列的心理咨询了，可以肯定她是不信这个结论的，或者顶多是半信半疑，所以才到处咨询、检查、在网上搜索论文，惶恐不安。这次除了讨论了会发生性侵的可能性是万一以外，突然提到不会发生性侵的可能性有多大，视野开阔了，她会一下子感觉到原来的视野那么渺小，为了那么小的可能性把自己吓成这样实在不值，那么被束缚精神病理状态就会由于认知的改变而有所改善，让她知道以往的错误是活在万一里。要知道，万一的事随处可见，基本无法否定不会有万一。我们绝对不能说万一的情况下也不会有房倒屋塌，但是我们不能因为怕万一房倒屋塌就住在室外，那样怎么能对抗天寒地冻或酷暑，更不要说避免被侵犯。如果我们总是活在一万里，就算万一的事情发生了，那也是我们不得不面对的事，不愿意面对也得面对，不愿意承担也得承担，这样我们反而坦然。记住不能不对万一有所防备，但决不能因为万一的可能就放弃了一万的不可能，使自己的判断大大地走偏。即使是真的因为自己没有锁好门，发生了上述可怕的事情，犯人该判什么罪就判什么罪，自己没有锁门而出现的后果，还是要自己面对和承担的。好在经过推理，这只是万一，我们需要庆幸，需要总结经验，需要今后防患于未然。既然已经认识到问题所在，那么就要搞清楚怎样活在一万里，把对我们重要的事情排排队，挑重要的事情，按照第一、第二、第三重要的程度排队，然后按顺序去做，其他的事暂时搁置，比如前一阶段搞对象、准备结婚很重要，工作很重要，那这些事优先去做，而自己认为万一发生的事无论如何不能排在前面了，而是远远地排在后面，在做重要事情的过程中情绪就会逐渐稳定下来，我们就回到安全方面的一万中来了。

处于青春期的健康女性对性有比较强的欲望是非常正常的一件事，也是身体健康的表现，有手淫行为也不能算异常行为，只要不过度手淫，完全不影响身心健康，但是来访者不知道这些，因而对自己手淫行为很自责，试图戒掉手淫，又戒不掉，心里很矛盾。对来访者进行这方面教育，对缓解她的焦虑情绪、改善负罪感会有一定帮助。

二、恐惧癌症和狂犬病案例

小赵，男，33 岁，结婚 10 年，有两个孩子，从事销售工作。

【案例介绍】

来访者即使现在还经常回忆起幼时被父母打的情景，每当此时就感觉伤心，认为父母不应这么重地打自己。父亲对他基本没有要求，而母亲对他要求比较高。在 23 岁左右的时候，来访者出现了一些轻微的强迫症状，比如反复检查门是不是关上了，关门后要反复拉几次；洗手总怕没有洗干净，要洗四五次才行；遇到事情总是难以下决定，犹犹豫豫，瞻前顾后，犹豫不决。1 年以后又开始经常担心自己会不会患上艾滋病，反复去医院检查，都没有问题。医师给予药物是抗抑郁药盐酸氟西汀（百忧解），症状严重时就服一段时间百忧解，症状缓解后就自行停药。

2 年以后，一次邻居家的狗在自己周围转了几圈，他就开始担心是不是被咬了，去检查有没有出血，看到一个旧的伤口，就开始恐惧，怕自己被狗咬了而患狂犬病。来访者从 25 岁直到现在（33 岁）一直恐惧狂犬病。中间有一两年的时间还会恐惧身上的结节，怕结节转变为癌症，但是医生让观察 1 年，1 年后结节没有增大，排除了癌症的可能性，也就没有那么恐惧了。后来又转回到对于狂犬病的恐惧上面。本次来进行心理咨询前，由于妻子养了一只兔子，担心兔子咬自己，于是恐惧感加重，9 天前开始服药，最近两三天感觉恐惧感减轻了一些。

其他方面评估：

（1）社会交往方面：来访者只有在恐惧症状严重的时候才感到社交被影响，感觉自己的精力都去解决内心的恐惧去了，所以阻碍到了人际交往；没有恐惧症状时，则交往没有被影响。朋友、同事关系融洽。

（2）睡眠情况：入睡困难，易醒，这么多年基本都是此状态。

（3）无躯体疾病史。来访者从来没有被狗或兔子真正咬伤过。

（4）饮食方面：来访者在强迫、恐惧症状严重时没有胃口，在症状轻微或者无症状时食欲良好。

（5）家庭关系方面：来访者与妻子、孩子、父母关系融洽。生活比较满意。

（6）社会功能方面：来访者可以从事目前的工作，只是看到狗，会有明显的回避行为。

（7）曾经诊断：医生曾经给出的诊断为恐惧症。

【希望督导的问题】

（1）如果从森田疗法和其他角度来评价来访者的问题，怎样干预？

（2）如何有效预防来访者的脱落问题？

【李江波督导】

小赵对父母的恩情记忆不深或者说几乎忘记了父母恩情，而对父母打骂过自己却一直耿耿于怀、记忆犹新，每一次打骂自己是为什么事基本不记得了，而对打骂自己使自己痛苦的记忆很深，说明他对正性信息不太关注，而对负性信息特别关注，而且记忆犹新，这也是他患本病的一个重要心理因素。发病以后他总是围绕死的恐怖在转，所有病症都是与这些"怕"有关联的，怕没有关好门、没有洗干净手，怕患艾滋病、癌症（怕患绝症）。其实有这些"怕"并没有什么错，确切地说有这些"怕"是正常的现象，哪个人不怕这些绝症呢？但是不断地围着"怕"在做各种排斥怕的活动是大错特错的事，因为这样做是没有任何作用的，是在做无用功，不仅没有把怕的事情解决，还使自己陷入了更深的恐惧和慌乱之中，越想越怕，陷入精神交互作用之中，无法自拔，影响了自己的社会功能和心理健康，他是"想对了，做错了"。要想从这种状态中解脱出来，首先停止错误行动，不要再排斥"怕"的想法，因为这些想法是对的，放弃各种排斥"怕"的活动才是上策，排斥"怕"是属于围绕死的恐怖在做事，死的恐怖是不可能因为排斥而被消除的。死的恐怖越强烈说明生的欲望也越强烈，既然围绕死的恐怖来行动没有起到有益的作用，也没有什么意义，为了解决这些"怕"的问题，最好的干预方法是围绕生的欲望去行动，做一些有建设性意义的行动（是实现生的欲望所需要的行动），做各种有意义的事情。例如，去反复进行健身活动，坚持下来才可以使身体更健康，达到预防疾病的目的；去积极工作，才可以不断增加财富，就会解决害怕财产丢失而减少的问题。每次心理咨询都去讨论这一段时间所进行的活动，看是在围绕生的欲望做事，还是围绕死的恐怖做事，解决活动中出现的问题，改进不良的行动。

从原有的围绕死的恐怖行动转变为围绕生的欲望行动说起来容易，做起来可能有很多困难，克服这些困难就是为解决当前问题需要付出的代价，付出了这些代价，就会收获自己所需要的安心和快乐。克服这些困难不仅是患者本人需要面对的问题，也是心理咨询师和医师需要帮助患者解决的问题。不断地鼓励、支持、指导和关怀来访者，最终一定可以达到这个目标。解决来访者脱落的问题，最好的方法是指导的方法行之有效，这是大前提，另外多从来访者利益出发考虑问题，多为来访者着想，对搞好心理咨询师与来访者的关系很重要，搞好两者之间关系也对防止脱落有重要作用。

三、抑郁症案例

曹女士，35岁，大专学历。已婚，婚后生一男孩，现在9岁。与丈夫关系一般，在一家公司做文秘，现在想换工作。腼腆，敏感，相貌清秀，穿着时尚。

【案例介绍】

早期经历：来访者在幼年时期如果不听母亲话，会被打骂，父亲在家也没有什么地位，自己和父亲站在一边。在父亲面前可以撒娇，在母亲面前总是讨好她，母亲对学习没有太多要求，只要听话就行。

大学时恋爱，一开始喜欢男友的开朗、阳光，有些像父亲。在和男朋友发生第一次性生活时，没流血。男友说自己不是处女，男友有处女情结。可实际上自己确实是第一次，也许是高中体育活动或是其他原因才会这样，感到自己被冤枉，非常委屈、难过。从那以后每次手机铃声一响就吓一跳，对声音比较敏感，所以经常把手机调成静音，特别害怕手机铃响，特别害怕陌生的号码。觉得自己特别卑贱。一次男友把她手机抢走，她说："如果再不还给我，我就割腕。"男友说："你怎么还不割呢？真会表演。"当男友看到她手臂真的在流血时，竟然没有管她，因此两人分手。大学毕业，来访者又谈恋爱了，对象是初中同学，一直追自己，自己对他也有好感，就同意相处了。一次去男友家玩，饭后单独与男友在一起，男友要求发生性关系，半推半就中发生了关系。事后来访者说自己不是情愿的，男友说："不要装了，又不是第一次发生关系了。"她对此十分反感。后来男友再次要求发生关系时，她坚决反对，因此两人发生了争执，男友直接在初中同学微信群里说自己坏话。来访者觉得非常痛苦，退了群，最后两人分手了。这些经历对来访者打击很大。

结婚以后来访者对性生活没有兴趣，老公对此很不满。来访者怀疑丈夫真有可能出轨，特意买了监视器偷偷安装在家里。自己一直会在脑子里想这些事，控制不住不去想。前几个月开始食欲亢进，吃得很多。吃的时候很舒服，大口大口地吃食物特别痛快，吃完了又极度后悔。每天都测体重，胖了一两斤都特别焦虑。心情非常不好，经常没精打采，在家躺着，不想出去，容易生气。心里想做一些自认为有意义的事情，但就是不能去做，没有动力。在公司人际关系敏感，自己一直在讨好，希望能不在乎别人看法，活得太累了。

【希望督导的问题】

（1）这个案例用森田疗法如何看待来访者的症状和伤害自己的行为？

（2）用森田疗法如何处理来访者突然爆发的情绪？

（3）森田疗法是如何看待心理咨询中的设置？

（4）和来访者探讨实现目的本位，商量好让她去学乐器，可是她很难坚持，又觉得有种羞耻感，觉得有很大压力，为什么？

【李江波督导】

曹女士初恋时虽是第1次体验性生活，却被误解为不是处女，这是她无法接受的事情，使她感觉冤枉和痛苦，男友为此还耿耿于怀，从此对她不好，使她的心情十分压抑，因此在负面语言刺激下，情绪极端波动，甚至采取自伤行为。从这些表现来看，她那时已经存在抑郁情绪了。在第2次恋爱时，男友再次触碰到她以往恋爱时留下的痛点，导致恋爱无法继续。结婚以后曹女士对性生活不感兴趣，提示以往的伤痕还没有愈合，或者情绪仍然比较低沉，因此对性的兴趣降低，这可能是夫妻性生活不和谐的重要原因，而性生活的不和谐进一步导致夫妻关系不好，曹女士并没有意识到自己在夫妻关系不好这件事上有多大责任，却在没有真凭实据的情况下怀疑丈夫会出轨（思想矛盾），越是怀疑对方，夫妻关系越是不好，夫妻关系进一步恶化（精神交互作用），导致她的情绪进一步低沉。经常没精打采，卧床多，不愿出去，容易生气，提示抑郁情绪有逐渐加重趋势。究其原因是一直没有放下被误解为不是处女的事，没有放下以往的不幸遭遇对自己的伤害。其实第 1 次初恋时，男友怀疑她不是处女也不是不可以理解的，说明他特别希望她是处女，而曹女士觉得委屈、冤枉、羞耻也是可以理解的，因为自己确实是处女，否则也不会觉得冤枉了。问题是双方都不互相理解，男友对曹女士态度逆转直下，使她不得不放弃这段感情，这也是一种选择。以后再次恋爱并且结婚，说明曹女士对爱情有向往，但是以往的遭遇对曹女士的影响并没有因为再次结婚而消失，导致她对性生活一直反感，这引起丈夫的不满，曹女士却为此产生对丈夫的猜疑，加剧夫妻关系紧张。可以说这次夫妻关系出现紧张，曹女士不能说没有一点责任。应该首先放下对以往所遇到的事件的纠结，才能有益于解决她的抑郁情绪问题。其实初恋男友那么在意处女情节，也说明他对曹女士的爱不是排在第一位的，既然这样，那么分手就不是什么损失，也许是一件好事。第 2 次恋爱时，虽然感觉到好像是男友占了自己便宜，但其实尽早发现了对方的真面目，这对自己非常非常有利。如果能够让曹女士认识到这些，对治疗她的抑郁情绪有一定帮助。只要是曹女士想改善目前的情绪，放下对以往负性事件的过度在意，把过去的那件事翻过去，不管自己愿意不愿意出门，都要出门，不管愿不愿意活动，都去增加身体活动时间，做该做的事，就一定会逐渐好起来。这个过程可能有些困难，但只要一点一点地做下去，就一定会慢慢达到放下对往事的纠结。如果实在觉得困难，那就找精神科医生帮助，适当吃抗抑郁药物，这样经过 2 周左右的时间，身体就比较容易活动起来，随着抑郁情绪的改善，接下来再去缓解夫妻关系，去互相理解，这样就容易形成良性循环，直至解决目前的问题。

来访者在心理咨询中情感爆发往往可能是触及到以往的伤痛导致的，当然与其性格和情绪状态有关，心理咨询师在此情况的语言安慰往往效果不佳，表示同情、理解的态度比较重要，可以一边表示理解，一边递过去纸巾让来访者擦擦眼泪，倒一杯水，转一下话题等。

森田疗法对于心理咨询中的设置比如环境、室内布置、咨询师态度或着装、保密等与其他心理疗法没有本质的不同，对于需要药物治疗来访者也不排斥药物治疗并用。但是森田疗法强调设置要更加灵活，根据来访者的具体情况，比如每次的心理咨询时间设置，多数是 50 ~ 60 分钟，但是有时由于心理咨询师或者来访者的原因，一次也可以设置为 30 ~ 40 分钟；医生在诊疗中没有更多时间与患者交流，也可以用 10 分钟时间指导一些重点原则，一般间隔 1 ~ 2 周；根据来访者的症状严重程度不同，在开展咨询最初也可以设置的时间密度加大些，可以每周 2 ~ 4 次，甚至开始几天每天 1 次。森田疗法不重视讲大道理，重视通过心理咨询师的指导来访者改变以往围绕死的恐怖的行动。

对于心理咨询中制定的目标，来访者开始往往难以执行，这是最常见的现象。不管是来访者觉得有种羞耻感，还是觉得有很大压力，都是症状还没有缓解的表现。在来访者看来，往往是感觉"如果我好了就可以正常行动了，现在还不行"，但如果这样就会推迟康复进程。不管来访者找什么理由而没有去完全按照指导行动，咨询师都要对他做到的那一部分给予肯定、表扬和鼓励，哪怕只是做了一点点努力，这样才有利于来访者的行动。如果上述学习乐器的计划总是迟迟无法实施，那么也可能这个计划对于她此时的状态来说难度有点大，那么可以降低难度，重新做出新的容易实施的行动计划也许更好。

四、焦虑、恐惧案例

周先生，33 岁，私企工作，未婚，国外大学毕业，是家中的独生子，目前和爸爸妈妈生活在一起。

【案例介绍】

来访者的妈妈对他要求比较高，她喜欢显示自己，经常在别人面前说自己生活得多么好。妈妈还经常喜欢抱怨。例如给他洗衣服会说自己多么命苦，老的小的都得操心，哪里手不到都不行，等等。来访者不爱听，比较烦躁。爸爸对他没什么要求，对生活随遇而安，对工作也是差不多就行。妈妈的经济收入要比爸爸多。他反感妈妈的管教方式，妈妈一直对他都不满意。来访者最初认可爸爸的生活方式，但后来对爸爸休息日总是去钓鱼比较有意见。爸爸有很多的朋友，但他不具备那样的能力。觉得一直没办法和父母表达自己的愤怒、委屈、难过，都是控制和隐藏自己的情绪，从他们那里也得不到安慰。

来访者经常回忆从小到大被欺负的经历，对此依然很愤怒，有时想回到受欺负的年代，想象自己去报复那些欺负自己的人。11 岁时被高年级学生欺负。出国上大学也被欺负过，周围也没有人帮他。每次想起往事都特别愤怒。他过去喜欢打乒乓球，在打球过程中也会感受到一些人故意让自己捡球。觉得那些人都是碰到了乒乓球技术好的就好好打，碰到技术差的就乱打。这让他很生气，觉得他们看不起自己，嫌自己球艺差，因而感到被羞辱。他过度在意打球时的输赢，体验不到打球中的快乐。

在来访者 23 岁时，有一天他妈妈在家上衣穿得比较少，他看到后感觉情不自禁地亢奋，但马上觉得不应该有这样的念头，开始恐惧看到妈妈穿内衣，见到妈妈总是低头，害怕别人怀疑自己有乱伦，产生乱伦恐惧，为此非常烦恼。一个同事的自杀事件对他情绪影响特别大，担心自己以后的结局会不会和那个同事一样。为此一段时间情绪低落，头痛，干什么事都没有兴趣。花很多钱报英语班，但就是不想去。觉得自己有点胖，却不愿健身。但有的时候也会责怪自己是个失败者，内心否定自己。

【希望督导的问题】

（1）来访者在咨询的过程中对于被欺负的经历，以及现实的人际关系当中也经常存在的被欺负的问题，经常觉得别人不顾及他的自尊以及感觉受到侮辱，引起内心极大的愤怒和恐惧，有什么更多的理解和处理的方法？

（2）怎样解决他的乱伦恐惧？

【李江波督导】

周先生有过很多次被欺负的经历，他对此耿耿于怀，却无对策，悲观，不敢直接对抗，只是经常幻想报复，对周围人总是往坏处想，负向思维明显。其实过去的事情已经过去，不可能重来，无论是多么愤怒，还是反复回忆，不但解决不了以前的问题，反而徒增负面情绪，使烦恼经久不衰。也许他也知道这些，但他难以自拔，不自觉地就陷入其中。面对这个问题，咨询师不是解释、安慰、劝说，不是围绕这些往事展开讨论，而是帮助他从中吸取教训，使今后不仅不被欺负，经过努力还被大家喜欢、敬佩、羡慕，向这些目标努力，才是最好的解决方法。怎样才能做到呢？一句话就是"强大"自己。第一从身体上强大，人要是弱而且没有本事就容易被欺负，长期不懈地锻炼身体，使身体变得比过去强壮，就比体弱时不容易被欺负。这个目标的实现是需要行动的，行动起来就会慢慢地接近目标，而且要比其他方法容易接近目标。第二是地位高、能力强，经过不懈努力使自己的社会地位不断提高或者某方面能力不断增强或者财富不断增长，获得大家的敬佩，就轻易不容易被欺负。这个目标虽然不像第一个目标那么容易实现，但是经过努力，还是可以一步一步阶段性地实现的。做到"强大"的自己需要坚持，而没有在这方面做任何努力，一味强调别人单单会欺负自己，往往解决不了问题。

偶尔看到母亲比较性感的装束，有些激动，其实这是原始的本能反应，母亲毕竟是成熟女性，产生本能反应也没有什么不正常，只要没有任何出格的举动，不算什么问题，根本不需要去处理。可是他偏偏认为这是不对的，想压制下去，却又很难压制住这种本能的反应，为此而烦恼，都不一定能解决看到性感异性

(中年女性仍能吸引男性不足为奇)产生的本能反应。其实周先生在行为上并没有反常举动，说明道德方面没有问题，却自责(思想矛盾，因为不需要自责，自己没有什么错)，而越是自责就会越是烦恼(精神交互作用)，就越是害怕再看到妈妈穿内衣，害怕自己乱伦或别人说自己乱伦(受容性低下)，所以才烦恼不断。解决这个问题最好的方法不是提醒妈妈注意着装，或者躲避见到妈妈，而是有反应就有反应，有想法就有想法，该说话就说话，该看书就看书，该干什么事就干什么事，没有做违反道德的事情就行，不去排斥它，久而久之就习以为常了，那么就会出现条件反射抑制，即慢慢地习以为常，不出现以前那样的反应了。

同事自杀，使自己心情不好其实也是正常的心理反应。如果因此很高兴，幸灾乐祸，那才是人品有问题。如果一点都无动于衷，那也是显得没有同情心。当然有的人对此无动于衷，这也不能完全说人家有问题，因为也许他们之间关系不好或者平素没有什么来往，所以对此事件不那么关心，所以反响或感觉就不那么大。解决这个问题，不去干预，不去排斥自己的心理反应，该做什么就做什么(比如该帮助处理后事就帮帮忙等)就是最好的解决方法。一块石头扔到水里一定会引起涟漪的，不去管它，涟漪就会逐渐越来越小，乃至慢慢地平静下来，而非要去压这些涟漪，反而会使水永无止境地波动下去，这件事的解决也是如此。

从上述所有症状的发生来看，周先生存在许多把正常当异常的现象(思想矛盾)，因此对这些所谓的"异常"极端排斥(受容性低下)，越排斥就越受到其反作用力的影响，导致异常的感觉或认知越是不断地被加强(精神交互作用)，才会产生种种强迫、恐惧症状和烦恼。所以对于周先生的症状，用正常化理论(很多事物其实是正常的，只是没有被认识到，重新去认识到它是正常的以后，以往的问题就被正常化了，正常的事情就不需要去过分地担心和在意)，把他认为不正常的思想矛盾修正过来，这样就减少了极力排斥症状的动力，等于提高了症状受容性。关注和排斥的问题改变了，就会切断注意与感觉之间的精神交互作用，使被束缚精神病理的程度逐渐减轻，乃至打破被束缚精神病理状态，以往的烦恼逐渐减少，乃至消失。否则问题就可能接二连三地出现，而且很难得到解决。

关于怎样解决周先生乱伦恐惧的问题，要考虑害怕或不害怕乱伦，哪个更好？比较起来还是害怕、恐惧乱伦更好些，正因为怕这样，才不会去做类似的事情，不去做不是更好吗？如果不怕乱伦，也没做这些事当然更好，做了这些事情，容易被很多人瞧不起，不去做这些事就不会因此引起非议，所以怕乱伦就对了，继续怕下去，只要是不影响生活、工作、学习就可以了，不需要去治疗怕这个的问题。每一个人都不会对正确的事情加以排斥或者特意去解决。正确的事情继续就可以了，就是说怕就继续怕下去，但是这件事不被当做要解决的问题，节省下来的时间去干一些更重要的事情，干什么呢？干最有意义的事情，比如该谈恋爱就谈恋爱，该上班就上班，该健身就去健身，其余的事情顺其自然就可以了。这样做下去，怕乱伦的问题就不成为问题了，因为不去关注这些问题，精神能量不投入到这些问题上来，那么这些问题就慢慢地不那么清晰了，人也就不受影响了。

五、强迫症案例

案例 1

冯女士，25 岁，未婚，有男友，有一姐一弟。头痛、强迫症状 5 年。

【案例介绍】

1．主诉

（1）看书的时候强迫对立，看书注意不集中，读不了完整句子，也没有办法理解句子的意思（最严重）；

（2）总是很容易头痛，对声音和激烈的画面（如打斗画面）很敏感，更容易头痛；

（3）有余光强迫，总是担心看到别人，让别人误会；

（4）对视困难，看别人也会担心此人误会自己对他有好感。

2．成长经历

来访者出生 1 个月后就被父母送到外婆家抚养，一直到 4 岁都在外婆外公的抚养照顾下生活，感觉生活很快乐。之后被父母接回县城上幼儿园。父亲脾气暴躁，总是一生气就打她，父母之间关系也不好，父亲经常家暴，为了保护母亲，来访者从小就经常跟父亲对着干，既仇视他，但也怕他。后来自己上学成绩不错，觉得学习很有价值，有成就感，从此就跟学习较劲了，不顾一切地拼命学习，但是痛苦相伴而来，总觉得很无力，有想使劲使不出来的感觉，对立的观念如影随形，挥之不去。父亲脾气不稳定，虽让人讨厌，但有时还不得不讨好他，因为只有他高兴，自己才安全。与父亲的关系，就像鱼刺卡在喉咙里，吐不出来又咽不下去，被刺地生疼。从小到大，与母亲关系最好，跟她一起时有一种类似共生的感觉，大学的时候还喜欢黏在她身边，感觉外人都是可怕的，不想出门，觉得只有在母亲的身边才最安全。到目前为止都不会处理自己的恐惧感，那是一种渗透到身体每个细胞的恐惧感。

来访者与姐姐和弟弟关系不好，他们似乎总是跟自己作对。从小就喜欢有心事憋在心里，有时候憋得难受了，就气得直哭。有时需要讨好每个人，包括姐姐，但是她总是和父亲一样，攻击来访者，姐姐和父亲更近一些。姐妹二人都霸占着父母中的一方，两军对垒。但是，父亲从来访者成绩好起来之后就对她好起来了，但她对父亲的隔阂却永远消除不了，无法释怀。

3．来访者状态

来访者近5年来很容易头痛，被逼着做自己不喜欢做的事、压力特别大的时候会头痛，生气的时候会更头痛。平时看电脑或者手机，都会觉得很累，觉得脑子在用力。平时睡觉的时候对声音很敏感，会入睡困难。不信任别人，与其他人没法建立稳定的人际关系。如果获得好的东西或者好的感觉，总是诚惶诚恐的，感觉自己不该拥有好的东西，会去破坏它；如果自己这段时间生活得比较幸福，会有内疚感，好像不该拥有幸福。感觉自己一直在苦海里挣扎，但是挣扎出来了又会主动跳下去。来访者想知道怎样做算是没有欺负别人，怎样做才不算是窝囊废，希望自己不是小心眼的人，希望自己不是一个窝囊废，但不知道如何把握自己的情绪，总是小心翼翼地怕被别人攻击，非常恐惧，好像几乎要吞噬自己一样，恐惧得连呼吸都很小心翼翼，怕被听到、被发现、被关注，好像被关注之后会有不好的事情发生。来访者无法遏制地产生攻击欲望和讨好欲望；但是不管是在攻击还是讨好之后，都会伴随自责感，其实希望自己可以自如地"攻击"别人，或者说希望自己是"凶"的、有"本事"的；希望因"攻击别人"而不再活在恐惧中，希望别人的攻击伤不到自己。

4．既往心理咨询情况

前任心理咨询师一直是采用老师带学生的方式进行心理咨询，来访者习惯了那样的心理咨询方式，对在本次咨询中心理咨询师所应用的一些方式如有时沉默和倾听不理解，认为心理咨询师只是倾听是在浪费时间和咨询费，她希望咨询师在咨询关系中要完美地利用所有的时间，不能有半点浪费。心理咨询进行到第5次开始对咨询师不满，在心理咨询关系中有愤怒而不敢表达，却在QQ上以文字的方式不断表达攻击和不满，如说这样的心理咨询没有效果，说现在当心理咨询师也太简单了，说她自己也可以做心理咨询师，认为现在的咨询师不如前任，说前任心理咨询师满足了她的需要、回答了她一些理论问题等。这样的怨言持续到咨询第 92 次。在这期间心理咨询师多次让她把愤怒在咨询关系中表达出来，而不仅仅在 QQ 中用文字方式表达，她曾经多次说做不到在心理咨询现场表达，而在心理咨询外表达要更加安全。心理咨询师邀请她来咨询室，她只来过两次，其余都是在网上咨询。心理咨询师对冯女士的理解是她害怕在心理咨询师面前暴露出自己的不完美，如她的个案记录表中没有填写身高。从第 93 次咨询后冯女士开始表达一些正面的情感，认为现在的心理咨询师要比前面的心理咨询师好，即使被攻击也并没有逃跑和反击。

【希望督导的问题】

（1）如何理解来访者与咨询师之间的关系？

（2）如果是您来做，这样的案例接下来要如何应对？

【李江波督导】

关于冯女士与心理咨询师的关系问题，从她父亲的家庭关系来看，她父亲就是一个追求完美的人，所以经常对妻子和孩子的不完美或者缺点不能容忍，看不惯她们的哪怕一点缺点，经常为此发挥一家之长的威严，打骂妻子和孩子，不考虑他人的尊严和感受，也从不考虑自己的行为是不是合适，为此给冯女士带来很深的心灵伤害。同时父亲的行为模式也被冯女士继承了下来，她会经常挑剔别人的毛病，比如觉得第一个心理咨询师不行，她才另外找新的心理咨询师，而不久就对新的咨询师不满，而且不断批评他缺点，而不是学习他的优点。其实她作为一个外行所指出的缺点，不一定正确，她却坚信不疑，她一直是以一个消费者的角度考虑问题，而不是以一个求助者的身份判断问题。

冯女士的问题点很多。她经常会生活在恐惧之中，怕被欺负，用小心翼翼、不被关注等方法缓解内心恐惧，或者用指望别人来缓解自己内心恐惧。用森田疗法的理论来理解这个现象，这是围着死的恐怖在转，这种方法无法真正缓解内心恐惧，反而越来越恐惧。看书的时候常出现强迫对立观念，看书连不成句子，也没有办法理解句子的意思（最严重），提示她的注意不能集中，固着于某些强迫症状，很难转移到其他事物，因此她对其他事物无法专注，所以才无法理解书中内容。总是很容易头痛，对声音和激烈的画面很敏感；有余光强迫，总是担心看到别人，然后让别人误会；对视困难，看别人也会担心此人误会自己对他有好感，提示她把正常当异常，存在思想矛盾。鉴于这种情况，为了更好、更快地改善目前的注意固着、强迫、恐惧症状，必须尽快改善脑的功能，尽快改善注意无法转移到强迫症状以外的事情的状态。这时运动就是最简单易行的好方法。每天快走

3 次以上，每次 1 小时左右（中间可以休息），同时打乒乓球、打羽毛球、跳广场舞等都可以选择。心理咨询师的重要任务是能够督促她认真地、一丝不苟地执行上述行动内容，这样连续训练 1 个月以上，强迫症状、注意固着、头痛、对声音敏感就会减轻。但是一般来说具有这样症状的来访者很难执行咨询师的指示，解决这个问题需要让她选择，是按照自己的意愿，而不去按照咨询师的指导做，那么继续痛苦，还是按照咨询师指导去做，即使不是自己想做的，但是也做了，最后好起来。相信她会正确选择的。接下来重点注意修正思想矛盾。有余光是正常的，与他人眼睛对视不舒服也不是异常，既然是这样，就不需要关注这些方面，余光可以感受到还是感受不到都不要紧，关键是不去关注它、不去排斥它，这个时候去干与此无关却对自己有用的其他事情，这个症状自然慢慢就改善了。与人谈话时眼睛对视不舒服没有什么不正常，既然这样，自己就不需要死死地盯着对方，经常变换姿势、动作就可以改变对视的情况。对父亲的认识也需要改变，父亲确实给她带来不少的痛苦，但是父亲是不可以更换的，父亲虽然有不好的一面，但是也不是没有好的一面，比如把自己辛辛苦苦赚来的钱，没有完全用于自己的消费，而是多用于家庭开支，结余下来的很大一笔钱都分给孩子们了，对于父亲的恩情冯女士没有感恩之心，也是需要一点一点地去指导的，激发她的感恩之心，这样才可能有益于化解仇恨的心情。像冯女士一样的家庭也可能会存在，但并不是所有的子女都对父母以往的过错这样长久地记恨，而一旦出现了这种久久不能释怀的怨恨，一般情况下很难平复，所以即使按照上述方法做了，仍然无法解决冯女士仇恨父亲的问题的话，那么合并内观疗法也是一种选择。内观疗法可以通过集中内观，在 1 周时间内集中精力反复深入地思考从记事时起的 3 个主题：父或母怎样关爱自己，自己给他们回报了什么，自己给他们添了什么麻烦。通过反反复复地思考，把以往生活全貌的记忆恢复，便于纠正局部的记忆（只记得别人对自己的不好，不记得自己的不好和给别人带来的麻烦），不再执着于自我已形成的想法、观念和行为方式，消除仇恨。

案例 2

小春，男，17 岁，高二学生。

【案例介绍】

1. 成长经历

来访者幼时断断续续吃母乳到上小学。5 岁时在姑姑家因生气而掀桌子。

6 岁以前，每到夏天总是光屁股玩耍。在小学报名时，仍然是经常穿开裆裤，老师说下次不要穿开裆裤了。来访者记忆中一个非常舒服的感觉是光屁股躺着，头枕在妈妈柔软的胳膊上看电视。一开始上小学，不愿意到学校去，母亲拿着树条在后面把他打到学校，后来成绩很好，一般都是年级前 3 名。初中寄宿时出现持续 3 年的失眠，周末回家就能睡着；初一第 1 次考试为年级第 40 名，努力后第 2 次就考了年级第 2 名，得到老师欣赏，平常会主动背诵老师没有安排的课本内容。

在上初中以前，来访者一直和父母晚上在同一个床睡觉，持续到七八岁。来访者和他姐姐一直都比较怕蛇。7 岁时，他有一次跟着母亲割草喂鱼，看到母亲直接用镰刀把一条蛇斩死，然后挑起来扔掉。他曾多次梦见蛇，有一次梦见到处都是像蚂蟥一样的小蛇围着自己。来访者一个清楚的记忆是小时候只要母亲不在家，就会和姐姐到房子后面，在母亲快回来的时候去等她；逢年过节的时候，总是母亲带着姐弟二人在家里玩，很少出去玩。姐姐在高三的时候也出现比较强烈的焦虑情绪。来访者与同学交往不多，在初中和高中几乎没有可以信任的好朋友，有喜欢的女同学却从不敢与她接触。喜欢宽松衣服，夏天都是穿着拖鞋前来咨询。从休学回家到现在不愿独自出门，担心别人看到自己不正常，总是独自呆在家里。

2．家族史

来访者父亲是一位个性温和的建筑工人，有兄弟姐妹 5 个，排行第 4。爷爷在五十几岁就去世了，奶奶几年前去世。爷爷以前经常打父亲，父亲结婚后也被打过几次，父亲和他兄弟姐妹的关系不太好，经常因对一些事情意见不合而生气吵架。父亲上学时学习成绩一直非常好，在高二的时候因家里没有钱念书而辍学打工。父亲一直都期待儿子可以学得更好。来访者母亲比较强势，在家管理鱼塘。母亲也是兄弟姐妹五人。姥姥、姥爷身体健康。母亲未上过学，为此而抱怨。母亲与公婆及妯娌的关系不好，经常吵闹，而父亲总是选择回避，所以小春一直比较认同母亲。

3．来访者状态

来访者从初三开始只要做事就有控制不住的强迫念头，比如吃饭时强烈担心自己吃饭时夹不好菜，怕吃不好饭而单独吃饭；强烈担心别人会看出自己不正常，因而基本不出家门。小春描述从初三下学期一次课堂上看到一个同学看窗外而控制自己余光不要看窗外开始，出现余光恐怖，越想控制余光就越控制不住。后来关注什么就强迫什么，强迫咽口水、强迫整理等，每一个强迫症状出来都要纠结一阵，"老是想会不会咬到自己的舌头""想到笑，就会想到哭，又想到万一控制不了自己哭了怎么办"，一直都是自我控制，坚持到高二强迫念头集中爆发。爆发前来访者以班级优秀生参加高三学业质量检测，非常担心考不好，为此焦虑，开始持续爆发强烈的强迫念头，学习无法集中注意而休学。休学在家 4 个多月。情绪暴躁，生气时摔东西，频繁出现强迫观念和自杀念头，到某精神病专科医院诊断为强迫症，住院治疗 1 个月。出院后医生建议持续用药同时进行心理咨询，来访者在咨询期间一直按医嘱服药。

4. 既往心理咨询情况

曾用沙盘疗法、催眠疗法近 60 次，效果不理想。

【希望督导的问题】

（1）来访者不愿出门，一直在家回避与外界交往，外出时有强烈的羞耻感。心理咨询师对此如何更好地展开工作？

（2）5 次谈话心理咨询以及沙盘分享后的谈话，都会运用森田疗法理念。针对语言少、行动弱的来访者，如何更好地开展森田疗法？

【李江波督导】

以上案例介绍显示小春越关注某个问题，这个问题就越来越大，越来越影响自己，而以往根本解决不了的问题，烦恼的内容，却由于注意关注的方向和部位改变而改变了。比如"有时走在路上，突然有个想法，现在笑了会怎么样，然后有种感觉突然想笑，但是没有想到什么好笑的东西，也没有看到什么好笑的事情，别人都比较正常看了一眼也没有笑。但是越控制自己别这样，嘴巴就像不受控制一样特别难受"，无论怎样努力，这个问题也搞不好，而"吃饭时自己注意的内容发生了变化，想夹菜有时夹不住菜会掉在桌子上面怎么办，想吃饭时会不会咬到自己的舌头，饭和菜没有咀嚼好就咽下去了怎么办，想到这些就感觉特别难受"。这时关注的内容变了，烦恼的内容发生了改变。就是说小春的烦恼是与关注的内容有关的。

小春强迫思维比较突出，并且极其排斥这些突然冒出来的想法，越是排斥就越是使强迫思维的症状加重（精神交互作用），经常注意不集中，不断冒出一些与当前所做事物无关的念头，思想都集中关注在这些强迫观念上（思想固着），如自己突然笑了怎么办，突然哭了怎么办，吃饭时注意力被别的事物吸引，不注意饭菜没有夹住掉在桌子上怎么办。其实我们在做事过程中即使出现上述念头，因为这些念头与我们所要做的事没有关系，也不需要去关注和处理，只要继续做目前的事情，这些念头就会像浮云一样慢慢地过去，慢慢地被淡化。但是小春一方面去认真思考这些念头，觉得这样会舒服些，为得不出正确答案而苦恼，越是这样，上述强迫观念就会越严重（精神交互作用），另一方面经常把正常当做异常（思想矛盾），如把余光可以看到旁边事物当做异常，担心考试考不好、担心夹菜夹不好菜掉在桌子上，担心不该哭时哭、不该笑时笑等，这些担心是对的，不关注和在意这些对的事情，往往不会受到影响，但是非常排斥（受容性低下），却无能为力，这些症状还是不断地冒出来，陷入被束缚精神病理状态之中。其实这些都是正常的现象，既然是正常的事，担心就担心，全力以赴去做该做的事就行了，有余光就有余光，担心考试考不好就担心，不去在意，该做什么就做什么就行了。如果是这样对待，往往慢慢地这些问题就不会影响自己了。如果不去关注上述事情，仍是无法干其他的事情，那么就存在注意力已经不能随意在个人意志的指挥下自由运转的情况，那么这说明强迫思维症状比较严重，严重影响了注意力的正常功能，注意力已经不能被随意支配，需要加以干预。这时最简单、易行的方法就是多去做身体活动，如每天多次快走、慢跑、打乒乓球、打羽毛球，经过一段时间的身体活动锻炼以后，注意的不由自主、强迫思维等症状就会有所改善。心理咨询师把道理讲明白，而且小春也听明白了，这只是第一步，离症状完全改善还有很大距离，真正地按照指导去做才是更重要的。但小春不愿出门，不愿与人交往，语言少，行动力弱，这种情况治疗起来困难较大。那怎么办？小春求治欲望还是很强的，他为症状不能消除而感到痛苦，这是一个有利因素，要充分利用。就是要在因这些症状感到痛苦和即使不愿做的事也得做这两者之间做一个选择。选择前者的话，就继续下去，这样症状肯定难以改变，痛苦也会继续下去，而且可能越来越加重。选择后者则按照医师或心理咨询师指导的去做一些有意义的行动，先从比较容易的方面开始着手也可以。小春是先从咨询、沙盘治疗开始的，虽然症状没有消失，效果不够显著，但是以往的问题多少会有些改善，咨询关系得到加强，行动力会比以前有所进步，外出活动的可能性会有所提高，即使一下子还是不能出去，那在室内活动也是可以的，关键是动起来。理论的说教不是重点，而实际上按照指导去进行有建设性意义的行动才是重点，行动所产生的体会有时会纠正过去的思想矛盾，即行动可以改变思维。记录每天室内外活动时间、内容，其他有意义的活动内容有多少。强迫症状的治疗光靠心理治疗没有配合药物治疗，效果会慢些，两方面加起来，效果会大大提高，可以尝试。

（李江波）

第二节　住院患者的森田疗法督导实践和督导

近几年本书主编在到各地参加学会之余，被邀请在各地森田疗法病房中对于一些治疗较困难的患者进行现场心理治疗和督导活动。采用森田疗法理论技术对患者进行心理治疗，并且在心理治疗之后进行讨论，这样的实际心理治疗操作、督导活动有益于加深对森田疗法解决实际疑难病症的技术方法的理解。

一、抑郁症督导案例

案例 1

小沈，男，18 岁，未婚，学生。

【主诉】

情绪低落，反复思考，兴趣减少等 1 年余。

【现病史】

患者自述病史并由家属补充。患者小学、初中一直学习成绩很好，都在班里前 3 名，年级名列前茅，中考全市 1 万多名学生中排名 178 名，考入重点高中的重点班。上高中后第一次考试，年级 1000 多名学生中排名 80 多名，与 1 万多名学生中排名 178 名相比较，他不能接受 80 多名这个成绩，认为下降太多。以后考试排名逐渐降到 100 多名，经常反复思考，想一些不好的事情，明知道没有必要，但又控制不住。一想到不好的事情就感到胸闷，呼吸困难，紧张不安，夜间睡眠差。逐渐变得情绪低落，不开心，高兴不起来，不想讲话，感到自己没有前途，动力缺乏，觉得很累，并割腕自伤。不能正常上学，在家无精打采，什么也不想干。见患者病情加重，家属曾带患者到当地市医院就诊，诊断抑郁发作。服药情况不详，效果欠佳。来本院门诊就诊，诊断"抑郁发作"，建议住院治疗。饮食一般，睡眠差，大小便正常，体重无变化。

【既往史】

既往体健。

【个人史】

独生子，出生并生长于当地，母孕期正常，足月顺产，幼年期生长发育良好。适龄上学，目前上高一，平素性格内向。

【婚育史】

未婚，未育。

【家族史】

无特殊。

【体格检查】

未见明显阳性体征。

【精神检查】

意识清晰，衣着整洁，表情忧愁，话少，接触比较被动，问答切题，存在明确的抑郁情绪，强迫思维，反复想问题，明知没有必要，但控制不住，易烦躁，感到无助、无望，有强烈的自弃观念，伴有自弃行为，在家用刀割手行为，情感反应协调，自知力不全，社会功能受损。

【辅助检查】

尿滥用药物筛查均为阴性；尿液分析及镜检、血电解质、空腹血糖、肾功能、肝功能、血脂、心肌酶、风湿两项、凝血七项、甲功五项、血液流变学检查、颈部血管 B 超、腹部 B 超、泌尿系 B 超均示正常。性激素五项示泌乳素 715.60 mIU/L（↑），雌二醇 266.20 pmol/L（↑），患者无不适，继续观察。颅脑及鞍区 CT 平扫示脑萎缩；大枕大池，患者无明显智能受损，继续观察。甲状腺 B 超示甲状腺两侧叶多发实质性小结节（TI-RADS 2 级），甲功正常，继续观察。

【入院诊断】

不伴有精神病性症状的重度抑郁发作。

【住院诊疗】

入院后完善相关检查，口服舍曲林片 100 mg/d，劳拉西泮片 2 mg/d 治疗。几天后患者焦虑明显，停用劳拉西泮片，改用氯硝西泮片 2 mg/d 治疗。给予少量米氮平片每晚 7.5 mg 治疗，后改用喹硫平 100 mg/d 改善认知、稳定情绪（目前已停用）。患者仍烦躁、乱发脾气，改用丙戊酸钠 0.4 g/d 镇定情绪治疗。并停氯硝西泮治疗，行改良电休克治疗（modified electro-convulsive therapy，MECT）8 次。仍发呆，少动，话少，无所事事，无精打采。

【患者主要问题】

接受不了自己成绩下降，但自己又不能像以前那样特别努力，想放弃高考，一味责怪父亲让自己补习。

【督导目的】

解说患者的精神病理，治疗的重点和方向。

【李江波心理治疗】

李医生：听说你以往学习十分厉害，竟然能在全市中考 1 万多名学生中排名 178 名，等于千人中排 17，百人中前 2 名，不得了的成绩，可以称为"学霸"了，佩服。

小沈：(没有表情，没有回答)。

李医生：你觉得是不是上高中以后学习成绩下降了。

小沈：点点头。

李医生：为什么下降了？怎么得出的这个结论呢？

小沈：(低声说) 原来初中以前所有考试从来没有低过前 10 名，中考时也不错，高中以后一下子就跌到 80 多名了（摇头）。

李医生：无法接受这个成绩？

小沈：摇头。

李医生：如果我要是说你所说的成绩下降的结论是错的呢？

小沈：这怎么可能错呢？

李医生：你用高中的成绩和初中比是错的，因为不具备可比性，初中同学和高中同学不是同一组人群是吧。初中是普通初中，高中是重点高中是吧，全市最好的学生都到这个高中了，那怎么能把初中和高中拿到一起去比呢，更不能根据这个比较结果下结论了呀，这是个天大的错误，不是吗？

小沈：有些诧异。

李医生：把聚到你们学校的全市尖子生与你原来初中的学生比较，但他们根本就不在一个层面上，所以不能放到一起比较。你进入高中初次考试时，全年级 1000 多名各学校的优秀学生聚集在一起考试，你排第 80 名，是非常非常了不起的成绩，说明你在全市同年级学生中名列前茅。你的现状是在市级重点高中，这里聚集了全市的高材生，而你原来的初中学校是普通的中学，两者不是同一个水平的人群，怎么能比较呢，不应该拿到一起比，不是吗？

小沈：(疑惑的表情)。

李医生：你 80 名的成绩是全市尖子生抽出来以后，在这些尖子生中排 80 名，你甩掉了 900 多名尖子生，排在第 80 名，多好的成绩，你太牛了。是不是你完全没有意识到这一点呢？

小沈：（用诧异的目光看着医生）后来就变成100多名了，不是下降了吗？

李医生：也不一定是下降。

小沈：（仍然是诧异地看着医生）。

李医生：比如在高速公路上开车行驶，你前面有79台车，前进了100公里以后，你前面变成了99台车。这难道是自己的车倒退了吗？不是吧，别人的汽车加速前进也会开到自己前面去呀。

小沈：（没有说话，默许）。

李医生：无法接受80名或100名这个成绩？因此泄气了？

小沈：（没有说话，但好像听懂了，点点头）。

李医生：我十分佩服你初中时的成绩，也说明那时的你，学习干劲十足，现在的你难道不行了吗？我不这么认为。相反你非常非常好，竟然甩掉90%的尖子生，而名列年级前茅，了不起，但是你为什么不开心呢？你是被自己的不正确的判断搞的没有了干劲，被泄了气。不是吗？

小沈：（默许）。

李医生：其实别说没有失败，即使是失败，它也是今后成功的亲戚出现了呀。什么亲戚？

小沈：失败是成功之母。

李医生：失败是成功的妈妈呀，喜欢成功却不喜欢她妈妈，没有这个道理是吧。

小沈：（点头）。

李医生：你不想说点什么吗？

小沈：我应该怎么办？

李医生：我们现在重新学不就行了吗？可是没有精神是吧？所以我们现在首先要做的是把身体和精神状态重新调整一下，然后再去解决今后的问题。你说呢？

小沈：怎么调整？

李医生：每天早上7点一定起床，白天多出去走走，跑一跑，参加病房患者的活动。

小沈：没有力气。

李医生：每天呆在房间不动就更没有力气，出去以后经过一段时间的锻炼，会一点一点地力气多起来。

小沈：（点头表示同意）。

【预后】

接受督导后1周后出院，一共住院3周，情绪明显改善。原来纠结出院后是否要参加高考，出院后即刻参加补习，后来能顺利参加高考，也能接受自己的高考成绩，顺利考上大学。

【李江波督导】

小沈初中以前一直学习成绩很好，学校年级排名前几名，顺利考入市里重点学校，并且进入重点班，因为高中第一次考试成绩名列年级80多名，觉得从初中的年级前几名到高中年级80多名落差太大，认为下降太快（思想矛盾，或者说是明显的认知歪曲，其实不同学校、不同人群没有可比性），所以心情不好，无法接受成绩有这么大的落差（受容低下），学习干劲越来越差，进步越来越慢，名次越来越不理想，越来越高兴不起来（精神交互作用），越是这样就越想到负面的事情，注意固着在负面情绪和"失败"烦恼之中，心情就越不好（精神交互作用），逐渐变得情绪越来越低落，这样的恶性循环使其即使服用抗抑郁药物治疗效果也欠佳，甚至MECT效果都不明显，不能适应学习生活（身体社会功能减退）。对于这个患者，由于他的思想矛盾比较突出，心理治疗首先是改善思想矛盾，解开思想疙瘩。不解决这个思想矛盾（认知歪曲），精神能量就会源源不断地被输送给精神交互作用、注意固着和受容低下，获得了精神能量以后，被束缚精神病理的严重程度就会不断加强，那么患者的情绪症状就会不断加重，而且不容易改善。医生通过对他的思想矛盾的认真分析讲解，纠正他的思想矛盾，把他关注的目标从成绩的问题转变到调整身体状态方面，这样就减少了对成绩、名次问题的关注和排斥。指导他增加身体活动，减少了对成绩不理想的排斥，改善了注意固着在负面情绪和烦恼的状态，切断了精神交互作用，这样有益于打破被束缚精神病理状态，有益于情绪的改善，抗抑郁药物也容易发挥作用，形成良性循环，治疗效果就容易显现出来。在这个患者改正了思想矛盾以后，关键的是使他放下对以往那些不理想成绩的关注和对所谓的"名次不理想"的排斥，使身体行动起来，进而减少胡思乱想，打破精神交互作用的恶性循环。小沈的成功之处在于，思想矛盾打开以后，他在医护人员督促下能够顺利地进入作业期，经过作业阶段以后，被束缚精神病理被打破，情绪明显改善，进入良性循环，最终得到良好疗效。

案例 2

小李，男，18 岁，未婚，高一年级学生。

【主诉】

情绪低落、兴趣下降 5 年。

【现病史】

患者于 5 年前开始出现情绪低落，整天闷闷不乐，感觉压力大，自我评价低，觉得自己很没用，兴趣减退，以前喜欢做的事情现在都不想做了，上课注意力不集中，觉得大脑反应变慢，担心学习跟不上，感觉自卑，不想上学，不想面对同学，但还是断断续续在上学。2 年前在广西某医院门诊就诊，诊断为抑郁症，用药不详。上述症状未见明显好转，又到南宁某医院住院治疗，入院诊断为抑郁发作，予盐酸舍曲林片 100 mg/d 联合丙戊酸钠缓释片 0.5 g/d 治疗，行 5 次改良电休克治疗（MECT）。治疗 1 个月出院，依然动力不够，心情不好，开心不起来，感觉精力减退，容易疲劳，做什么事都索然无味，感受不到愉快感，觉得自己很差劲，自己什么事都做不好，思维迟缓，大脑一片空白、变笨、思考不了，感觉自己记忆力很差，注意力不集中，感觉心脏难受，胸闷，有时变得很烦躁，心情不好的时候曾有过自杀的想法。再次住院，诊断"不伴有精神病性症状的重度抑郁"，停用舍曲林片改用文拉法辛缓释片 75 mg/d 联合丙戊酸缓释片每晚 0.5 g 稳定情绪治疗。经治疗患者情绪好转出院，但一想到学习就心烦，不敢回学校，总是不到学习的状态，所以都是不规律上学，去学校就以学习不在状态为由请假回家休息，总是不敢面对现在的自己，不敢面对别人的目光，找不到学习的状态。后患者因一想要学习就心烦，门诊医生加用喹硫平片每晚 37.5 mg 治疗。

【既往史】

身体健康。

【个人史】

四口之家，有父母和妹妹。

【婚姻史】

未婚未育。

【家族史】

否认家族性遗传病史，两系三代内无精神疾病患者。

【体格检查】

生命体征平稳，心肺未见明显异常。生理反射存在，病理反射未引出。

【精神检查】

意识清晰，定向准确，思维连贯性可，注意力能集中，否认幻觉、妄想。存在情绪低落，自我评价低，觉得自己能力不足，一想到学习就心烦，觉得总找不到学习的状态，不想回学校，不想面对周围人的眼光，不能接受现在的自己，情感反应协调，否认自己观念及行为，意志活动减退，自知力部分存在。

【辅助检查】

血尿便常规未见明显异常；血生化未见明显异常；甲状腺功正常；心电图：窦性心律，正常心电图。脑电图未见明显异常。心理测试示焦虑自评量表（self-rating anxiety scale，SAS）、抑郁自评量表（self-rating depression scale，SDS）中度焦虑和抑郁；SCL-90 为 196 分。躁狂量表提示无明显躁狂症状。头颅 CT 正常。

【诊断】

抑郁发作。

【治疗】

文拉法辛 75 mg/d，喹硫平片每晚 37.5 mg。

【督导目的】

（1）进一步指导治疗。

（2）患者不能接受现在的自己，不愿回学校，述总找不到读书的感觉，怎样用森田疗法予以指导？

（3）在治疗过程中，医师明显感觉有劲儿使不上，感觉自己的力气都打在棉花上，怎样去处理？

【李江波心理治疗】

李医生：你是 5 年前开始得病的吧，心情一直不好，身体也很难过是吧。

小李：（点头）。

李医生：5 年前应该是刚上初中吧。

小李：（点头）。

李医生：为什么是这个时候开始心情不好的呢，小学为什么没有心情不好呢？

小李：到初中以后学习压力很大，成绩一直不理想。

李医生：小学呢，小学压力不大，成绩还好吗？

小李：小学一直成绩非常好，从来没有低于班里前3名。

李医生：那到中学是班里多少名呢？

小李：初中第一次考试才全班20多名，以后越来越差。

李医生：20多名很差吗？

小李：原来从来没有落到过这样成绩的。

李医生：原来小学的同学与初中的同学是同一群人吗？

小李：（摇头）。

李医生：那怎么能拿到一起比较呢？没有可比性啊。

小李：（诧异的表情）那后来越来越差。

李医生：后来成绩不好是由于你错误的比较，导致心情不好，学习动力下降，前进速度下降，别人超过了你。为了成绩不理想而不开心，说明你有上进心，这不是坏事，关键是成绩不理想时你都采取什么办法去改进了，怎么样去解决这个问题的。

小李：哪还有干劲呀，越想越难过，不想上学了。

李医生：在家呆着就好受了吗？就不难过了吗？

小李：没好受，更难过了。

李医生：在家怎么过的？

小李：整天呆着、躺着、不愿干事、不愿说话。

李医生：这样就解决所有问题了吗？

小李：（摇头）。

李医生：除了学习成绩的因素以外，还有什么别的原因导致心情不好的吗？

小李：同学都不爱理我。

李医生：这个很难过吧。

小李：（点头）。

李医生：但是你想过这是什么原因呢？

小李：（摇头）。

李医生：你一直心情不好，那表情一定是不开朗的，可能总是没有笑脸，或者是沉着脸。你没有笑脸、沉着脸对待人家，那么别人对你也是一样的，别人板着脸对你，你一定不愿和他们玩的，那他们也不和你玩。另外你不爱和别人说话，别人也一定不爱和你说话，这样一来就表现为"大家都不爱理我"了。你要是不想这样的情况一直持续下去，那从现在开始先抓紧改善情绪，一方面服药，另一方面得动起来，每天多出去活动，选择自己比较愿意做的活动就可以，这样有益于情绪改善，情绪改善了，对人对事态度就变了，那么人家对你态度也会变的。

小李：我不喜欢活动。

李医生：那你喜欢像这几年一样，病一直不好，别人一直不理你吗？

小李：(摇头) 难道还要逼着自己去运动吗？

李医生：不是逼着自己运动，是进行选择，在经常运动有益于治病和宁可治不好病难过也不去运动两者之间选择，两者二选一。

小李：那什么运动好呢？

李医生：每天走路、慢跑、打乒乓球或羽毛球、唱歌、跳绳、打篮球、游泳都可以，你自己选可以坚持的运动项目就可以了。开始时每天 2 ~ 3 次，每次半小时以上。

小李：这样做就可以治好病了吗？

李医生：这样做再同时配合药物治疗就会好得快些。以前的治疗方法只是吃药，5 年了，你的病还没有好。现在你按照我说的方法配合吃药，一定好得快很多。

小李：我总是乏力，走一会儿就没劲了。

李医生：那你每天经常躺着、坐着就有劲了吗？

小李：(摇头)。

李医生：所以现在开始动起来，累了就休息一会儿，听听歌，再活动。反复多次慢慢身体强壮起来，身体不仅不那么累了，而且身体状态越来越好。

小李：那学习的事怎么办？看不下去书，总找不到以前读书的感觉。

李医生：目前情况下即使你想投入学习也学不进去是不是？

小李：是的。

李医生：与其学不进去或者勉强读书就是学不进去，但还勉强自己，没有效率，浪费时间，还不如把学习的事先放下一段时间，集中精力把身体调整好，把锻炼身体当做第一件大事，调整好了之后再去学习反而效率高。

小李：我已经落下很多课了，现在学也跟不上了。

李医生：你现在的状态跟不上是符合实际的，还能跟上，那也会十分勉强。关键是你怎么对待这个事？

小李：我总是休息，回避。

李医生：这样可以解决吗？那怎么办呢？

小李：（摇头）。

李医生：先把身体的问题搞好，把心态调整好，然后重读一年也没有什么，我们的目标一次没有实现，可以争取两次去实现，目标分步实现也是可以的。

小李：我以前做什么事都不行，做不好，我很笨。

李医生：没有人先天就什么都会做，或者什么都做得很好，都是一步一步地去做，即使做不好也没什么不正常，继续地努力下去，慢慢地就不一样了。我们每个人都有很笨的一面，比如我是医生，我不会手术，一上手术台很笨，但很笨不一定什么都不行，我把心理科医师做好了不就行了吗？每个人都有自己擅长的事，去发挥自己擅长的事情就好了。

小李：（长出了一口气，点头）我试试吧。

【预后】

患者此后逐渐增加了身体活动时间，每天外出散步1小时以上，出院后1个月复诊一次，与人接触也逐渐增加，情绪逐渐改善，休学1年以后复学。

【李江波督导】

青少年的抑郁症发生率很高，家庭环境因素、学习方面的压力应对问题等许多因素都可以诱发抑郁的发生。青少年看问题比较窄，很容易发生思想认知方面的问题，小李就是典型代表，因为名次问题出现思想矛盾，其实小学和初中不是同一人群，所以名次根本不能拿到一起比，而且比较的结果根本不能拿到一起下结论，他却拿到一起比较了，而且出现认知方面问题没有得到及时解决，就会波及情绪，情绪不好又影响学习动力和人际关系，这些都导致学习进步放慢，进一步影响情绪，陷入恶性循环（精神交互作用），小李对此种状态无法接受，比较排斥现在的名次（受容性低下），不愿上学，不愿努力，不愿与人交往，思想关注的都是负面信息（注意固着），逐渐无法正常学习（身体社会功能减退），形成被束缚精神病理状态。这种状态吸引负性精神能量，加重负性情绪。在这种状态下即使服抗抑郁药物，效果往往欠佳。在情绪低沉而且还不活动的情况下容易胡思乱想，往往想一些不好的事情，而且遇事看负面，关注负面信息，这样会吸引负能量，使抑郁情绪加重，难以治愈。此时劝说他去积极地学习不但不起作用，反而加大压力，以往多次出现此种情况，因为他显示出心有余而力不足，也不能劝说他放弃学习，放弃学习他又感到很焦虑，感到前途无望。而是先纠正思想矛盾，改变自己成绩是在不断下降的错误观念，消除对学习成绩名次不如小学的排斥，提高受容性，有益于改善情绪。建议他身体先活动起来，这样有益于切断精神交互作用，改善情绪症状的恶性循环，改善注意固着于负性信息的状态，这样药物更容易发挥作用，形成良性循环，让一个情绪低落的人活动起来并不是一件容易的事，会遇到重重困难，帮助他想出解决问题的方法会有助于迈开这一步。从这一步开始，还可能遇到很多问题，比如只是偶尔想起医生的指导，去勉强地活动一下，或者几天才活动一次，而大部分时间还是像以往那样生活，这样一来被束缚精神病理状态就不容易被打破，情绪就不容易改善。我们如果去指责他为什么不按医生指导去做，难道不想治好病了吗，往往他会更气馁。医生可以表扬他还能想到医师的指导，表扬他虽然很难但还是按照医师指导做了。同时也告诉他："但是为什么做了还是没有效果呢？这就像做买卖一样，你付出越多，收获也会越大，你现在确实付出了一些行动，但是付出的还是比较少，所以收获不大也在情理之中。你按照医师指导做下去，加上医师的药物治疗，两方面配合才可以获得胜利。"还有一个问题是抑郁症普遍容易遇到的困难，就是缺乏干劲，缺乏前进动力，表现为没有精神、乏力，越是乏力就越不想动，越是这样就越乏力，情绪越来越沮丧，所以在让他充分休息的前提下，一定要让他明白，适当休息是可以的，但光是休息不仅不会有益于病情好转，可能还会使病情加重，以往他自己的经验可以证明这一点。还有一个需要解决的问题就是抑郁症患者对医师的指导很快就会忘记，有时 3 ～ 4 天以后就可能把医师的指导忘记了，所以住院治疗就比较有优势，医师可以每天督促指导，强化医师的指导意见，加深印象，给他的行动增加动力。国内外多个研究都证明了运动可以改善情绪，运动对抑郁症的治疗有肯定疗效，但实施起来并不是这么简单，并不是只要告诉患者去运动就一切问题解决了。抑郁症患者几乎 100% 是不愿意动的，对于缺乏动力的人鼓励他逐渐地动起来需要医师的智慧和耐心。医师和家属充分地关心、同情、理解患者是前提，协助解决他的困难和抵抗是关键，循序渐进是必要的过程。解决困难的过程中有些问题是无法得到解决的，对于这些问题，医师诱导他暂时放下这些无法解决的问题又是一个重点，而陷入这个问题之中就成为他难以改变抑郁不动的阻碍。其间没有必要去特意一步一步地训练他过去已经有的技能，比如过去会做饭，现在不能做了，过去知道怎样去学习，现在不知道怎样去学习了。此时训练这些技能可能增加他的挫败感，而将重点放在调整情绪、改善身体状态为目的的循序渐进的身体活动方面，一旦这些得以改善，以往患病期间丧失的功能会自动恢复。如果看起来情绪和身体状态已经有很大改善，以前掌握的一些技能还是不能恢复，比如不能上班、上学、社交等，说明情绪和身体状态还是没有恢复到正常的水平，继续加强身体活动训练，强调做力所能及的事情，不断持续下去，发病时丧失的技能就会慢慢地改善，而这方面也成为患者治愈与否的一个重要指标。

案例 3

周女士，女，47 岁，职员。

【主诉】

情绪低落，兴趣下降，夜眠差时好时坏 9 年。

【现病史】

患者 9 年前与丈夫离婚后一直瞒着自己家人，担心家里人知道这件事以后没有面子，也害怕同事背后议论自己离婚的事，感觉情绪低落，心情差，疲劳感增加，自觉精力不足，感觉很疲惫，兴趣下降，之前感兴趣的事情现在也提不起兴趣，活动减少，不愿与人交流，话少，回家后与亲人的交流减少，夜间睡眠差。患者曾因睡眠差就诊于某医院，诊断不详，予"阿普唑仑、唑吡坦"等药物治疗，患者夜间睡眠好转，但情绪无明显改善。患者在情绪低落的基础上出现消极的想法，感觉活着没有意思，不如死了算了，曾过量服用"阿普唑仑"欲自杀，后被送至医院进行洗胃等治疗后脱离危险，收住院治疗。无发热、恶心、呕吐、抽搐等不适，食欲一般，睡眠差，大小便正常，体重无明显增减。

【既往史】

无特殊。

【家族史】

无特殊。

【个人史】

离异，儿子跟自己生活。

【精神检查】

意识清，存在明显焦虑、抑郁情绪，强烈自弃念头，感觉被前夫欺骗，无幻觉、妄想，自知力存在。

【辅助检查】

完善相关检查未见异常。

【诊断】

抑郁发作。

【李江波心理治疗】

李医生：你好，说一说你希望解决的主要问题是什么好吗？

周女士：一直不开心，高兴不起来，心情不好，什么也不想干，觉得活着没有意思。

李医生：自从离婚以后开始的吧。

周女士：离婚以前就已经不太好了。

李医生：有什么原因吗？

周女士：（沉默一会儿后）他外面有人了。

李医生：可以确定吗？

周女士：他承认了，我接受不了，所以……

李医生：既然你提出离婚，他也如你所愿了，为什么还是不开心呢？

周女士：我也不知道，心里总是放不下，什么也不想干。

李医生：那你这种状态难不难过呢？

周女士：太难过了，要不怎么不想活了呢？

李医生：既然命都不那么重要了，那离婚这件事怎么还是那么重要呢？怎么就放不下了呢？

周女士：其实我好像已经放下了呀，也没怎么想这事了呀。

李医生：可是你一直情绪不好，不愿告诉家人你婚姻的真相，不再重新恋爱、结婚，都说明你没有完全放下。

周女士：（沉默）。

李医生：如果你也觉得放下这事对你有好处，那你无论脑子里还怎样想这个事，怎样对前夫有看法、意见，都不要刻意地围绕这事去冥思苦想，或者躲避与婚姻相关的事。生活需要你怎样就怎样，需要工作就工作，需要与父母家人说清这件事就说清，需要重新恋爱就重新恋爱就可以了。

周女士：那我还做不到。

李医生：一下子做不到，就一点一点去做，最终总会可以做到的。

周女士：让我再去恋爱不可能了。

李医生：不可能可以理解，只要你过得幸福、快乐就可以。可是你和我说的是"一直不开心，高兴不起来，心情不好，什么也不想干，觉得活着没有意思"

呀，为了解决这些问题你总得做点什么呀，否则怎么能快乐起来呢。

周女士：那我做点什么呀？

李医生：和家里人该怎么说就怎么说，适当参加社交活动，工作之外经常出去散步。

周女士：我不喜欢参加社交活动，同学、同事聚会叫我，我一般都不去参加。

李医生：喜欢不喜欢社交是一回事，参加不参加是另一回事，参加社交是因为需要与同事、同学搞好关系，与同学联络可以扩大社会交往，这对你走出目前的困境有好处，有好处的事喜欢不喜欢都要做。

周女士：这样做对抑郁症治疗有好处吗？

李医生：肯定有好处，可以加快改善心情，提高药物疗效。

周女士：每天散散步还行，慢慢来吧。

李医生：那就从散散步开始。即使出院或者上班了，下班吃过饭以后散散步，逐渐扩大活动范围。

周女士：好的，我试试。

【预后】

患者3周后抑郁情绪改善出院。出院后服用草酸艾司西肽普兰每早15 mg。半年病情稳定，后随儿子出国陪读。儿子在国外没有预想的努力，又退学回国，近期再次感到焦虑不安，继续定期门诊复诊取药治疗。

【李江波督导】

该患者有明显的生活事件，9年前丈夫出轨，一直认为完全是丈夫的错误（思想矛盾，因为夫妻之间出现裂痕，发展到丈夫出轨或离婚，丈夫应该负主要责任，但妻子也可能不是一点点问题都没有，可能夫妻关系没有处好等），一直无法接受丈夫的错误，为此离了婚，仍对此事无法释怀，不愿说话，不愿提起此事，也不打算再次恋爱结婚。对于已经无法改变的丈夫出轨的事实不能接受和放下，内心持久抵抗（受容性低下），又没有能力改变这个事实，使她越来越沮丧（精神交互作用），逐渐情绪低落，严重时曾有过自杀行为，思想上总是想着这件事（注意固着），经常失眠，人际交往等方面出现问题（身体社会功能减退），陷入被束缚精神病理状态。患者以前也找过医师治疗，但是没有注意到其被束缚精神病理状态的存在会影响到对症状的治疗效果。多年前的事情还一直放不下，药物治疗效果就受影响。一直处于被束缚精神病理的阴影之中，是周女士9年仍无法走出情绪低落状态的原因所在。为了改变现状，那么打破被束缚精神病理状态是首要目标，9年前的事情，谁对谁错已经不重要了，尽快放下对这件事的纠葛才是当务之急。那么改变现状，尽快把事情与父母家人说清（其实虽然自己没有与家人说此事，但是家人可能也通过其他途径了解到了此事，这件事不可能9年了家里都不知道，只不过是家人顾及面子，不愿捅破此事而已），参加社交活动，改变生活现状，通过这些方法，改变了关注的目标，才有利于打破注意与这个负性事件及带来的负性情绪之间的精神交互作用，改善受容低下和注意一直固着于此事的状态，给以往迷茫的生活找到一个突破口。别小看这突破口，从这里突破出去以后，就会觉得过去的那些事逐渐变得渺小，眼前的生活就会出现崭新的面貌，这种感受就会改变以往的一些思维，这样坚持下去一段时间以后，就会打破被束缚精神病理状态，从9年前的阴影中走出来。

二、强迫症督导案例

案例 1

小吴，女，16岁，未婚，汉族，高中一年级学生。

【主诉】

认为身体有异味，过度清洗衣物和身体1年余。

【现病史】

患者诉1年前上初三时总是感觉自己身上有异味，每天反复想这个问题，明知道没有必要想，就是控制不住，担心身上的异味会散发出去，怀疑同学说话都是在议论她身上的异味，听见别人清嗓子、咳嗽的声音，就会去想是不是身上异味出来了，人家反感才会这样。经常频繁地换洗衣服，每天反复多次去洗脚，每天6～8次，认为异味来自自己的阴道分泌物，每天要更换护垫5～6次，仍觉得身上的异味很重。父母和亲友都多次安慰她说没有什么异味，她不同意。如果人家说"只是一点点气味，根本就不算事"，这等于承认了她有问题，她就更排斥自己有气味。反复多次在当地医院及私人诊所就诊，诊治情况不详，服各种药物治疗，病情无明显好转。因此多次到医院门诊就诊，诊断为"强迫性障碍"，予口服"舍曲林片50 mg/d、疏肝解郁胶囊1.44 g/d"治疗，病情无明显好转。因此门诊拟"强迫性障碍"收入院。患者发病以来，无发热、恶心、呕吐、头痛等，大小便正常，饮食、睡眠欠佳。

【既往史】

身体健康。

【个人史】

出生于并生长于当地，母孕期正常，足月顺产，幼年期生长发育良好。

【月经史】

平素月经规律，无痛经。

【婚育史】

未婚，未育。

【家族史】

无特殊。

【体格检查】

无明显阳性体征。

【精神检查】

意识清晰，衣着整洁，年貌相符。时间、地点、人物定向准确，接触一般，问答切题，未引出幻觉妄想，存在反复思考问题。总是怀疑自己身上有异味，但是明知道没有必要想就是控制不住，反复去洗脚，经常换洗衣物，每天换 5～6 次阴部护垫，洗澡时间较前明显延长，从之前 10 多分钟延长至 30 分钟以上，但是均无法解决身上异味问题，为此十分焦虑。情感反应协调，自知力存在，社会功能受损。

【辅助检查】

血生化检查示电解质、肝肾功能、心肌酶、血脂、免疫球蛋白未见明显异常。心电图未见明显异常。胸部 CT 平扫未见异常。甲状腺彩超示甲状腺两侧叶混合性结节（左叶较大结节，其余混合性结节），头颅 CT、腹部超声、泌尿系超声、妇科超声、颈部血管超声等未见明显异常。

【入院诊断】

强迫性障碍。

【治疗】

入院后予口服氟西汀胶囊增至每早 60 mg、喹硫平片 100 mg/d，抗强迫治疗，辅以心理行为治疗等各种对症支持治疗。

【李江波心理治疗】

李医生：你的烦恼是觉得自己身体有异味是吧。

小吴：(点头)。

李医生：你非常想要把这种异味消除掉是吧。

小吴：(点头)。

李医师：可以理解，如果真是不正常，是应该治疗。可是你知道吗？其实你身体有异味是正常的，这个观点你认可吗？

小吴：(摇头)。

李医生：你不懂我也可以理解。其实全世界每一个人身上都是有"异味"的，每个人的味道都有区别。这一点人可能会闻到，也可能闻不到，但是狗一定可以闻到。狗可以区别每个人的气味，根据气味的不同去区别这是张三还是李四的衣服或脚印。可以判断出来这种气味的不同，一般来说人是做不到的，但是还是有的人鼻子比较灵敏，能闻到别人闻不到的气味，也不能说这个鼻子特灵的人就有问题是吧，反而要说这个人有特异功能，是不是呢？

小吴：(点头)。

李医生：你虽然不认为自己鼻子有问题，可是你认为自己身体有问题，认为自己不应该有气味，这是错的。你能闻到甚至是很小的气味，说明你鼻子很灵敏，你仔细想想是不是？比如说你的家人或者和你经常在一起的人，他们说你有异味了吗？

小吴：(摇头)。

李医生：虽然他们闻不到你的气味，但不一定代表你没有气味。既然有气味，你能闻到这种气味是正常的，但是别人鼻子没那么灵，闻不到气味也没什么不正常。既然闻到闻不到都是正常的，就没有必要再去关注这个事了。

小吴：(注视医生)。

李医生：我相信你真的闻到自己的气味了，你的鼻子真的很灵。那干脆把你的鼻子做个手术使它变得对味道不灵敏了，这样好吗？

小吴：(茫然的表情)。

李医生：这样不好，消除你鼻子的这种功能，这样不仅闻不到身体的气味，还会什么都闻不到了，那可是香臭不分，才是大问题呢。你的鼻子比大多数人灵敏，可以闻到别人闻不到的味道，你不去在意，什么事都没有。之所以这个问题给你带来了烦恼，是由于你错误地把正常当做异常，而且特别在意这件事所致。

小吴：(还是茫然)。

李医生：就是说不管你闻到自己身体上有气味还是闻不到自己身体上有气味，

身体都是有气味的，即使洗干净了也还是有气味的。就是说人身体有气味就是正常的，可是闻不到身体有气味也是正常的。既然是正常的就不需要关注了，没有人可以把正常的东西消除掉。不去关注它，而是抓紧把心情调整好，把生活状态调整好就可以了。

小吴：我的生活状态有问题吗？

李医生：比如吃饭是好事，可是不是吃得越多越好是吧。

小吴：（点头）。

李医生：搞卫生也是一样，不是搞卫生越多越好，而是适当就好。可是现在你一天用在洗澡、洗衣、搞卫生的时间是不是太多了？这样是不是影响其他的事情？

小吴：（点头）。

李医生：有的时候你不由自主地控制不住去反复清洗衣物、身体，你的这个"控制不住自己"是不是一个问题，需不需要调节一下？

小吴：（点头）。

李医生：怎么调节？

小吴：（摇头，低声说）不知道。

李医师：太复杂的你也不容易学会，多去跑跑步、走走路、参加集体活动还是可以的吧，先从这些事情开始就可以。

小吴：跑不动啊。

李医生：慢跑就可以，跑几分钟再走几分钟交替进行，每天坚持做下去，很快就可以随意控制自己的行动了。

小吴：是吗？其实我不喜欢运动。

李医生：喜不喜欢运动不重要，重要的是这样可以改变你控制不住地去关注身体气味。

小吴：我一活动就出汗，一出汗就异味更严重了。

李医生：这不是正常的吗？出汗可以帮助体温调节，还可以帮助排毒。活动出汗和"控制不住关注不需要关注的事"相比，你选择哪个？是选择控制不住还是选择即使运动出点汗也运动。与控制不住自己相比，出点汗这点小问题就不算什么问题对不对？每天晚上洗个澡就可以解决了。

小吴：也是。

李医生：那就按医生说的去做吧。

小吴：好的。

【预后】

督导以后小吴逐渐对身体异味不那么在意和关注，能接受自己身上有异味也不是异常的观点，正常参加森田疗法活动，情绪改善，强迫洗涤明显减少，住院2周出院，出院后即回校参加补课，与同学交往时也不在意人家闻到自身的味道了。

【李江波督导】

小吴16岁正值青春期，比较注意自己的形象和人家对自己的看法，于是关注到自己身体的气味，觉得这个气味不好，可能会被别人注意到或者别人会讨厌自己、议论自己（这是思想矛盾，正常是别人可能闻到自己身上的气味，可能没有闻到气味，如果闻到了气味可能讨厌，可能喜欢，也可能不在意），越是关注这件事就越觉得是一个大问题，就越是为此而烦恼（精神交互作用），对此身体气味十分抵触，不断用反复洗涤来排斥自己的气味（受容性低下），却实现不了这个目标，注意高度关注此事，几乎无法控制（注意固着），影响学习和人际交往（社会功能低下），陷入被束缚精神病理状态。小吴表现出来的是反复的强迫动作，根源是对自身气味的恐惧和排斥。为此，医师不是否认小吴身上的气味，不是说"我没有闻到你身上的气味，你身上根本就没有什么气味"，而是承认她的感知是正常的，她闻到了自己的气味应该是真实的，不是虚幻的，因为这个气味可以被鼻子更灵敏的动物所证实，就说明是真实的。能够同意小吴的感知会得到她的好感和信任。这时从改善思想矛盾（即认知问题）入手，举出各种例子证明有气味是正常的现象，不是病症，不是异常现象，把异味这个她认为的所谓症状"正常化"，以求提高她的受容性。此时把小吴关注和希望排斥的症状转到控制不住自己洗涤、反复动作方面，取代这些强迫动作的最好方法是选择用其他活动代替这些强迫行动。为什么建议她进行身体活动而不是先去学习呢？进行身体活动时，注意最容易回到身体活动上来，而学习时最容易受到对强迫症状"控制不住"的影响。对于医生的建议小吴出现一些抵抗（不愿运动，运动会出汗，这样味道更大），这也是常见的。用合理的解释去除了抵抗以后，接下来小吴开始可以积极参加病房的森田疗法作业活动，精神能量的方向发生转变，很快原来关注的身体气味问题就被淡化，生的欲望被激活，被束缚精神病理状态被打破，药物改善负面情绪的效果很快出现，住院2周出院，很快投入正常的学习生活之中。生活中经常会遇到不愉快的事，这时容易回到原来的纠结症状之中，这时重复这样的指导，强化记忆，对于这些治疗效果的巩固和强化有一定作用。

案例 2

小明，男，17 岁。反复纠结脚有异味 4 年，加重 4 个月。

【主诉】

以为自己脚很臭 4 年，近 1 年不敢去公共场所。

【现病史】

患者 4 年前听到同学说他脚臭，为此反复洗脚、泡脚，一天中反复换洗袜子、鞋子，从此反复纠结脚有臭味，回避社交，担心脚有异味影响同学朋友。一直未系统就诊，1 年前病情加重，整天反复纠结脚有异味，担心脚臭会影响周围人，别人就会讨厌自己，为此不敢去食堂、图书馆，反复洗脚、泡脚，洗脚次数增加，换洗袜子、鞋子次数增加。在当地医院就诊，诊疗不详。之后仍不断地纠结脚有异味，易烦躁，回避社交，影响学习，心情差，易疲劳，睡眠欠佳。为此在家属陪同下来诊，门诊拟以"强迫性障碍"收住院。睡眠差，食欲可，大小便正常，体重无明显变化。

【个人史】

排行第二，母孕期正常，足月顺产，幼年期生长发育良好。适龄上学，高中在读，学习成绩一般。平素性格偏内向，与父母关系、沟通可。生活居住条件一般，无烟酒等不良嗜好，无工业毒物、粉尘及放射性物质接触史，无重大精神创伤史。

【家族史】

否认二系三代有类似精神异常家族病史　否认其他家族遗传史。

【体格体查】

体温 36.8 ℃，脉搏 70 次 / 分，呼吸 20 次 / 分，血压 138/72 mmHg，体重 46 kg，身高 169 cm。心、肺、腹部检查未见异常。神经系统检查：生理反射存在，病理反射未引出。

【精神检查】

意识清晰，定向准确，接触一般，问答切题，否认幻觉、妄想。注意力尚能集中。记忆情况粗查正常。智能粗查与文化程度相符。存在强迫性思维和行为，反复纠结脚有异味、反复洗脚、泡脚，换洗袜子、鞋子，继发情绪低落，精力下降，焦虑，否认自弃观念，情感反应协调。病后学习受影响，意志活动减退。部分意识到自己目前的这些变化；自知力部分存在。

【辅助检查】

血尿常规未见异常，肝肾功能、血脂、心肌酶、电解质、甲功结果未见明显异常，性激素提示促黄体生成素 9.92 IU/L（↑），催乳素 500.30 mIU/L（↑）；心电图提示窦性心律不齐。脑电图提示边缘状态。彩超报告肝、胆、胰、脾、双肾、膀胱、前列腺回声未见明显异常。双侧输尿管未见扩张。双侧颈总动脉、椎动脉未见明显异常。甲状腺未见明显异常。双侧颈部未见明显肿大淋巴结。颅脑CT 平扫未见异常。

【入院诊断】

强迫性障碍。

【治疗】

入院后予马来酸氟伏沙明片至 100 mg/d，劳拉西泮片 1 mg/d 治疗。

【李江波心理治疗】

李医生：你这个怕脚臭的问题已经困扰好几年了，是吧？

小明：（点头）。

李医生：你觉得你的脚臭是很不正常的，是影响别人的是吧？

小明：是的。

李医生：你所采取的那些反复洗脚、换袜子的行为解决了这个问题了吗？

小明：不行，还是有味，怎么这么严重呢？

李医生：是最近几年才严重的吗？

小明：好像是这样。

李医生：这几年有什么特殊情况使你的脚变得特别臭吗？

小明：好像也没有。

李医生：你知道为什么你的问题总是解决不了呢？

小明：不知道。

李医生：因为脚臭本来就不是什么大毛病，是正常现象。

小明：不是呀，别人的脚好像没那么臭啊。

李医生：你让狗去闻一闻他们，看看是不是闻不出来有味呢？

小明：也是啊。

李医生：每个人的身上还有脚都是有味的，而且每个人味道不一样。狗鼻子灵敏，可以辨别出来。人能辨别出来有味是正常的，辨别不出来味道也是正常的，人的脚就应该是有味的，只不过味的大小可能有些区别。

小明：脚有味也是正常的有什么意义吗？

李医生：既然是正常的事为什么那么在意呢？

小明：控制不住去在意。

李医生：我们不需要去控制，该洗脚时洗了，该换袜子时换了就可以了，不需要没完没了地洗脚和换袜子，因为即使没完没了地洗和换袜子也不能解决你的脚有味的问题。

小明：是这么回事，那怎么办呢？

李医生：选择不捂脚的鞋，解决脚爱出汗的问题。排汗时往往把体内的一些代谢废物通过汗排出，如果我们喝水少，那么汗中的废物浓度就比较高，可能味道就偏重，所以一天最少都要喝5杯（300毫升的杯子）以上的水。

小明：我不爱喝水，也不觉得渴，喝不下。

李医生：爱不爱喝不重要，重要的是需要喝就必须喝，因为对生命活动重要，对排汗重要。可以每次少喝几口，每天喝水次数增加就行，渴不渴、喜欢不喜欢水都要喝。

小明：以前我没有注意这个问题。

李医生：这是个大问题。少喝水，不仅汗的浓度高，尿也很浓，所以很黄是吧？

小明：是的是的。

李医生：另外油腻的食物要适当减少。吃了油腻食物容易汗味比较重，从你的体重（比较胖）来看，你可能比较喜欢油腻荤菜。油腻荤菜吃多了，那么排泄出来的废物是不一样的，所以掌握饮食的营养平衡很重要，增加蔬菜水果的比例比较有利。

小明：我是比较喜欢吃肉。

李医生：喜欢归喜欢，需要归需要，目前你体重有些超重，所以肉类食物要减少。

小明：（点头）。

李医生：鞋选择比较透气的比较好。

小明：我比较怕冷，所以喜欢穿厚的，不论衣服还是鞋。

李医生：如果比别人怕冷，说明你的体质不好，需要锻炼身体，而不是单纯加厚衣服。加厚衣服、鞋帽不能解决根本问题，还会多出汗，加重你的顾虑。

小明：那怎么才能使体质强壮起来，不怕冷了呢？

李医生：经常慢跑、快走，或者经常打乒乓球、羽毛球，进行身体活动，坚持下去会使身体代谢功能增强，解决这个问题。

小明：我不喜欢运动，还要逼着自己每天去运动吗？

李医生：这是一种选择，在改善体质后就不那么怕冷了和不改善体质比别人怕冷两者之间做选择。

小明：也是啊，好的，我按照医生说的试试。

【预后】

此后小明洗脚换袜子次数减少，与病友一起参加病房组织的活动，逐渐不那么在意和关注脚臭问题了，逐渐症状消失，20 天后出院。出院后上学，每月定期复查，马来酸氟伏沙明片 100 mg/d 巩固治疗。

【李江波督导】

小明具有神经质性格特征，对于负面评价十分在意，4 年前被同学说脚臭，因此开始对此事关注，越关注越觉得自己的脚确实臭（精神交互作用），觉得自己比别人脚更臭（思想矛盾，其实是比自己脚臭的人有很多，不比自己脚臭的人也有很多），对此特别排斥脚臭，所以经常频繁地换鞋、袜，反复洗脚，回避其他人，特别反感别人嫌自己脚有臭味（受容性低下）。即使这样频繁换洗袜子、鞋子，反复洗脚还是觉得不行，还是觉得臭味严重影响别人，怕别人反感自己，所以回避社交，只要有时间就关注在这件事上（注意固着），影响学习、睡眠、心情（身体社会功能下降），形成被束缚精神病理状态。在这个背景下，情绪症状、强迫性地换洗症状不容易改善。医生想打破这种被束缚精神病理状态，不能从证明他没有臭味入手，这样他是不会接受的。他的症状具有强迫特点，也有恐惧特点，害怕脚臭被别人笑话、嫌弃，所以要先认识到害怕脚臭是正常的，不害怕脚臭也不一定是好事，承认他的脚是有臭味的，而且不仅是他脚有臭味，任何人的脚都是有不同程度的臭味的，即使是别人脚的臭味很小，小到几乎一般人闻不到，那也不能说就没有臭味。因为此时人闻不到的味道狗可以闻到，说明还是有臭味的，既然大家都有臭味，那有臭味就是正常的了，只不过小明认为自己的臭味更重些。我们破除他的思想矛盾，让他认识到不仅自己脚臭，每个人都有不同程度的脚臭，这是正常的，认识到这些就等于有了成功的希望。认识到通过反复频繁洗涤彻底消除臭味是不能完全解决问题的，他也试无数次了，确实用此法来缓解脚臭不是最好方法，因此减少洗涤次数，把精力放在提高体质、改善饮食结构等方面，改变一切可以导致脚臭的不良生活习惯，经过饮食调节、适当运动，超重也改善了不少。关注的事情改变了，那么关注与症状（脚臭）之间的精神交互作用就等于被切断，原有症状的感觉就会减轻，认知也会随之改变，对原有症状的排斥也会减少，症状受容性就会提高，被束缚精神病理状态就被打破，就会不那么在意脚臭的问题了，这样下去现有的症状才有望得到解决。这种解决不是脚臭一点没有了，是该洗时还是洗，该换衣袜还是换，不那么频繁洗、频繁换，不那么在意它就行了。本例治疗和随访结果也证明了这一点。小明说他每天洗一次脚，换一次内衣和袜子，仍然还能闻到一点或者就是能闻到脚臭味，不过已经不像以前那么在意这件事了，不那么排斥脚臭的问题了，这就等于恢复正常状态了。

三、焦虑障碍督导案例

案例 1

小解，男，20 岁，未婚，汉族，大学生。

【主诉】

紧张担心、心慌胸闷 7 月。

【现病史】

患者自述于 1 年前大学室友在宿舍突然晕倒，回到宿舍目睹整个抢救的过程，但室友还是因心搏骤停去世了。此后小解经常感觉心慌、心跳增快、胸口闷闷的，感觉头晕，严重时会出现气短胸闷并有濒死感，曾打 120 急救电话将自己送到医院，送到医院后检查均未见明显异常，也未给予特殊处理，躯体不适自行好转。后经常感觉紧张害怕，担心自己会突然死去，总担心自己心脏有问题，发病后曾反复在当地医院及广西某医院门诊检查，心电图及心脏彩超均未见明显异常，紧张、害怕、担心等症状未见明显好转，病情逐渐加重，经常感觉心慌胸闷，右侧胸部疼痛，经常感觉头晕、脖子痛，自觉胃部有灼热感，晚上睡不着觉，凡事都往坏处想，担心自己的身体健康，担心自己得重病，担心自己的睡眠问题，担心家里的经济问题，心情变差，不能正常上课，休学在家。在父亲陪同下主动来院要求住院系统治疗。门诊拟"焦虑障碍"收入院。患者发病以来，无发热，无呕吐，无昏迷，无抽搐。大小便正常，饮食量可，睡眠差。

【既往史】

身体健康。

【个人史】

出生于并生长于当地，母孕期正常，足月顺产，排行老二，上有一个哥哥，幼年期生长发育良好。适龄上学，大一学历，目前休学在家，学习成绩一般。平素性格偏内向。

【婚育史】

未婚，未育。

【家族史】

无特殊。

【体格检查】

未见明显阳性体征。

【精神检查】

患者意识清晰，接触好，问答切题，否认幻觉妄想，存在明显负性自动思维，存在明显焦虑情绪，担心自己的身体健康，担心自己得重病，担心自己的睡眠问题，担心家里的经济问题，继发抑郁情绪，意志力有所减退，不能正常上学，对自身疾病极为关注，反复求医，主动陈述病情，自知力部分存在。

【门诊检查】

胸部 CT 平扫未见异常。血常规正常范围。

【辅助检查】

性激素检查：催乳素 523.10 mIU/L（↑）。甲功：T3 1.24 nmol/L，T4 61.85 nmol/L。大便常规、血常规、尿常规、甲功、电解质、肝功能、肾功能、心肌酶、免疫球蛋白、补体测定、血脂测定、血流变、凝血功能、血播三项、风湿二项、尿药物滥用筛查未见特殊异常。颅脑 CT 平扫未见异常。心电图：窦性心律不齐，早期复极，左心室高电压。脑电图：轻度不正常，未见异常放电。

【入院诊断】

广泛性焦虑障碍。

【住院诊疗】

入院后予草酸艾司西肽普兰片小剂量起始递增至 10 mg/d，晨服抗抑郁治疗；劳拉西泮片每晚 1 mg 口服镇静安眠。结合森田治疗理念，鼓励患者"顺其自然，为所当为"，联合支持性心理治疗。经治疗睡眠有好转。

【督导目的】

现为进一步改善患者病情，行案例督导。有以下两方面的困扰希望得到解决。

（1）小解在室友心搏骤停后对自己的躯体不适很关注，然后自觉心慌胸闷，但他的这种躯体不适有一定的获益性，因为躯体不适自己可以休学。对这类有一定获益性的案例，森田治疗怎样指导患者行动，治疗过程应注意什么？

（2）小解监护人对小解过度保护，并且治疗期望值很高，森田治疗的时候该怎样跟患者家属沟通？

【李江波心理治疗】

李医生：你现在最主要的烦恼是经常感觉心慌，心跳增快，胸口闷闷的是吧？还有什么呢？

小解：还经常感觉头晕，担心的事情特别多。

李医生：是从那次你看到一个同学突然昏倒，没有抢救过来而去世以后开始的吧？

小解：是的。

李医生：确实是太突然了，一个鲜活的生命就这样突然走了，谁都无法接受是吧？

小解：是的。

李医生：所以从此以后你就非常害怕出现类似这样的情况，这样的事情可别出现在自己身上是吧？

小解：是的，特别担心身体出问题，害怕出现各种病，害怕突然就没了。

李医生：其实说实在话，我也怕，没有人不害怕这样的事情发生。

小解：（望着医生没有说话）。

李医生：但是你认为害怕有用吗？害怕就可以不得病？就可以不发生意外吗？

小解：（摇头）。

李医生：那我们怎么办呢？

小解：不知道。

李医生：其实生活中突然死亡事件是有的，但是不多见，或者说在生活中是很少见的，往往是万一的时候才会发生的，比如万一飞机、火车、轮船出事故，万一楼房突然倒塌或地震房倒屋塌，万一突然发生火灾，等等。这些事件都是偶尔会发生的，也是偶尔会遇到的，那么为了偶尔的事件可能发生，为了万一的事件会发生，我们就一直恐惧，什么也不干地怕下去吗？你愿意这样下去吗？

小解：不愿意，那怎么办？

李医生：我们为了不在这些事件来临时措手不及，该怎么预防就怎么预防，剩下的只有顺其自然了。我们还是活在一万里或者活在经常里比较好，经常的情况下是安全的，一万（大多）的情况下是没事的，那我们就放心，而不是活在万一（极少情况下）里，不是活在偶尔里。其实万一的事情、偶尔的事情发生，让我们摊上了，你怕也好，不怕也好，结果都是差不多的，既然这样为什么不坦然面对呢？

小解：（点头）那我现在应该怎么办呢？

李医生：既然知道了这样怕，这样担心没有什么用处，那担心就担心，害怕就害怕，做最该做的事情。现在最该做的事情是什么呢？

小解：学习，可是现在学不进去呀。

李医生：那说明身体出了问题，就把身体调理好，每天出去锻炼身体，跑步、散步、打乒乓球、打羽毛球、练体操等。经过一段时间的调整，身体状态一定会改善的，那么学习就会恢复正常。

小解：其实我一点都不喜欢运动。

李医生：喜欢不喜欢不重要，做该做的事才最重要。该做的事，不喜欢也得做，不该做的事，喜欢也不能做。记住这些话对你很重要。

小解：做了的话，我的心慌、心跳增快、胸闷、头晕就能好了吗？

李医生：这些毛病医生帮你解决。你目前住院打针服药就好，此外就是按照医师说的去做。

小解：好的。

李医生：你现在是住院期间，按照医师说的去做，这件事放在首位。你的症状每天什么样告诉医师就行了，医师会想办法解决，你自己没有必要整日关注你的症状。

小解：好的。

【预后】

小解逐渐积极参加病房组织的作业活动，紧张恐惧感和躯体不适感逐渐减轻，20 天时病情改善而出院。出院后复课。1 个月复诊一次，一直情绪稳定。

【李江波督导】

小解发病之初肯定受到了精神刺激，看到昔日朝夕相处的同学突然间病倒，病情迅速加重并且死亡的过程，这种打击对于一个人来说非同小可，为此受到震撼，或者出现一些心理症状也可以理解。但问题是在场不仅只有他一人，还有其他同学，而除小解以外，其他人没有出现类似问题，说明小解存在自身的问题。

一般人受到这么大的刺激，产生一些身体和心理不适反应也是正常的，只要不排斥这种正常反应，不去关注它，该干什么就干什么，慢慢就会恢复正常的。但是小解出现了反应以后，非常害怕，越怕就越紧张，越紧张身体越难受，越难受就越害怕（陷入精神交互作用的恶性循环之中），使紧张、恐惧等症状越来越重，对此就越排斥，于是打电话到 120 呼叫急救车，被送到医院检查。虽然没有查出问题，可他还是往坏处想，所有的担心都是往坏处想的结果，认为自己可能是被吓坏了，认为身体出现毛病是受到惊吓的结果（思想矛盾，有受到惊吓的因素，但是不全是这个问题所致，还有自身的心理素质问题影响），对这个结果非常排斥，竭力去解决这些症状，却无法达到目的（受容性低下），思想总是在想着身体的紧张、不适症状，想着会不会也出现像那个同学一样的结局（注意固着），不能正常上学（身体社会功能减退），陷入被束缚状态，而且一直围绕死的恐怖在行动。思想和行动都围着死的恐怖在转的话，即使经过治疗，也没有明显效果。我们从激活生的欲望入手，为怎样使自己更健康地活着而努力，而不是为了怎样使自己不出现突然死亡的局面而努力。经过指导以后，小解逐渐积极去参加病房组织的作业劳动、体育活动、关注的目标改变了，精神交互作用就被切断，注意与紧张症状之间的恶性循环被切断，注意固着也得到改善，不去排斥症状，等于受容性提高，被束缚精神病理的程度减轻，逐步走出被束缚精神病理状态，焦虑抑郁情绪也得到改善，精神能量也从提供给围绕死的恐怖的行动，转向提供给围绕生的欲望的行动，这样他以往的症状就不断地改善，生活秩序逐渐恢复正常，出院以后按照这样的方法去生活，很快就恢复了正常身体和社会功能。

案例 2

杨女士，42 岁，家庭主妇，丈夫是工人，汉族。

【主诉】

躯体肌肉易发紧、心烦 3 个月。

【现病史】

半年前患者丈夫借给朋友 50 万元，为了帮助朋友，不仅把家里积蓄拿出来，还向自己的亲属借了 20 多万元，凑了 50 万元借给朋友。朋友说好 3 个月就可以归还，可是到了借款期限，无论患者丈夫怎样催要都根本无法归还。自家欠别人的钱不断被追债，患者开始出现易紧张的状况，躯体肌肉经常容易发紧，发抖，尤其脖子发抖明显，不能放松下来，全身肌肉酸痛，坐立不安，哪怕看电视也不能安心坐下来，需要走来走去，担心和顾虑多，整天心都在悬着，放不下来，好像有大事要发生一样，警惕性特别高，也不想做其他事情，睡前上述症状持续，夜间难入眠，饮食欠佳，注意力集中在其他事情时上述不适感觉能缓解，有时能做家务。曾到当地医院就诊，予氟哌噻吨美利曲辛片治疗，上述不适稍缓解。现为进一步诊治来本医院，门诊拟"焦虑状态"收住院。起病以来，患者无昏迷、抽搐等不适，睡眠、饮食欠佳，大小便正常，体重无明显改变。

【既往史】

身体健康。

【个人史】

母孕期正常，足月顺产，幼年期生长发育良好。

【月经史】

平素月经规律，无痛经。

【婚育史】

已婚，夫妻关系尚可，已育1子，子女健康状况良好。

【家族史】

无特殊。

【体格检查】

未见明显阳性体征。

【精神检查】

意识清晰，接触合作，问话对答切题，思维连贯，未查及幻觉、妄想，注意力集中，记忆粗查正常，智能与文化背景相符，情绪焦虑明显，心理性焦虑，心悬着、放松不下来，像有大事发生一样，躯体性焦虑，躯体肌肉发紧，坐立不安，警惕性增高，心烦，情感反应协调，意志活动减退，自知力存在。

【辅助检查】

性激素检查示催乳素 567.20 mIU/L（↑），稍高，患者无泌乳等不适感觉，暂观察，注意复查；各种血生化检查未见特殊异常。颅脑 CT 未见异常。

【入院诊断】

焦虑障碍。

【住院诊疗】

入院后予盐酸文拉法辛缓释片 75 mg/d 口服治疗，后治疗效果欠佳更换为盐酸帕罗西汀片逐渐加到 60 mg/d，抗焦虑治疗，劳拉西泮片改为氯硝西泮片 2 mg/d，辅以心理行为治疗等各种对症支持治疗。

【近期服药及随访情况】

帕罗西汀片每早 40 mg 氯硝西泮片每晚 1 mg，仍然在焦虑时身体不自主扭动，无法正常上班，能承认自己焦虑，但没办法按照医生的指导去付出行动，建议她锻炼也是三天打鱼两天晒网，多卧床，效果欠佳。

【李江波心理治疗】

李医生：你家经济状况不是太好吧？家里因为丈夫失误，借给别人的 50 万元都要不回来了，对于你们家庭是一个不小的损失吧？

杨女士：我们家哪有那么多钱，大多数都是向亲戚朋友借的，借出去的钱要不回来，欠人家的钱也还不上，人家总是来催我们还钱，我们哪有钱还呢。

李医生：实在是太难了，真是一个大教训呀。

杨女士：我天天埋怨他，天天后悔，睡不好，吃不下，着急上火。

李医生：是呀，这件事摊到谁身上能不着急，能不难过呢？

杨女士：急得我坐立不安，上蹿下跳，紧张、焦虑，难过得我吃不好睡不香。

李医生：是挺急人的，是挺难过的，可是结果呢？

杨女士：一点办法都没有，根本要不回来。

李医生：那干着急、难过也不是办法呀，那你怎么办了呢？

杨女士：也没有好办法呀，干着急、难过。

李医生：着急、难过你都怎么办了呢？

杨女士：太难过了，还经常紧张，肌肉容易有发紧的感觉，什么也干不了。

李医生：对于解决问题什么都干不了，干着急反而更难过，这才是个大问题。

杨女士：怎么解决这个问题？

李医生：我告诉你个好办法，先把这件事全部交给你丈夫去管，解铃还须系铃人，你不要再过问这件事了，专心治病。每天到外面去散步 2～3 次，每次 30～60 分钟，做家务，去跳广场舞。

杨女士：哪有心思去散步、跳广场舞呢？

李医生：既然你想治好病，那就听医生的建议，不管有没有心思，按照医师指导的去做到了，做下去，你的症状就会逐渐改善的。

杨女士：还有什么需要注意的呢？

李医生：这件事不会马上就从脑中消失的，但是想起来就想起来，不要管它，该干什么就干什么，就是不围着这件事转了。比如不提这件事，不管这件事，不聊这件事，去做家务，去散步、跳广场舞、听歌、唱歌都可以。

　　杨女士：平时我不喜欢散步、跳广场舞、听歌唱歌什么的。

　　李医生：喜不喜欢不重要，重要的是你要知道需不需要这样做。你要是想好得快，那就按照医生说的去做，就像吃药、打针，没有人喜欢吃药和打针，可是有病的时候，需要打针和吃药，那就打针吃药了，就是这个道理。

　　杨女士：好吧，我试试看。

【预后】

　　这次心理治疗以后能够按照医师指导去锻炼身体，情绪也明显改善而出院。出院 3 个月后帕罗西汀减到每日 20 mg，每月定期门诊，继续巩固治疗。

【李江波督导】

　　杨女士有明确的应激因素，别人欠自己家巨额金钱不还，自己因此背上了巨额外债，这对于一个并不富裕的家庭主妇来说是一个巨大的打击，要承受巨大压力，所以导致明显的焦虑症状，之所以以往治疗效果不佳在于她即使使出浑身解数也无法要回欠款，仍然围绕此事苦苦思索，所以越想越难受（精神交互作用），无法接受症状（症状受容性低下），才不断后悔、懊恼、埋怨、怨恨，认识不到丈夫和自己在这件事上不理智、不警觉（思想矛盾），整天都在想着此事（注意固着），什么也干不下去（身体社会功能减退），陷入被束缚精神病理状态，放不下欠一身债的事。这样的事一般人都会放不下，咽不下这口气，但是无论怎样后悔、懊恼、埋怨、怨恨，都无一点益处，而且成为焦虑、抑郁症状难治的原因。既然钱一时要不回来，以前那种做法有害无益，那么对待此问题的方法就是将这件事交给丈夫去关注、去处理，自己放下这件事，每天去锻炼身体，多出去到公园里玩，恢复社会功能（恢复以前的家务）。接受了医师的指导以后，杨女士每天所做的事情发生了变化，那么关注的事情也就发生了变化，原有的注意与负性事件和躯体不适感觉、负性情绪之间的精神交互作用被切断，注意固着在欠债这件事的状态得到改善，对这件事的抵触减少（受容性提高），也认识到了自己和丈夫过去在钱的管理方面缺乏防范意识，才导致出现这次被骗的后果（认知或思想矛盾得到改善），被束缚精神病理状态减轻，情绪也逐渐平复，形成了良性循环，打开了原本无法解开的死结，情绪获得了改善。要注意的是即使情绪改善了，她不知什么时候还会想起来要不回来钱的事情，一旦想起来，还是会心里难受。这是症状反复了吗？其实任何人遇到此事，一想起来都会难过的，难过就会睡不好，就会身体不舒服、心情不好等。即使想起来了，只要不像以前那样去对待，不是去反复围着这件事转，不是得不到结果也还是放不下，就不一定因为想起来这些事难过就复发。能够不去在意这件事，能够放下这件事，去干自己该干的事，不影响社会生活，继续这样生活，慢慢就会过去了。

（李江波）

参考文献

[1] 李江波. 森田心理疗法解析 [M]. 北京：北京大学医学出版社，2019：10-187.

[2] 魏艳艳，王高华，王惠玲，等. 门诊森田疗法联合舍曲林治疗躯体变形障碍 3 例报告 [J]. 中国健康心理学杂志，2015，23（5）：664-666.

[3] 汪西莹，李江波. 门诊森田疗法联合抗抑郁药物治疗躯体形式障碍 3 例 [J]. 现代医药卫生，2016，32（20）：3256-3257.

[4] 冯文君，李秀，李江波. 森田疗法治疗强迫症疗效的 Meta 分析 [J]. 神经疾病与精神卫生. 2019，19（9）：888-893.

[5] 李江波，黄挙坤，久保田幹子，等. 神経症とらわれの精神病理に関する検討 [J]. 日本森田療法学会雑誌，2001，12（2）：137-142.

[6] 李江波，黄挙坤，久保田幹子，等. 神経症とらわれ自己評価スケールの有用性に関する研究 [J]. 日本森田療法学会雑誌，2003，14（2）：167-176.

[7] 李江波，盐路理惠子，中村敬，等. 治療に対して抵抗の強い神経症性障害患者のとらわれを打破する工夫 [J]. 日本森田疗法杂志. 2014，25（2）：151-157.

[8] 李江波，刘培培，戎伟，等. 中文版神经症被束缚自评量表的信度、效度 [J]. 中国健康心理学杂志，2016，26（6）：897-900.

[9] 李江波，黄挙坤，中村敬，等. 森田療法と他の精神療法との共通面に関する検討 [J]. 日本森田療法学会雑誌，2000，11（2）：315-319.

[10] 李江波. 抑郁症实用森田疗法 [M]. 北京：北京大学医学出版社，2022：1-193.

[11] 大住诚，李江波，徐骁霏. 冥想沙盘森田疗法整合与实践 [M]. 北京：北京大学医学出版社，2022：1-166.

致　谢

在本书编写过程中，北京大学医学出版社的药蓉编审、娄新琳编辑提出了许多宝贵意见，为本书顺利出版做出了贡献；广西南宁市第五人民医院、淄博市精神卫生中心森田疗法病房为本书提供了经典和改良住院森田疗法案例；广西南宁市第五人民医院森田疗法病房农玉贤主任及其团队为森田疗法基地建设做出贡献，为本书主编李江波督导提供了许多疑难案例；中国心理卫生协会森田疗法应用专业委员会常务委员钟庆芳、张建军等收集提供网上森田疗法心理咨询师督导小组案例；本书所有作者都为本书的写作做出了贡献，特此表示衷心的感谢。

李江波